생애별
정신건강

최 기 창 · 최 우 형

형지사

머리말

사람은 누구든 개개인의 독특한 개성을 지니고 살아간다. 또한 사람은 누구든 반드시 거치며 살아야 할 보편적 과정도 지니고 있다. 본서에서는 이와 같은 사람의 보편적 생애과정에 초점을 두어 정신건강 문제를 살펴보고자 하였다. 이는 당연히 아동기부터 노년기까지가 해당할 것이다.

본서에서는 소아 정신건강, 청소년 정신건강, 성인 정신건강, 그리고 노인 정신건강 등 4개의 편으로 구분하였다.

제1편 소아 정신건강에서는 주의력결핍과잉행동장애, 지적장애, 자폐성장애, 아동학대, 학습장애, 기타 소아기 정서장애를 다루었으며, 제2편 청소년 정신건강에서는 품행장애, 적대적 반항장애, 섭식장애, 약물남용, 우울증 등을 살펴보았다.

그리고 제3편 성인 정신건강에서는 인격장애를 주로 다루었으며 제4편 노인 정신건강에서는 노인 문제 및 가족 사망을 살펴보았다.

본서의 특징은 편마다 그리고 장마다 관련 연구들을 제시함으로써 최근 연구 동향과 과제들을 살필 수 있도록 하였다.

부디, 독자는 본서를 통하여 사람의 생애주기별 정신건강 문제를 쉽게 이해할 수 있는 계기가 되기를 바란다.

2021.8

저자 씀

차 례

제2편 청소년정신건강

제3편 성인정신건강

제4편 노인정신건강

제 1 편

소아정신건강

1
chapter

소아 정신건강 입문

제 1 절 초등학생과 정신건강

근래 정신건강 문제는 하나의 사회적 이슈이다. 이와 같은 이유는 웰빙 즉, 풍요로운 질적인 삶을 추구하고자 하는 시대적 욕망을 반영한다고 할 것이다. 그런데 특히 초등학생의 정신건강 문제는 이후 성인기까지 그 영향을 미치기 때문에 매우 중요한 문제가 될 것이다. 과거 초등학생의 정신건강은 대부분 사람들에게 안중에도 없었으나 근래 이들의 정신건강 문제가 중요하게 대두되는 것도 이 때문이다.

1. 스마트 폰과 정신건강

주은영(2021)은 초등학교 학생을 대상으로 초등학생들의 스마트 폰 과잉 의존이 정신건강에 미치는 영향 연구를 하였는데, 그의 연구 결과를 요약하면 아래와 같다.

첫째, 초등학생의 스마트 폰에 과잉 의존할 경우 정신건강에 영향을 미치는 것으로 나타났고, 정신건강 하위변인으로는 불안장애, 분노 폭발, 대인관계로 나타났다. 즉, 스마트 폰 의존이 높으면 높을수록 불안장애, 분노 폭발을 증가시키며, 대인관계는 악화하는 것으로 나타났다.

둘째, 스마트 폰 과의존과 정신건강의 영향 관계에서 자기 결정성 하위변인 관계성과 자율성의 조절 효과가 관계에 유의한 영향을 미치는 것으로 나타났다.

즉, 초등학생의 관계성, 자율성이 좋아지면 분노 폭발을 감소시키고, 대인관계를 회복할 수 있는 조절 역할을 하였다.

2. 반려동물과 정신건강

김정희(2019)는 반려동물 양육 경험이 아동·청소년의 정신건강에 어떠한 영향을 미치는지를 연구하였다. 대상은 초등학교 4학년부터 중학교 1학년 학생이었다.

그 결과를 요약하면 반려동물 양육 경험과 아동·청소년 정신건강 간의 관계는 유의미한 영향 즉, 양육 경험이 있을수록 정신건강이 좋은 것으로 나타났다. 그리고 특히 반려동물 양육 경험이 있는 아동 중 사회적 지지를 받는 아동, 자아 존중감이 높은 아동일수록 정신적으로 건강한 것으로 나타났다.

3. 모래놀이와 정신건강

곽현정(2021)은 학교 모래놀이 집단상담이 초등학생의 정서 및 행동에 미치는 효과를 연구하였는데, 대상은 초등학교 4~6학년이었다.

그 결과 자아에 대한 강도, 현실 왜곡 정도, 환각, 긴장·불안, 건강염려증, 공포, 수면장애, 내향성, 주의 결함, 반항성, 품행 문제, 부모와의 갈등에서 사전검사와 비교해 통계적으로 유의한 차이가 있었다.

따라서 학교 모래놀이 집단상담은 초등학생의 정서, 행동 문제에 임상적 효과가 있다고 볼 수 있다.

4. 초등학생의 정신건강

이창복(2000)은 초등학교 학생의 정신건강에 관한 연구를 하였는데 이를 살펴보면 초등학생의 경우 정신건강[1]은 우울증,[2] 조증,[3] 내향성,[4] 강박증,[5] 히스테리 증상[6]에서 학년별로 별다른 차이를 보이지 않았다. 즉, 초등학생의 경우 정신건강은 학년에 상관없이 유사한 정도의 정신건강 문제를 가지고 있다 할 수 있는 것이다.

또한 성별 초등학생의 정신건강 차이는 조종, 내향성 측면에서는 성별 차이가 있었고 우울증, 강박증, 히스테리는 차이가 없는 것으로 나타났다. 그러나 모든 항목에서 여학생보다 남학생의 평균이 높게 나타나 남학생보다 여학생이 정신적으로 안정되어 있음을 나타내었다.

그리고 초등학생 가정의 경제적 지위별[7] 정신건강 분석은 우울증, 조증, 강박증, 히스테리는 차이를 보이지 않았으나 내향성에서는 차이를 보인다. 이는 가난한 가정의 자녀가 사회적으로 위축된 모습을 보인다고 볼 수 있을 것이다.

그리고 전반적으로 경제적 지위가 낮은 집단의 평균이 높게 나왔으나[8] 조증, 히스테리는 경제적 지위가 높은 집단이 높았으며[9] 경제적

1) 신체적인 문제를 제외한 모든 정서적 건강 문제를 의미함.
2) 우울한 기분에 빠져 의욕을 잃은 채 무능감・고립감・허무감・죄책감・자살 충동 등에 사로잡히는 일종의 정신질환.
3) 기분이 들떠서 쉽게 흥분하는 상태가 1주일 이상 계속되는 증세.
4) 심적 에너지가 내계(內界)로 향하여 내적인 사상(事象)에 관심이 쏠리는 경향.
5) 인정이 없고 질서・규칙・조직・효율성・정확성・완벽함・세밀함에 집착해 있어서 전체적인 것을 보는 능력이 결여되는 증상.
6) 히스테리라는 말이 정신병 또는 이상인격의 한 형으로 사용되는 경우는 자기중심적으로, 항상 남의 이목을 집중시키는 것을 바라고, 오기가 있고, 감정의 기복이 심한 성격, 또는 현시성(顯示性)인 병적 성격을 가리키는 일이 많음.
7) 부모의 재산 정도를 의미함.
8) 가난한 가정의 초등학생 정신건강 문제가 더 있음을 보여줌.
9) 점수가 높을수록 정신건강이 좋지 않음을 의미함.

지위가 중간인 집단이 정신건강에서 가장 양호한 것으로 나타났다. 이와 같은 결과로 볼 때, 경제적 지위가 일정부분 아동의 정신건강에 영향을 미침을 알 수 있다.

제 2 절 아동의 정신건강 요인

연구자가 아동의 정신건강에 영향을 미치는 요인이 무엇인지를 연구하여 파악해 낼 수 있다면, 가정에서 그리고 사회에서 아동의 정신건강을 유지하고 예방하는데 매우 의미가 있을 것이다.

여기서는 이와 같은 점에 초점을 두어 아동의 정신건강에 미치는 요인들을 찾아낸 연구를 살펴보기로 한다.

정춘자(2004)는 아동 정신건강에 영향을 미치는 요인을 연구하였는데 그의 연구 결과를 중심으로 아동의 정신건강 요인을 설명하면 아래와 같다.

1. 아동의 정신건강 수준

우리나라 아동의 정신건강 수준은 성인이나 기타 정신건강 유병률[10]과 비교하여 볼 때, 전반적으로 많은 차이를 보이지 않았다. 즉, 이는 아동이라 하여 특별한 정신건강 차이는 없음을 의미한다.

그러나 강박증, 대인 예민성,[11] 적대감,[12] 불안[13] 등의 증상이 다른 증상에 비해 다소 높게 나타났다. 따라서 아동의 정신건강 유지를 위해

10) 문제 발생률, 출현율 등을 의미함.
11) 대인 기피증으로 이해할 수 있으며 남에게 가까이 다가가기를 싫어하고, 남이 다가오는 것을 싫어하는 것. 이 증세가 심각하면, 밖에 나가는 것까지 싫어하며, 자기와 아주 친한 사람(가족)들조차도 만나기 싫어하게 됨.
12) 특별한 이유 없이 상대방을 적으로 간주하는 감정.
13) 특정한 대상을 가지고 있지 않은 두려운 감정.

서는 아동의 대인 예민성, 적대감, 불안감 등에 유의하여야 할 것이다.

정신건강에 영향을 미치는 스트레스요인의 경우 아동은 학업 영역이 었으며, 사회적 지지로는 가족지지[14]를 가장 높게 평가하고 있었다. 그리고 스트레스 대처에 있어서는 기분전환 대처[15]와 문제 중심대처[16]를 많이 하는 것으로 나타났다.

이와 같은 결과로 볼 때, 아동의 정신건강에 학업스트레스가 중요한 요인일 수 있으며, 이 스트레스를 해소하기 위해서는 높은 가족지지가 필요하고, 아동의 스트레스 해소에 가족구성원들은 문제를 스스로 해결할 수 있도록 대처전략 환경 마련에 유의하여야 할 것이다.

2. 사회인구학적 변인에 따른 정신건강 차이

사회인구학적변인[17]에 따른 분석 결과 정신건강에서는 성별, 학년별, 부모의 직업 유무, 학력, 경제 수준, 사교육 유무에 따라 차이를 보이지 않았다.

그러나 스트레스 영역에서는 사교육 유무에 따라 차이를 보였는데 사교육을 받고 있는 아동이 그렇지 않은 아동에 비해 스트레스가 높았다.

---

14) 가족 구성원의 아동에 대한 공감 및 아동 입장 이해 등.
15) 정서 중심대처를 의미함. 자신의 무드를 규제하는 방식으로 기능적 정서 중심 대처전략(사회적 지지와 동조적인 친구 사귀기 및 유지, 카타르시스와 정서적 과정, 재구축 및 인지 재구조화, 이완의 일반화, 신체 운동, 정확한 정보 찾음, 믿을 만한 충고나 도움을 구함, 현실적 행동계획 개발, 계획에 의하여 실시) 역기능적 정서 중심대처전략(파괴적인 관계 형성 및 유지, 문제의 회피, 비생산적인 희망적인 생각, 약물 및 알코올남용, 공격)이 있음.
16) 자신의 문제를 해결하는 방식으로 기능적 문제 중심대처전략(정확한 정보 찾음, 믿을 만한 충고나 도움을 구함, 현실적 행동계획 개발, 계획에 의하여 실시.)과 역기능적 문제 중심대처전략(부정확한 정보 찾음, 문제 있는 충고 구함, 비현실적인 계획개발, 계획에 의한 실시를 않음)이 있음.
17) 성별, 나이별, 거주지별, 경제 수준 등과 같은 사람이 사회적인 상황에 처한 상태에 따른 변인들을 통칭함.

3. 아동 정신건강 예측요인

아동 정신건강 예측요인으로서는 부모, 학업 영역 스트레스, 가족지지, 친구 지지, 문제 중심대처 등인데 이는 이들 요인들이 아동의 정신건강 수준을 의미 있게 예측할 수 있게 하여 준다.

즉 아동은 부모나 학업으로 인한 스트레스로 정신건강이 나빠질 수 있고, 가족이나 친구로부터 지지를 많이 받을수록, 문제를 직접 해결하려는 적극적인 문제 중심적 대처 행동을 많이 할수록 정신건강이 양호하다는 것이다.

특히 학업에 관련된 스트레스 영역이 아동의 정신건강에 가장 큰 영향을 미치는 요인으로 밝혀졌다.

제 3 절 아동학대와 정신건강

정신건강 측면에서 아동과 부모 간의 관계는 매우 중요한 것으로 나타나고 있다. 또한 아동학대가 아동의 정신건강에도 심각한 영향을 미친다고 한다.

1. 학대와 정신건강

김경숙(2009)은 아동학대가 아동의 정신건강에 미치는 영향을 연구하였는데, 그 결과를 요약하면 먼저, 아동들이 가장 많이 경험하고 있는 학대는 방임이며 다음으로 정서학대, 성적 학대, 신체학대 순으로 나타났다.

아동들의 정신건강 하위 영역별로 보면 강박증, 대인 예민성, 적대감, 우울, 신체화, 불안, 편집증, 정신증, 공포 불안 순으로 아동의 정신건강이 부정적인 것으로 나타났다.

그리고 아동학대와 아동의 정신건강과의 상관관계 결과를 보면 성적 학대는 아동의 정신건강과 상관관계가 없는 것으로 나타났으나, 신체학대와 정서학대는 아동의 정신건강 9개의 하위변수[18]와 모두 정적 상관관계가 존재하였으며, 방임은 강박증, 대인 예민성, 우울, 적대감에서 상관관계가 존재하였다. 따라서 아동학대가 이루어질수록 아동의 정신건강에 부정적인 영향을 미치는 것으로 나타났다.

2. 부부폭력과 정신건강

한편 정양숙(2003)은 부부폭력[19]이 아동의 정신건강에 미치는 영향을 연구하였는데 그의 연구 결과를 중심으로 설명하면 아래와 같다.

먼저 성별 아동학대 및 아동의 정신건강의 차이를 살펴본 결과, 남아가 여아보다 학대를 더 많이 받았으나 정신건강은 차이가 없는 것으로 나타났다.[20] 경제 수준별 학대는 경제 수준이 낮은 집단일수록 아동은 학대를 더 많이 받았으며 정신건강은 더 나빴다.[21]

부부폭력에 따라 아동학대 및 아동의 정신건강과의 관계를 살펴본 결과 부부간 폭력(부부싸움)을 행사하는 사람이 아동학대를 더 많이 하였으며 아동의 정신건강에도 부정적인 영향을 미치는 것으로 나타났다.[22]

18) 신체화, 강박증, 대인 예민성, 우울, 불안, 적대감, 공포 불안, 편집증, 정신증
19) 부부싸움 등.
20) 이는 남아가 여아보다 학대에 의한 정신건강 유지 능력이 더 좋다고 할 수 있다.
21) 가정의 경제적 빈곤에 의한 갈등을 사회적 약자인 아동에게 투사되는 것으로 이해할 수 있을 것이다.
22) 또 다른 연구에 의하면 부부폭력은 학력, 경제력 등과 관련이 없는 것으로 나타나고 있다.

2 chapter

주의력결핍과잉행동장애

주의력결핍과잉행동장애(ADHD)[1]는 아동이 일반아동보다 심하게 주의력이 떨어지고, 행동을 하는 데 있어서 충동적으로 행동하거나 과잉행동을 보이는 경우를 말하는데 이와 같은 아동은 이로 인하여 학습에도 문제를 보이기도 한다.

따라서 우리나라에서는 근래 광역자치단체별로 다르지만, 과잉행동이나 부주의 문제를 조기에 해결하여 주고자 국가적인 사업으로 지원을 하고 있기도 하다.

DSM-5[2]에 따르면 주의력결핍과잉행동장애의 진단 준거는 표 2.1과 같다.

표 2.1 주의력결핍과잉행동장애

주의력결핍과잉행동장애의 진단기준
A. 부주의와(또는) 과잉행동-충동성이 지속해서 나타나 기능 또는 발달을 저해한다. 이 특징은 1과(또는) 2와 같다.
1. 부주의: 다음 증상 중 6개 이상이 발달수준에 맞지 않을 정도로, 그리고 사회, 학업/직업활동에 직접 부정적일 정도로 부주의가 최소 6개월 이상 지속 된다[3].

1) attention deficit hyperactivity disorder.
2) Diagnostic and Statistical Manual of Mental Disorders

a. 빈번하게 세심한 주의를 기울이지 못하거나, 학업, 직업, 또는 기타 활동 중에 부주의 함(예: 세심히 살피지 못하거나 놓침. 작업이 정확하지 못함.)

b. 흔히 과제를 하거나 놀이를 할 때 계속해서 주의집중을 하는데 어려움이 있음(예: 강의, 대화, 또는 장문을 읽을 때 계속하여 집중하기 어려움)

c. 흔히 다른 사람이 대놓고 말을 하고 있을 때에도 듣고 있지 않는 것처럼 보임(예: 분명 산만할 이유가 없는데도 마음이 다른 곳에 있는 것처럼 보임)

d. 자주 지시를 완수하지 못하고, 학업, 잡일, 또는 작업장에서 임무를 다하지 못함(예: 과제를 시작하자마자 초점을 잃고 쉽게 샛길로 빠짐)

e. 종종 과제와 활동을 조직화하는데 어려움을 보임.(예: 순차적인 과제 처리 어려움, 물건과 소지품 정리 어려움, 지저분하고 산만한 작업, 시간관리 부족, 마감시간준수 부족)

f. 종종 지속적인 정신 노력이 필요한 과제에 참여하기를 피하거나 싫어하거나 꺼림(예: 학업, 숙제, 청소년기 후반이나 성인의 경우 보고서 준비, 표준양식 작성, 장문의 서류 검토)

g. 과제나 활동에 필요한 물건을 자주 잃어버림(예: 학습물, 연필, 책, 도구, 지갑, 열쇠, 작성한 서류, 안경, 휴대폰)

h. 종종 외적자극으로 쉽게 산만해짐(예: 청소년기 후반과 성인의 경우에는 딴생각이 해당될 수 있음)

i. 일상적인 활동을 자주 잊어버림(예: 잡일하기, 심부름하기, 청소년기 후반과 성인의 경우에는 응답전화하기, 고지서납부하기, 약속 지키기)

2. 과잉행동-충동성: 다음 증상 중 6개 이상이 발달수준에 맞지 않을 정도로 그리고 사회, 학업, 직업활동에 직접적으로 부정적일 정도로 과잉행동-충동성이 최소 6개월 이상 지속된다[4].

a. 자주 손발을 가만두지 않고 만지작거리며 툭툭치거나 의자에서 몸을 비틀어댐.

b. 앉아 있어야 할 상황에서 자주 자리를 이탈함(예: 교실, 사무실, 또는 기타 업무현장에서, 앉아 있어야 할 상황에서 자리를 이탈함)

c. 부적절한 상황에서 뛰어다니거나 올라감[5].

d. 종종 여가활동에서 조용히 놀거나 조용히 참여할 수 없다.

e. 종종 모터를 단것처럼 계속 행동함(예: 식당이나 회의 같은 곳에서 장시간 조용히 있을 수 없거나 불편해 함. 타인이 보기에는 가만히 있지 못하는 것이거나 가만히 있기 어려운 것으로 보일 수 있음)

f. 종종 지나치게 수다스러움.

g. 종종 질문이 끝나기도 전에 대답을 내뱉음(예: 다른 사람의 말을 가로챔. 대화에서 자기 차례를 기다리지 못함).

h. 종종 자신의 차례를 기다리지 못함(예: 줄서기에서)

i. 종종 타인을 방해하거나 침해함(예: 대화, 게임, 또는 활동에 참견, 부탁이나 허락 없이 타인의 물건을 사용하려 함. 청소년이나 성인의 경우에는 타인이 하는 일을 침해하거나 탈취할 수 있음)

B. 12세 이전에 부주의 또는 과잉행동-충동성 증상이 일부 나타난다.

C. 부주의 또는 과잉행동-충동성 증상이 둘 이상의 환경에서 일부 나타난다(예: 가정, 학교, 또는 일; 친구 또는 친척; 기타 활동에서).

D. 이 증상으로 인하여 사회기능, 학업기능, 직업기능의 질을 떨어뜨리거나 방해한다는 명백한 증거가 있다.

E. 이 증상이 조현병 또는 기타 정신장애 경과 중에만 나타나는 게 아니며, 기타의 정신질환(예: 기분장애, 불안장애, 해리장애, 인격장애, 중독 또는 금단현상)으로 더 잘 설명되지 않는다.

〈유 형〉

• 복합형 :
지난 6개월 간 진단기준A1(부주의)과 A2(과잉행동-충동성)를 모두 충족하는 경우.

• 부주의 우세형 :
지난 6개월간 진단기준 A1(부주의)은 충족하지만 A2(과잉행동-충동성)는 충족하지 않는 경우.

• 과잉행동/충동우세형 :
지난 6개월간 진단기준 A2(과잉행동-충동성)는 충족하지만 A1(부주의)은 충족하지 않는 경우.

〈장애 정도〉

• 경도 :
현재 증상이 진단기준에는 합당하나 경계점에 있으며 이로 인한 사회, 학업, 직업기능의 손상이 경미한 경우.

• 중등도 :
현재 증상 또는 기능손상의 정도가 경도와 중도 사이에 있는 경우.

• 중도:
현재 여러 증상 수준이 진단기준을 초과하며, 이로 인하여 사회, 학업, 직업 기능이 상당히 손상된 경우

주의력결핍과잉행동장애 아동은 보이는 증상이 일반아동이 일반적으로 보일 수 있는 범위를 훨씬 넘게 보인다. 그리고 주의력 결핍과잉행동장애의 진단을 위해서는 하나의 세팅(setting)에서는 진단하기 어렵

3) 이 증상은 반항행동, 도발(defiance), 적대, 또는 과제나 지시에 대한 오해의 양상이 아니어야 한다. 청소년 후기나 성인(17세 이상)의 경우에는 5가지 이상의 증상을 보여야 한다.
4) 이 증상은 반항행동, 도발(defiance),적대, 또는 과제나 지시에 대한 오해의 양상이 아니어야 한다. 청소년기 후반이나 성인(17세 이상)의 경우 5가지 이상의 증상을 보여야 한다.
5) 청소년기나 성인기에는 초조감으로 나타날 수 있다.

기 때문에, 두 개 이상의 세팅에서 살펴보아야 한다.[6] 왜냐하면 주의력 결핍 과잉행동장애아동이라도 환경이 변화할 경우, 때에 따라 주의력 결핍 과잉행동을 보이기도 하고 보이지 않기도 하기 때문이다. 즉, 주의력결핍과잉행동장애 아동의 경우 처음 맞는 세팅에서는 탐색하는 기간에 조용하고 차분한 모습을 보이기도 하여 증상이 없는 것처럼 보이나 어느 정도 탐색기를 거치고 나면 여지없이 주의력 결핍 과잉행동을 보인다.

주의력 결핍 과잉행동장애는 세 가지 타입으로 구분하는데, 이를 하위 타입이라고 한다. 그 첫 번째 하위 타입은 부주의 우세형 타입이고 두 번째 하위 타입은 과잉행동-충동 우세형 타입, 마지막 타입은 복합형 타입[7]이다.

주의력 결핍 과잉행동장애는 아동에게서 흔히 발생하는 정신적인 문제이다. 이를 어른들은 흔히 버릇이 없다거나 부모로부터 잘못 배웠기 때문으로 치부하기도 하는데 실제로 주의력결핍과잉행동장애 아동을 보면 그 정도가 심하여 부모나 또래를 괴롭히며 자기 자신의 학습에도 중대한 영향을 미친다.

제 1 절 진단/사정[8]

주의력 결핍 과잉행동은 부주의, 과잉행동-충동성이란 특성을 보이는데 같은 주의력 결핍 과잉행동이라 할지라도 타입에 따라 처방이 다르므로 부모나 교사는 이들 특성에 대하여 자세히 살펴보아야 한다.

이를 진단하는 방법은 아래와 같다. 다만, 다른 정서 행동장애도 마찬가지지만, 주의력결핍과잉행동장애 역시 생물학적 변화에 의한 진단보

6) 7세 이전의 아동의 경우는 특히 그러하다.
7) 부주의와 과잉행동/충동이 같이 있는 타입.
8) 의사는 환자를 진단하지만, 교사나 치료사 등은 내담자를 사정한다고 한다.

다는 밖으로 드러난 행동에 의하여 진단하는 경우가 많다. 그나마 주의력결핍과잉행동장애가 외부행동에 의한 진단 정도가 약한 편이다.[9] 따라서 이들 아동을 진단하고 사정하는 데는 아동을 둘러싼 환경과 아동에 대한 세밀한 관찰이 필요하다.

1. 부모 상담

일부 주의력 결핍 과잉행동을 보이는 아동의 부모는 아동이 자신을 괴롭히고자 태어났다고 생각하기도 한다. 이 정도로 과잉행동을 보이는 것이다.

진단/사정을 담당한 사람이 아동 부모와 상담을 통하여 주의력 결핍 과잉행동장애를 진단/사정을 할 때는 아래와 같은 사항에 중심을 두어 살펴보아야 한다. 이때, 상담은 부모-아동, 교사-아동 간의 상호작용에 초점을 두어야 한다.

1) 양육 문제
2) 스트레스받는 생활 여부
3) 가족기능
4) 부모불만[10]
5) 태도 문제[11]
6) 정신병리
7) 아동의 발달력[12]
8) 현재 문제의 지속 기간, 특히 운동, 언어, 지적, 사고력, 학습, 정서, 사회적 기능 등.

위에서 언급하고 있는 사항은 주의력 결핍 과잉행동을 유발할 수 있

9) 정서 행동장애의 경우 생물학적으로 이상을 발견하기 힘들다.
10) 부모가 아동에게 가지고 있는 불만 사항.
11) 평소 부모가 아동을 대하는 태도에 문제가 없는지를 확인한다.
12) 아동의 임신기부터 현재까지 자라온 내력 전체.

는 중요한 변인으로 간주 되고 있다.

예를 들어 양육상 양육자가 자주 바뀌었거나, 아동에 대한 양육을 제대로 제공하지 못한 경우, 부부 갈등 등으로 인하여 아동이 스트레스를 받은 경우, 가족기능이 역기능인 경우, 부모에 대한 충분한 애착이 형성되어 있지 못한 경우,[13] 아동의 행동에 대한 부모의 태도가 불분명한 경우, 부모나 가족에게 정신적인 문제가 있는 경우, 아동 자신에게 신체상 문제가 있었던 경우, 아동의 운동이나, 지능 수준, 친구 사귀는 능력이 부족한 경우, 주의력 결핍 과잉행동을 유발할 수 있거나 주의력 결핍 과잉행동장애를 계속 유지하게 될 수 있는 것이다.

2. 아동 상담

주의력 결핍 과잉행동 아동과의 상담 역시 매우 중요하다. 왜냐하면 자기 행동에 대한 자기 인식이 어떤지를 살펴봄으로써 문제를 해결할 능력을 지녔는지 아니면 주의력 결핍 과잉행동 문제가 다른 부분 예를 들면 자존감 등에 영향을 미쳤는지를 파악할 수 있기 때문이다. 이때 상담자는 주의력 결핍 과잉행동 아동의 경우 보통 새로운 환경에는 증상을 잘 내보이지 않는다는 점에 주의하여야 한다. 따라서 아동을 상담할 때는 아동이 충분히 주변 환경에 대하여 탐색할 시간을 주고 상담을 하는 것이 좋다.

주의력 결핍 과잉행동 아동과의 초기 상담에서 살펴보아야 할 것에는 아래와 같은 것들이 있다.

1) 행동에 대한 자기 인식[14]
2) 상호작용 관계[15]

---

13) 애착 이론에 의하면 애착 형성은 2세 이전에 형성된다고 한다.
14) 보통 자신이 부모에게 어떻게 비치는가?, 왜 상담하고 있는가? 무슨 문제가 있다고 생각하는가? 등에 관한 질문을 통하여 자신에 대한 인식을 파악한다.
15) 사정 담당자와 아동 간의 상호작용은 원만한가? 친한 친구는 누구인가 등의 질

3) 학교 성적[16] 등

그러나 위와 같은 내용을 어린 아동과 상담하기가 어려울 수 있다. 이 때에는 모든 정보를 아동으로부터 얻으려 하지 말고 아동에 대하여 잘 알고 있는 교사를 통한 상담으로 추가적인 정보를 얻을 필요도 있다.

3. 교사 상담

교사 상담은 아동 행동에 대한 사전행동[17]과 사후행동[18]에 초점을 두어야 한다. 이와 같은 정보는 아동의 특정 행동이 왜 거듭하여 나타나는가를 알아내는 데 중요하다. CBCL[19]과 같은 척도 표 역시 주의력 결핍 과잉행동 문제를 확인하는 데 도움을 줄 수 있다. CBCL의 경우 교사가 평가하는 척도도 있고 부모가 평가하는 척도도 있다. 우리나라의 경우 K-CBCL이라 하여 부모용 척도 표가 개발되어 있다.

4. 직접 관찰

아동을 사정할 때 사정자[20]는 아동의 행동을 직접 관찰하는 방법도 매우 중요하다. 그 이유는 직접적인 관찰을 통하여 주의력 결핍 과잉행동 아동을 사정하고 향후 행동을 처방하는 데에도 도움이 되기 때문이다.

흔히들 주의력 결핍 과잉행동 아동을 관찰하면 마치 발에 오토바이를 단 것과 같은 행동을 한다고 한다. 또 한 가지 대상에 관하여 관심의

문을 통하여 정보를 얻는다.

16) 학교 성적에 문제가 있는 경우, 답안지를 분석하여 성적이 부진한 이유가 모르기 때문인지, 아니면 알고 있는데 충동성 때문에 성적이 낮은지를 파악한다.

17) 어떤 행동이 발생하기 전에 무슨 일이 있었는가?

18) 어떤 행동이 발생한 이후 결과는 어땠는가?

19) Children Behavior CheckList.

20) 치료사, 상담사, 교사 등.

길이가 너무나 짧다고 한다. 이와 같은 변인들이 바로 주의력 결핍 과잉행동 아동의 전형적인 행동이다.

또 아동이 주의력에 문제가 있는 것인지 아니면 충동성에 문제가 있는지도 파악하게 된다.

5. 기타 요인고려

주의력 결핍 과잉행동 아동을 사정할 때는 반드시 다른 장애요인도 고려하여야 한다. 예를 들어 적대적 반항장애(ODD),[21] 품행장애(CD),[22] 학습장애(LD)[23] 또는 경미한 발달장애,[24] 일반적인 산만한 행동 등은 주의력 결핍 과잉행동으로 오인될 수가 있다.

또 이들 장애의 대부분이 주의력 결핍 과잉행동과 증상이 중복되기 때문에 사정과 진단을 할 때는 이와 같은 점을 유념하여야 한다.

따라서 아동의 지적 능력,[25] 적응행동 기술,[26] 학습 성취, 공격성과 적대성, 상호작용의 질, 사회기술, 판단 기술, 부주의, 과잉행동, 충동성 등을 면밀하게 검토한다.

제 2 절 주의력 결핍 과잉행동장애의 원인

주의력 결핍 과잉행동의 원인은 아직 분명히 밝혀지지 못하고 있다. 그러나 산모의 임신 중 음주, 흡연은 주의력 결핍 과잉행동 특히 부주의와 관련이 있는 것으로 나타나고 있다.

---

21) Oppositional-Defiant Disorder.
22) Conduct Disorder.
23) Learning Disorder.
24) Mild Developmental Disorder.
25) 지능지수(IQ).
26) 예를 들면 또래와의 놀이에 같이 참여하는 기술.

또 출생 전후 문제도 주의력결핍과잉행동장애와 관련이 있다. 예를 들어 태어날 때 산소결핍증, 출혈 등이 있으면 그 발생률이 높다.

주의력 결핍 과잉행동의 원인이 무엇이든 간에 결론적으로 보면 자기 규제(self regulation)[27]에 대한 반응이 결핍된 것이거나 자기 자기 행동을 저지하는 능력이 결핍된 것이다.

1. 미소 두뇌 이상

주의력 결핍 과잉행동의 원인은 아직 정확하게 밝혀진 것이 없다고 할 수 있다. 그러나 다른 정서장애도 마찬가지지만 원인을 설명하는 데 비교적 신뢰할 만한 이론들은 몇 가지 있다.

이를 설명하면 먼저, 생물학적 원인을 들 수 있다. 주의력 결핍 과잉행동 아동은 협응성 부족,[28] 미소 두뇌 역기능[29]을 보인다.

예를 들어 주의력 결핍 과잉행동 아동은 두뇌의 일부분에서 이상 특히 전두엽[30]이상과 관련이 있는데 전두엽은 억압, 생각, 추리, 집중, 주의, 표현 언어, 운동 통제 등과 관련이 있기 때문이다. 실제로 일부 학자는 주의력 결핍 과잉행동 아동의 전두엽 활동 수준이 낮고 피의 흐름이 적음을 발견하였다.

뇌파(Electroencephalogram; EEG)연구결과에서도 주의력 결핍 과잉행동 아동은 일반아동보다 낮은 자각(arousal) 정도를 보였다. 이와 같은 결과는 주의력 결핍 과잉행동 아동은 학교에서 일반아동이 보이는 과제에 대해 낮은 자각 수준, 낮은 반응을 보임을 설명하여 주는 것이다.

---

27) self control의 의미임.

28) '협응(協應)'은 '서로 도와 반응하는 것으로 운동 협응의 경우 손발 시각 간 협력관계 운동을 의미함.

29) 설명하기 어려우나 두뇌의 미세한 기능에서 이상을 보이는 것을 의미함.

30) frontal lobe; 대뇌반구의 일부로 중심구(中心溝)보다 전방에 있는 부분으로 기억력·사고력 등의 고등행동을 관장한다. 포유류 중에서 고등동물일수록 잘 발달하여 있고 인간은 특히 현저하게 발달해 있다.

표 2.2 주의력결핍과잉행동장애 원인

원 인	내 용
미소 두뇌 이상	전두엽 이상, 낮은 자각 수준.
신체적 문제	뇌막염, 갑상샘 문제, 중이염, 그리고 감각기관 손상(특히 청각), 납중독, 임신 중 흡연이나 음주, 출산 중 산소결핍이나 출혈.
유전요인	1) 가족이 주의력 결핍 과잉행동 경험이 있는 가정. 2) 이란성 쌍생아보다 일란성 쌍생아에게서 더 많이 발병. 3) 주의력 결핍 과잉행동 아동의 양부모보다 생물학적 부모에 더 의존.
환경요인	부모-아동 상호작용 패턴, 교사-아동 상호작용패턴.

이 경우 리탈린과 같은 자극제(stimulants)를 주의력 결핍 과잉행동 아동에게 투여하면 자각을 증가시켜 주의력 결핍 과잉행동 증상을 완화하는 역할을 한다.

일반적인 상식으로 볼 때, 과잉행동을 보이거나 주의력이 부족한 사람은 흥분이 되어 있어 자극제(흥분제)를 투여하기보다는 안정제를 투여하는 것이 좋을 것으로 생각하지만, 주의력결핍과잉행동장애 아동의 경우 실제로는 그 반대로 안정제를 투여하면 과잉행동이 증가하고 흥분제를 투여하면 안정적인 행동을 보이는 경향을 보인다. 이는 엄밀히 보면 자각 수준을 관리할 수 있는 신경계가 제대로 작동하지 못하여 그 신경계를 자극하는 자극제를 의미하는 것이다.

따라서 주의력 결핍 과잉행동장애아동의 경우는 지나치게 자각 수준이 낮아서 그 자각 수준을 증가시키고자 과잉행동을 하는 것으로 볼 수 있는 것이다. 이와 같은 이론에 의하여 주의력결핍과잉행동장애 아동의 경우, 약물을 통한 치료를 하게 되는데, 약물을 투여한 경우 많은 아동이 그 효과를 보는 것으로 알려져 있다.

2. 신체적 문제

아동기 초기 신체 문제도 주의력 결핍 과잉행동과 관련이 있다. 뇌수막염(meningitis),[31] 갑상샘[32](thyroid gland, 甲狀腺) 질환, 중이염(otitis media),[33] 그리고 감각기관 손상(특히 청각) 등이 이에 해당한다.

그러나 언론 등에서 언급하고 있는 음식 섭취[34]가 과잉행동을 부른다거나, 설탕을 섭취하면 과잉행동을 보인다고 주장하는 경우가 있으나 이는 아직은 그 근거가 희박하다. 또한 주의력결핍과잉행동장애 아동이 아토피피부염 같은 알레르기 증상을 보이는 경우가 간혹 있는데 이 역시 이 알레르기 등이 주의력 결핍 과잉행동과 관련이 있다고 말하기 어렵다.

반면에 납중독의 경우 주의력 결핍 과잉행동 발생의 요인이 되는데 이는 자동차가 매우 많은 도시지역과 납 함유물, 산업오염 등이 원인이다.

3. 유전요인

주의력 결핍 과잉행동은 1) 가족 구성원 중 이미 주의력 결핍 과잉행동장애인이 있는 가정에 발생확률이 높고, 2) 이란성 쌍생아보다 일란성 쌍생아에게서 더 많이 발병하며, 3) 주의력 결핍 과잉행동 아동의 양부모보다 생물학적 부모에 더 의존한다는 점에서 보면 주의력결핍과잉행동장애가 유전에 의한 원인도 일부 존재한다고 말할 수 있을 것이

31) 거미막과 연질막 사이에 존재하는 거미막밑 공간(subarachnoid space, 거미막하 공간)에 염증이 발생하는 다양한 질환을 의미한다.

32) 목의 한가운데에서 앞으로 튀어나온 물렁뼈(갑상연골, 甲狀軟骨)의 아래쪽 기도의 주위를 감싸고 있는 내분비샘으로 갑상샘 호르몬을 분비한다.

33) 중이 강 내에 일어나는 모든 염증성 변화.

34) 육류 섭취.

다. 즉, 친족에게서 주의력 결핍 과잉행동장애인이 있을 경우가 일반가정보다 발병률이 높다. 그러나 주의력 결핍 과잉행동 아동 대부분은 주의력 결핍 과잉행동과 아무런 관련이 없는 가정에서 발생한다.

그래서 어떤 학자는 주의력 결핍 과잉행동이 가족과 관련이 있는 타입이 있고 관련이 없는 타입이 있다고 말한다. 바꿔 말하면 주의력 결핍 과잉행동 중 어떤 타입은 유전적인 요인에 더 영향을 받으며, 어떤 타입은 환경 영향을 더 받는 타입이 있다는 것이다.

4. 환경요인

물론 주의력 결핍 과잉행동의 원인을 설명하는데 생물학적 요인이 매우 중요하나 환경요인 역시 주의력 결핍 과잉행동의 증상을 유지하는데 실질적인 역할을 하고 영향을 미친다.

환경요인 중 가장 중요한 요인은 부모-아동, 그리고 교사-아동의 상호작용이다. 부모의 행동으로 주의력 결핍 과잉행동을 통제할 수도 있고 통제에 실패할 수도 있다. 주의력 결핍 과잉행동 아동 대부분은 집중이 어렵거나 부모의 지시를 이해하지 못한다.

이때 어떤 부모는 이 행동을 불편하게 생각하거나 악의로 생각하고 강력한 체벌을 주어 문제를 더 심각하게 만든다. 반대로 어떤 부모는 아동의 주의력 결핍 과잉행동을 이해하고 이 행동을 장시간 하도록 허락하여서 달래주거나 장시간 TV 또는 비디오를 보게 한다.[35] 그러나 이와 같은 전략은 결과적으로 실패한다.

35) 우연한 강화가 된다.

제 3 절 전개 양상

주의력 결핍 과잉행동 아동의 예후는 물론 정확한 예측이 어렵지만 다섯 단계로 구분한다. 이는 1) 유아기, 2) 취학 전 단계, 3) 아동 단계, 4) 청소년기, 5) 성인기이다.

그러나 예후를 좋게 하기 위해서는 조기에 중재하며, 약물치료 등을 병행하면서 교육적 중재를 하여야 한다. 이에 대해서 살펴보면 아래와 같다.

표 2.3 주의력결핍과잉행동장애 전개 양상

원 인	내 용
유아기	잘못된 섭식 수면 패턴, 성냄, 정규적인 것에 대한 저항, 심한 감정 기복, 예측 불허 행동 등을 보인다.
취학 전	통제가 어렵고 잘못된 행동을 보인다. 공격적인 경향, 화난 행동 등을 보인다.
학령기	과제완수, 조직화, 집중, 기억, 계획, 사회원칙 등에서 문제가 만성적으로 나타난다. 이들 아동 중 절반 정도는 반항과 적대적인 상태가 된다.
청소년기	또래들보다 학습 문제와 반사회적 행동, 낮은 자존감 등을 보인다.
성인기	30~50%가 성인기에도 증상을 계속해서 보인다. 특히 부주의에 대해서 나타난다.

1. 유아기

유아기(0~2세) 주의력결핍과잉행동장애에 대한 정보는 거의 없다. 그 이유는 아마도 부모나 의사 모두 이 시기 주의력 결핍 과잉행동 아동을 볼 때 장애아동으로 보지 않고 단순히 기질(temperament)이 그러하여 양육하기 힘든 모습을 보인다고 생각하거나 설명하기 때문일 것이다.[36)]

이 시기 주의력 결핍 과잉행동 가능성이 있는 유아는 잘못된 섭식, 수면 패턴, 짜증, 정규적인 것에 대한 저항, 심한 감정 기복, 예측 불허 행동 등을 보인다.

2. 취학 전

취학 전 아동기(3~5세)에 주의력 결핍 과잉행동 아동은 장애 증상을 오래 보여준다.[37] 대부분의 이 시기 증상은 과잉행동과 충동성이다. 특히 이 시기 아동은 무엇이든 입에 넣기 시작하는데 이에 대한 통제가 어렵고 잘못된 행동 패턴을 보인다. 또, 또래보다 더 자주 자리를 이탈하고 과다하게 말을 하며 타인의 행동을 방해한다.

취학 전 주의력 결핍 과잉행동 아동은 일반아동보다 더 공격적인 경향을 보인다. 이때부터 적대적 반항장애나 품행장애 증상 즉, 말싸움, 날카롭고 단순한 기질, 적대감, 말이나 신체적 공격, 부정적인 애착 등이 나타나기 시작한다.

취학 전 주의력 결핍 과잉행동 아동은 아동을 둘러싼 사건에 대하여 보다 큰 감정적 반응을 보인다. 예를 들면 자기를 귀찮게 하는 것에 대하여 일반아동보다 화를 더 내고 더 오랫동안 화가 풀리지 않은 채 있는 경향이 있다. 그래서 보통은 버릇없는 아이로 보이기도 한다.

취학 전 주의력 결핍 과잉행동 아동은 강한 부모-아동 간 갈등을 보인다. 이들 갈등은 주로 부모 지시에 대한 만성적인 무관심 때문에 일어난다. 아동이 부모가 지시하는 것을 무시하게 되면 부모는 이 문제를 명령 불복종으로 해석하고, 아동은 지시를 무시하여 부모와 아동 간 갈등이 유지되고 발전하게 된다.

그러나 아직 취학 전 주의력 결핍 과잉행동 아동 사정은 쉽지 못하다. 왜냐하면 아직 구조화된 학습 과정이나 정해진 틀에 의한 사회생활

---

36) 보통 유아의 경우 힘든 기질의 아이, 수선을 떠는 아이 정도로 생각한다.
37) 그러나 이 증상으로 주의력 결핍 과잉행동이란 인지는 어렵다.

을 경험하지 못하기 때문이다.

3. 학령기

학령기 중(6-12세) 주의력 결핍 과잉행동 증상은 학교에 다니면서 사회적 요구가 발생하여 명백히 드러나는데, 이는 아동에게 적절한 행동을 하도록 하는 기대 정도가 점차 증가하기 때문이다. 그리고 실패 기회가 점점 더 많아진다.

이 시기 문제는 과제완수,[38] 조직화,[39] 집중, 기억, 계획, 사회원칙 등에서 만성적으로 나타난다. 이들 아동 중 절반 정도는 반항과 적대적인 상태가 된다. 또 자기 규제(self regulation) 결핍을 보여 결국 자기 신병 처리, 집안일 등을 하지 못하게 되고, 사회기술과 시간 지키기 등을 하지 못하게 된다.

4. 청소년기

청소년기(13세 이후)가 되면 부주의 과잉행동, 충동성은 많이 줄어든다. 그러나 증상의 정도는 일반인보다 훨씬 더 심각한 정도이다. 또 주의력 결핍 과잉행동 청소년은 또래들보다 학습 문제와 반사회적 행동, 낮은 자존감 등을 보인다.

청소년기 주의력 결핍 과잉행동 주요 척도는 적대적 행동 정도, 품행장애 정도, 낮은 사회기술 정도, 부모-아동 간 갈등 정도, 가족 역기능 정도, 짧은 치료 기간 정도 그리고 부모의 우울 정도 등이다.

38) 수업 중 아동에게 제공된 과제를 제대로 수행하지 못한다.
39) 아동 능력에 맞는 체계적인 문제 해결력 부족, 주로, 상황을 제대로 파악하지 못한다.

5. 성인기

성인기(20세 이후) 주의력 결핍 과잉행동 자료는 매우 적다. 그러나 이들 중 30~50%가 성인기에도 증상을 계속해서 보인다.[40)]

또 아동기에 주의력 결핍 과잉행동을 경험한 성인은 성인기에 약물남용이나 반사회적 범법행위를 할 수 있다. 주의력 결핍 과잉행동을 겪고 있는 성인은 보통 교육을 받지 못하였으며, 낮은 자존감, 낮은 사회기술, 자살 시도 등을 한다.

그러나 주의력 결핍 과잉행동 모두가 반드시 성인기에 문제를 일으키는 것은 아니다. 가족지원과 같은 다른 요인 등이 주의력 결핍 과잉행동의 장기적인 긍정적 효과를 증진할 수 있다.

제4절 처 방

1. 약물

주의력 결핍 과잉행동 아동의 처방은 의학 처방과 행동수정을 통한 접근법을 사용한다. 이미 앞서 언급한 바와 같이 주의력 결핍 과잉행동 아동은 생물학적으로 자각되어 있지 못하며 행동 절제 등에 결함을 보인다. 그래서 자극제 약물을 사용하면 이들 아동의 치료에 도움이 된다.

자극제[41)]는 메틸페니데이트 또는 리탈린인데 아동에게 극적인 행동 변화를 보인다. 이 자극제는 특히 과잉행동과 충동성에 관련한 증상에 좋다.

---

40) 이는 특히 부주의에 대해서 나타난다.
41) 일종의 흥분제임.

리탈린은 하루에 두세 번 투여한다. 이는 아침, 점심, 때로는 오후 늦게도 투여한다. 약물의 양은 다양한데, 아동 대부분은 5mg부터 시작한다. 약물의 양은 필요에 따라 수일 또는 수주 후에 조금씩 증가시키는데, 일반적으로 하루에 60mg을 초과하지 않는다.

다른 신경 자극제도 이들에게 투약할 수 있는데, 이들에는 덱시드린, 페몰린 등이 있다.

이들 약물은 주의력 결핍 과잉행동 아동의 3/4이 어느 정도 효과를 본다. 틱장애가 있는 주의력 결핍 과잉행동 아동의 경우 또는 자극제 약물에 반응하지 않은 아동의 경우는 삼환계 항우울제를 사용한다.

자극제의 경우 부작용은 식욕부진, 체중감소, 불면증, 근심, 조바심, 울기, 틱, 그리고 장기간 성장 억제 등이 있을 수 있다.

따라서 약물 처방은 매우 유의하여 투여하여야 하는데 약물 투여 시 고려사항은 아래와 같다.

1) 과잉 진단에 의한 과잉투여
2) 만병통치약으로 약물 사용(행동수정 없이 약물 투여)
3) 비난과 사회적 배척(학교에서 약물 투여 시 또래 문제) 등

2. 놀이 심리 치료 및 행동수정

1) 부모

부모가 잘못된 행동이나 낮은 학업성적에 대하여 구조적이고, 피드백하며, 지속적이고 적당한 훈육을 하면, 하지 않은 아동보다 통제가 잘된다. 따라서 주의력 결핍 과잉행동 아동 처방계획은 폭넓은 양육교육과 치료가 꼭 필요하다.

2) 교사

이는 교사의 경우도 마찬가지이다. 교사는 주의력 결핍 과잉행동 아

동을 자세히 살펴보아야 한다. 그렇지 않으면 학급이 혼란에 빠질 위험이 있기 때문이다. 그러나 교사는 주의력 결핍 과잉행동 아동에게 과잉 관심을 보일 수도 있고 행동을 강요하거나 또래와의 사회적 상호작용 기회를 뺏을 수도 있다.

반대로 교사가 조직화한 교육, 학습과 사회행동에 대한 빈번한 피드백, 그리고 지속적인 훈육 등을 시키면 매우 긍정적인 효과를 볼 수 있다. 그래서 주의력 결핍 과잉행동 아동에 대한 처방계획을 작성할 때는 폭넓은 상담과 교사와의 협조를 받아야 한다.

제 5 절 생각하는 연구

1. 초등학생의 문제행동 관련 요인

신윤희(2008)는 초등학생의 문제행동 관련 요인을 연구하였는데 그의 연구 결과에 의하면 초등학교 학생들의 성별, 학년별에 따른 문제행동은 남학생이 여학생보다 공격성 점수가 유의미하게 높았다. 그리고 자아 존중감이 낮은 학생일수록 외현화 문제는 증가하였으며, 특히 공격성 문제의 경우 자아 존중감이 낮을수록 공격성 문제가 증가하며, 여학생보다 남학생일수록 공격성의 문제가 증가하였다.

초등학생들의 내재화 문제는 신체 증상호소에 있어서 저학년일수록, 사회경제적 지위가 낮을수록 신체적 통증을 호소하는 문제가 증가하며, 고학년일수록 사회적 위축 문제가 증가함을 보여주었다.

초등학교 학생들의 문제행동과 관련 요 인간의 상대적 영향력에 있어서 초등학생들의 외현화 문제는 자아 존중감이 가장 강력한 예측요인이었다.

2. 놀이치료와 ADHD

이정민(2016)은 게슈탈트 관계성 향상 프로그램(Gestalt Relationship Improvement Program)을 활용한 주의력 결핍 과잉행동장애아동 가족 놀이치료를 통하여 가족 간의 정서적 상호작용이 ADHD 아동의 가족관계에 어떠한 영향을 미치는지 그리고 가족 놀이치료를 통한 상호작용 경험이 가족 구성원들에게는 어떠한 의미가 있는지를 연구하였다.

연구 결과, 연구 참여자들은 가족과 함께하는 즐거움이라는 정서적 경험을 하였고, 불안, 우울, 소외감과 같은 부정적인 정서가 감소하였고, 긍정적 상호작용의 경험을 통해 가족 간의 친밀감이 증가하였고, 긍정적 의사소통 방식으로 변화되었다.

또한 치료적 효과의 지속성에서는 아동의 치료적 효과는 추수 회기까지 지속 또는 향상되는 것으로 나타났고, 아동부모의 경우에도 아동 행동 평가를 제외하고 긍정적 양육 태도와 양육 스트레스의 감소가 추수 회기까지 지속되는 양상이었다.

3. 음악치료와 ADHD

유덕상(2021)은 음악치료와 국악 치료가 ADHD 아동의 심리 및 신경생리학적 기능에 미치는 영향을 연구하였다.

그 결과는 음악치료는 ADHD 아동들의 주의력 결핍 과잉행동장애 개선에 유의미한 효과가 있는 것으로 나타났다. 그리고 그 효과는 서양 음악치료보다 국악 음악치료가 더 효과적이었다. 또한 사전 사후검사에서 세로토닌과 도파민의 발현량이 유의미하게 증가한 것으로 나타났다. 이는 음악치료가 신경생리학적 변화를 유도하는 것임을 보여주는 것이다.

4. 식이 패턴과 ADHD

김경민(2019)은 주의력결핍과잉행동장애 아동의 식이 섭취 패턴과 행동 특성 및 인지기능과의 관련성에 관한 연구를 하였다. 그 결과 ADHD 아동 군은 정상 대조군에 비하여 쌀밥, 라면, 아이스크림, 탄산음료, 초콜릿, 사탕, 스낵류 등의 음식을 더 많이 섭취한 반면, 잡곡밥, 시리얼, 떡류, 딸기, 사과, 귤/오렌지, 수박, 포도는 정상 대조군이 더 많은 섭취 빈도를 보인 것으로 나타났다.

행동 특성과의 관련성은 과잉행동, 공격성, 품행 문제, 주의집중 등의 외현화 문제에 대해서는 사과, 귤, 오렌지 등의 과일이 부(-)적인 관련성을 보인 반면, 아이스크림, 사탕 등은 정적인 관련성을 나타냈다.

5. 실행기능과 ADHD

정은정(2004)은 주의력 결핍 과잉행동장애아동의 실행기능[42] 결함에 관하여 연구하였는데, 주의력결핍과잉행동장애 집단이 정상 아동의 비교 집단보다 주의 통제 영역에서는 인지적, 행동적 충동성에 따른 주의력의 결함이 나타났고, 인지적 융통성 영역에서는 작업기억력이, 목표설정 영역에서는 개념형성 능력과 인지적 유연성이 부족한 것으로 밝혀졌다.

반면에 억제력, 인지적 유창성, 반응속도, 인지도식의 전환 능력, 계획력 등의 실행기능 영역에서는 주의력결핍 과잉행동장애 집단과 비교집단 간에 유의한 차이가 없었다.

42) Anderson(2002)이 개념화한 실행기능(executive function)의 4가지 하위 영역(주의 통제, 정보처리 과정, 인지적 융통성, 목표설정)에 대해 개별 실행기능

3
chapter

지적장애

지적장애는 간단히 말하여 지능지수(intelligence quotient ; IQ)가 낮은 경우이다. 일반적으로 지능지수 기준으로 지적장애를 판별하는 방법은 일반인들의 지능지수 평균을 100으로 두고, 표준편차가 15인 경우 2 표준편차 이하 즉, 일반인의 평균치 100보다 30점이 낮은 지능지수 70을 넘지 않은 경우를 진단기준으로 한다.

그러나 비록 지능지수가 70을 넘지 않는다고 할지라도 생활기능 등의 측면에서 별다른 문제가 없을 때는 지적장애로 보지 않는다.

DSM-5에 의한 지적장애의 진단기준은 표 3.1과 같다.

표 3.1　지적장애의 진단기준

지적장애[1]의 진단기준
지적장애는 발달기에 개념(학업)영역[2], 사회영역[3], 실행영역[4]에서 지적기능과 적응기능의 결함을 보이는 장애로서 다음 3가지 기준을 충족시켜야 한다. A. 지적기능의 결함 : 추리, 문제해결, 계획, 추상적 사고, 판단, 학업, 경험 학습 등의 결함(임상적 평가와 표준화된 지능검사에서 모두 충족되어야 한다). B. 적응기능의 결함 : 개인 독립성 및 사회적 책임에서 발달수준과 문화적 기준을 충족시키지 못함. 가정, 학교, 직장, 지역사회 등 여러 환경에서 의사소통, 사회참여, 독립생활과 같은 활동에서 1가지 이상 결함이 있는 경우. C. 지적기능 및 적응기능 결함이 발달기에 발병하여야 한다. 장애정도 : 경도, 중등도, 중도, 최중도 * 지능수준 : 지능지수가 평균에서 2표준편차 이하의 점수 : 70 * 지적장애 수준[5] : 지적장애 적응기능은 개념(학업)영역/ 사회영역/ 실행영역으로 세분화되며 각각 경도, 중등도, 중도, 최중도로 구분함

일반적으로 지적장애는 여러 기능영역에서 장애를 보이는 반면, 자폐성장애는 일부기능영역에서 장애를 보인다(사회성, 의사소통 등). 그런데 자폐성장애의 경우는 적어도 75%가 지적장애도 나타낸다.[6]

1) ICD-11에서는 지적장애(Intellectual Disability) 대신 지적발달장애(Intellectual Developmental Disorder)라는 표현을 사용한다. 그러나 지적발달장애라는 용어보다는 지적장애라는 표현을 많이 시용하고 있으며 우리나라의 경우 발달장애라는 용어가 별도로 존재하기 때문에 지적장애라는 용어를 사용함이 마땅할 것이다.
2) 기억, 언어, 읽기, 쓰기, 수학, 지식 습득, 문제해결, 상황판단.
3) 타인의 생각, 감정, 경험 이해 능력, 공감, 의사소통 기술, 친선능력, 사회상황 판단.
4) 학습과 개인 관리, 책임 의식, 금전 관리, 여가, 행동 관리, 학교나 직장에서의 업무 관리 등과 같은 생활에서의 자기관리.
5) IQ점수로 장애정도를 정하는 것이 아니라 적응기능을 기준으로 결정함.
6) 지적장애(지적장애) 분류에 있어 교육적 관점에서 간헐적 지원, 제한적 지원, 확장적 지원, 전반적 지원으로 구분하기도 한다.

제 1 절 장애 수준별 적응기능

1. 개념영역[7)]

DSM-5에서는 개념영역에서 경도, 중등도, 중도, 최중도에 해당하는 장애정도를 제시하고 있다. 이를 설명하면 아래와 같다.

1) 경도[8)]지적장애

- 경도 지적장애인의 경우 학령전기에는 개념영역차이가 분명하지 않을 수 있다.
- 학령기나 성인의 경우 읽기, 쓰기, 연산, 시간이나 금전 개념 같은 학업기술을 익히는데 어려움이 있으며, 연령에 맞는 기능을 하려면 하나 이상의 도움을 제공받아야 한다.
- 성인의 경우, 학업 기술의 기능적 사용(예, 읽기, 금전관리)뿐만 아니라, 추상적 사고, 실행기능(예; 계획, 전략수립, 우선순위 정하기, 인지적 유연성), 단기기억 등에서도 결손을 보인다.
- 문제에 대한 접근, 해결을 위한 접근이 또래에 비하여 융통성이 다소 부족하다.

2) 중등도[9)] 지적장애

중등도 지적장애인은 모든 발달 영역에서 또래에 비하여 개념기술이 떨어진다.

취학 전에는 언어와 학습기술이 느리게 발달한다.

---

7) conceptual domain

8) mild

9) moderate

학령기에는 읽기, 쓰기, 셈하기, 시간과 금전에 대한 이해가 또래에 비하여 제한적이며, 전 학령기간에 걸쳐 느린 진행을 보인다.
성인기에도 학업기술은 초등학교 수준에 머물며 개인 생활에나 직장에서 학업기술을 사용하려면 도움이 필요하다.

일상생활에서 개념영역을 수행하기 위해서는 지속적인 도움이 필요하며, 다른 사람이 이 부분을 전적으로 대신해 주기도 한다.

3) 중도[10] 지적장애

- 중도 지적장애인은 개념기술을 거의 습득하기 어렵다.
- 글이나 수, 양, 시간, 금전에 대한 개념이해가 거의 없다.

인생 전반에 걸쳐 문제해결에 보호자가 많은 도움을 제공하게 된다.

4) 최중도[11]지적장애

최중도 지적장애인의 개념기술은 주로 상징적 보다는 물리적 세계이다.

자기관리, 작업, 여가를 위해 목표지향적 방식으로 사물을 이용할 수 있다.

짝짓기, 분류하기와 같은 단순한 시-공간적 기능을 습득할 수도 있으나, 협응하여야 하는 운동, 감각 등의 손상으로, 사물을 기능적으로 사용하지 못 할 수도 있다.

2. 사회영역[12]

DSM-5에서는 사회영역에서 경도, 중등도, 중도, 최중도에 해당하는 장애정도를 제시하고 있다. 이를 설명하면 아래와 같다.

---

10) severe
11) profound
12) social domain

1) 경도 지적장애

- 경도 지적장애인의 경우 또래에 비하여 상호작용이 미숙하다.
- 예를 들어, 또래의 사회적 신호를 정확히 인지하는데 어려움을 보일 수 있다.
- 의사소통, 대화, 언어가 연령기대 수준에 비하여 떨어지거나 미숙하다.

연령에 맞는 감정이나 행동조절에 어려움을 보일 수 있다.

이러한 어려움으로 인하여 사회상황에서 또래에게 문제아로 부각된다.

사회상황에서 위험에 대한 이해정도가 제한적이다.

사회 판단이 연령에 비해 미숙하여 다른 사람으로부터 속거나 조롱의 대상이 될 수 있다.

2) 중등도 지적장애

중등도 지적지적장애인은 전채 발달 과정에서 사회행동과 의사소통행동에서 또래들과는 확연한 차이를 보인다.

주로 사회적 의사소통의 중요 수단으로 표현 언어를 사용하나 단어나 문장이 또래에 비해 단조롭다.

대인관계 능력이 있어서 가족 및 친구들과 유대관계를 유지하며, 성공적으로 우정을 나눌 수도 있고, 성인기에 연애를 할 수도 있다.

그러나 사회적 신호를 정확하게 알아차리거나 해석하지 못할 수도 있다.

사회적 판단과 결정에 어려움이 있어 중요한 결정을 내릴 때에는 보호자가 반드시 도와주어야 한다.

의사소통이나 사회성 문제로 인하여 일반 또래들과 친밀한 관계를 유지하기 어렵다.

직업영역에 성공하기 위해서는 많은 사회적 도움 그리고 의사소통 도움이 필요하다.

3) 중도 지적장애

- 말을 표현할 때 어휘나 문법에 상당한 제한이 있다.
- 한 단어나 구로만 말하거나 다른 보완적 방법으로 내용을 보충하게 된다.

말이나 의사소통은 주로 현재의 일상생활에 관한 내용이 중심이다.

언어는 설명이나 해석보다는 사회적 의사소통을 위하여 사용하며 간단한 말이나 몸짓을 이해할 수 있다.

가족구성원과의 관계나 친밀한 사람들과 관계하면서 즐거움을 얻고 도움을 받는다.

4) 최중도 지적장애

말이나 몸짓의 상징적인 의사소통에 대한 이해가 매우 부족하다.

일부 간단한 지시나 몸짓을 이해할 수 있다.

자신의 욕구나 감정은 주로 비언어적, 비상징적 의사소통 방식을 통하여 표현한다.

친숙한 가족 구성원이나 보호자와의 관계를 즐기며 몸짓이나 감정적 신호를 통하여 사회적 의사소통을 한다.

수반하고 있는 감각 및 신체 손상으로 인하여 다양한 사회 활동에 제한이 있을 수 있다.

3. 실행영역[13)]

DSM-5에서는 실행영역에서 경도, 중등도, 중도, 최중도에 해당하는 장애정도를 제시하고 있다. 이를 설명하면 아래와 같다.

---

13) practical domain

1) 경도 지적장애

- 자기관리는 연령에 맞게 수행할 수 있다.

복잡한 일상생활 영역에서는 또래에 비해 약간의 도움정도가 필요하다.

성인기에는 장보기, 교통수단이용하기, 가사 및 아이 돌보기, 영양가 있는 음식 준비하기, 은행업무하기, 금전관리하기 같은 영역에서 도움이 필요하다.

여가 기술은 비슷한 또래와 유사한 수준이나 웰빙과 여가계획에 관련한 판단에는 도움이 필요하다.

성인기에는 개념기술이 강조되지 않는 일자리에 종종 취업하기도 한다.

건강관리나 법률관련 결정을 내리고 직업활동을 능숙하게 수행하기 위해서는 도움을 제공받아야한다.

가족을 부양하는 데 있어서도 도움이 필요하다.

2) 중등도 지적장애

식사, 옷 입기, 배설, 위생관리는 가능하지만 이와 같은 것을 독립적으로 수행하기 위해서는 장기간에 걸친 교육과 시간이 필요하며, 할일을 상기시켜주어야 수행하기도 한다.

성인기에 모든 집안일에 참여는 할 수 있으나 장기간의 교육이 필요하며 대체로 성인수준으로 수행하기 위해서는 지속적인 도움을 제공하여야 한다.

제한적인 개념기술과 제한적인 의사소통기술이 요구되는 직업에 독립적으로 취업할 수 있으나 사회 기대에 부응하기, 복잡한 업무 및 일정관리 수행하기, 교통수단이용하기, 의료보험 처리하기, 금전관리와 같은 일을 해내기 위해서는 동료나 감독자, 다른 사람의 추가적인 도움이 필요하다.

다양한 여가활동 기술을 발달시킬 수 있는데 이를 위해서는 일반적으로 오랜 기간에 걸친 추가적인 도움과 학습기회가 제공되어야 한다.
극히 일부의 경우 부적응 행동을 보이며 사회문제를 야기하기도 한다.

3) 중도 지적장애

- 식사, 옷입기, 목욕, 배설과 같은 일상생활 영역 전반에 대하여 지원과 감독이 항상 필요하다.
- 자신이나 타인의 안녕에 대하여 책임 있는 결정을 내리기 어렵다.
- 성인기에 가사, 여가활동이나 작업에 참여하기 위해서는 지속적인 도움과 지원이 필요하며 무엇이든지 기술 습득을 위해서는 장기간의 교육과 지속적인 지원이 필요하다.
- 일부의 경우 자해와 같은 부적응 행동으로 문제가 될 수 있다.

4) 최중도 지적장애

일상생활 일부는 참여할 수 있으나 일상적인 신체관리, 건강, 안전의 모든 영역에 걸쳐 타인에게 의존하여 생활하게 된다.

심각한 신체적 손상이 없는 경우에는 접시 나르기 같은 간단한 가사를 보조할 수 있다.

고도의 지속적인 지원을 통하여 물건을 이용한 간단한 활동을 함으로서 일부 직업 활동의 기초를 얻을 수 있다.

타인의 도움을 받아 음악듣기, 영화보기, 산책하기, 물놀이와 같은 여가활동에 참여할 수 있다.

신체 손상, 감각 손상으로 집안일이나 여가, 직업활동에 참여가 곤란할 수 있다.

일부의 경우 부적응 행동을 보일 수 있다.

제 2 절 지적장애 판정

1. 판정 내용

우리나라의 경우 지적장애의 판정은 웩슬러 지능검사 등 개인용 지능검사를 실시하여 얻은 지능지수(IQ)에 따라 판정하며, 일반능력 지표(General Ability Index: GAI)[14] 및 사회성숙도 검사[15]를 참조한다. 전체 지능지수가 연령별 최저득점으로 정확한 지능지수 산출이 어려운 경우에는 GAS[16] 및 비언어적 지능검사도구(시각-운동통합발달검사: VMI[17], 벤더게슈탈트검사: BGT)[18]를 추가 시행하고, 검사내용, 검사결과에 대한 상세한 소견을 제출한다.

만 2세 이상부터 장애판정을 하며, 유아가 너무 어려서 상기의 표준화된 검사가 불가능할 경우 한국판 라이터 비언어성 지능검사(K-Leiter-R)[19], 바인랜드(Vineland) 사회성숙도검사[20], 바인랜드 적

14) 논리적 사고 및 문제해결능력과 관련된 척도로 언어이해, 시공간, 추론 검사를 합산하여 환산한 값을 도출한다.

15) 1935년 미국의 바인랜드(Vineland) 사회 성숙도 검사를 한국 실정에 맞게 표준화한 한국판 검사로서. 출생부터 30세까지의 자조 능력 · 이동 능력 · 작업 능력 · 의사소통 · 자기 관리 능력 · 사회화 등과 같은 적응 행동의 표본이 된다고 할 수 있는 120개 문항으로 구성되어 있다.

16) 전반적인 발달지표; GAS(Global Assessment Scale)

17) Developmental Test of visual-Motor Integration; 시각운동 통합발달검사는 집단을 대상으로 사용할 수도 있지만, 개인용으로 사용하는 것이 보편적이다. 검사지에는 아동이 모사할 24개의 기하도형이 제시되어 있다. 각 페이지 마다 3개씩의 기하도형이 배열되어 있으며, 각 도형 아래에는 아동이 도형을 모사할 공간이 마련되어 있다. 기하도형은 가장 단순한 것에서 가장 복잡한 것으로 난이도에 따라 배열되어 있다.

18) Bender-Gestalt Test ;주어진 도형을 검사받는 사람이 어떻게 지각하고 그려내는가에 따라 그 사람의 성격을 추론한다.

19) 표준화된 비언어적인 지능검사 도구로써 유아들의 지적 능력, 주의력 및 기억력을 평가할 수 있을 뿐만 아니라, 일반적인 지능검사로 평가받을 수 없는 장애아동들의 지적 능력, 주의력 및 기억력을 평가할 수 있도록 개발되었다.

응행동검사[21], 또는 발달검사를 시행하여 산출된 적응지수나 발달지수를 지능지수와 동일하게 취급하여 판정한다.

선천적인 지능저하인 경우 지적장애로 판정하며, 뇌손상, 뇌질환으로 성인이 된 후 지능저하가 온 경우에도 상기 기준에 근거하여 지적장애에 준한 판정을 할 수 있다. 단, 노인성 치매는 제외한다.

2. 지적장애 판정을 위한 전반적 기능평가 척도(GAS)

일상생활에서 사회생활, 직업생활, 정신적 기능을 얼마나 잘 수행할 수 있는지를 수치로 나타낸 것이다. 100에 가까울수록 사회성이 높고 1에 가까울수록 낮다.

100-91 정상수준.
90-81 자극을 받으면 불안정한 수준
80-71 자극을 받은 상황에서는 아예 정상적으로 행동할 수가 없는 수준.
70-61 같은 나이 또래들과 어울리거나 직업을 유지하는 것이 불가능한 수준.
60-51 자조기술 수행할 수 있으나 지도감독이 필요함. 나이에 비해 적응력이 낮은 수준
50-41 혼자 옷 입기, 혼자 목욕하기, 혼자 밥먹기 등의 활동을 배우는 게 심각할 정도로 늦은 수준
40-31 단순히 사회성이 떨어지는 정도가 아니라, 가장 기본적인 단계의 의사소통에서 문제가 생기는 수준
30-21 환경적으로 도움을 줘야 하는 수준.

---

20) 상기 사회성숙도 검사와 같음

21) 자조, 이동, 작업, 의사소통, 자기관리, 사회화 등 6개의 하위영역으로 나누어 평가. 지적장애가 있는 사람들의 사회적응 정도를 평가하는데 사용되거나, 아동 발달 정도를 확인하고 생활지도 및 훈련의 기초자료 수집도구로 사용됨

20-1 지속적인 감시 및 통제가 반드시 필요한 수준.

제 3 절 지적장애의 원인

지적장애를 유발하는 주요한 원인으로는 유전자 이상, 임신 중 태내 환경의 이상, 임신 및 출산 과정의 이상, 후천성 아동기 질환, 그리고 열악한 환경적 요인이 알려져 있다.

유전자의 이상에 의해 유발되는 것으로 유전자의 돌연변이, 방사선, 약제 및 화학 물질, 바이러스 등에 의한 염색체 이상은 심한 정도의 지적장애를 유발하는 경향이 있다.

1. 생물학적요인

지적장애의 주된 원인은 생물학적 요인과 환경 요인이다. 특히, 임신 중 생물학적 요인은 두뇌의 발달에 영향을 미친다. 지적장애를 유발할 수 있는 임신기 문제에는 아래와 같은 것들이 있다.

1) 기형, 특히 신경계통의 형성에 문제가 있는 기형.
2) 불구 또는 머리나 장기의 비정상적 성장.
3) 손상, 또는 임신 중 알코올의 사용과 같은 기형 발생물질로부터의 피해 등.

특히 임신 상태에서 과도한 알코올을 섭취하면, 기형적 외모와 심한 지적장애를 나타내는 태아 알코올 증후군(fetal alcohol syndrome)의 자녀를 낳을 수 있다.

또한 임신 및 출산 과정에서의 이상이 지적장애를 초래할 수 있다. 임신 중인 어머니가 약물복용을 하거나 감염성 질환에 걸렸을 때 자녀에게 지적장애가 발생할 수 있다.

윌슨(Wilson, 1973)에 따르면, 아스피린, 기니네, 인슐린, 여성호르몬제, 헤로인, 모르핀, 알코올, 코카인, 니코틴 등과 같은 다양한 약물이 지적장애에 영향을 미친다.

1) 기형

기형은 염색체 이상이나 유전적 장애를 의미하는데 이는 아래와 같은 것들이 있다.

(1) 프래절 X 증후군[22)]

이는 염색체 이상에 의한 것으로 남아의 경우 지능 저하, 큰 고환, 긴 얼굴, 튀어나온 턱, 크고 뚜렷한 귀 등 특징적인 얼굴을 보이며, 여아는 대개 다양한 지능저하만을 보이는 질환이다.

(2) 프라더 윌리 증후군[23)]

프라더-윌리 증후군은 15번 염색체에 유전자 이상이 발생하고, 이로 인해 시상하부[24)] 기능에 장애가 발생하는 질환으로, 연령과 개인에 따라 나타나는 증상은 다르다. 이는 저 신장, 성기 발육부진, 비만 그리고 학습장애를 특징으로 하는 질환이다.

(3) 다운증후군[25)]

다운 증후군은 가장 흔한 염색체 질환으로서, 21번 염색체가 정상인보다 1개 많은 3개가 존재하여 지적장애, 신체 기형, 전신 기능 이상, 성장 장애 등을 일으키는 유전 질환이다. 즉, 21번 연색체가 일반인들은 두 개인데 이들은 3개라는 것이다.

신체 전반에 걸쳐 이상이 나타나며 특징적인 얼굴 모습을 관찰할 수

---

22) Fragile X syndrome: 취약 X 증후군.

23) Prader-Willi syndrome.

24) 시상의 아래쪽에서 뇌하수체로 이어지는 부분이다. 사람 뇌의 아랫면에 보이는 시신경교차에서 유두체에 이르는 사이가 시상하부이다.

25) Down syndrome.

있고, 지능이 낮다. 출생 전에 기형이 발생하고, 출생 후에도 여러 장기의 기능 이상이 나타나는 질환으로서 일반인에 비하여 수명이 짧다고 하나 과학의 발달로 반드시 그렇지는 않다.

2) 신진대사

신진대사의 문제도 지적장애를 초래할 수 있는데, 이는 페닐케톤뇨증[26]과 리이만-픽 병[27] 등이 이에 해당한다.

3) 기타

산소결핍, 두뇌손상, 중독(납 중독 등) 등도 지적장애를 유발한다. 우연한 사고로 유아나 아동이 다치게 되면 아동은 인지발달과 관련하여 매우 불행한 결과를 초래할 수도 있다.

신생아나 아동의 신체적 질병과 사고가지적장애를 유발할 수 있다. 즉, 뇌에 영향을 주는 여러 가지 감염 질환, 뇌 손상을 유발하는 각종 사고, 독성물질의 섭취 역시 지적장애의 유발요인으로 알려져 있으며 약 5%의 지적장애가 이에 해당한다.

2. 환경요인

환경요인 역시 지적장애에 많은 영향을 미치는데, 부모의 인지기능 결함, 빈약한 교육경력, 자녀를 양육하는 데 일관성이 없는 낮은 사회경제적 수준 등이 이에 해당한다.

그리고 열악한 사회적 환경도 아동의 지능저하를 유발할 수 있다. 특별한 신경학적 원인이 밝혀지지 않는 경미한지적장애의 경우에는 하류계층에서 더 많이 나타난다. 사회경제적 지위가 낮고 빈곤한 가정의 경

26) 지능장애, 담갈색 모발, 피부 색소 결핍 등이 초래되는 상염색체성 열성 유전성 질환, 이는 단백질을 분해시키지 못하는 장애로서 조기에 발견하여 치료하면 치료가 가능하다. 이를 게을리 하면 지적장애 등의 장애를 유발한다.

27) 간, 비장, 폐, 골수, 뇌 등에 해가 되는 양의 지질이 축적되는 유전성 대사질환.

우, 아동기에 지능발달을 위한 풍부한 지적 자극을 제공 받지 못한 아동은 지적장애를 나타내는 경향이 있다.

또한 신생아가 뇌발달에 필요한 단백질, 탄수화물, 지방질을 적절하게 공급받지 못하면 지적장애가 발생할 수 있다.

제4절 예 후

지적장애의 예후는 인지기능 수준과 밀접하게 관련이 있다. 그리고 이 인지기능수준은 아동기, 청년기에도 변하지 않고 지속적으로 남아 있다.

보통, 중도 또는 최중도 지적장애의 경우는 거의 변하지 않으며, 인지기능의 발달이 더 빈약한 경향이 있다. 그러나 경도 지적장애는 좀 더 좋은 예후를 나타내는 경향이 있다. 부연하면, 다운증후군, 프래절 X의 경우는 다른 형태의 지적장애[28]보다 좀더 천천히 지적능력이 발전하는 경향이 있다. 그리고 나이가 들어감에 따라 좀더 많은 장애가 나타날 수 있다. 지적장애인은 나이가 들면서 적절한 행동법이 점진적으로 성장한다. 그러나 도리어 퇴행하는 경우도 가끔 나타나기도 한다. 특히 경미한지적장애아는 적절한 교육과 훈련을 통해 여러 가지 적응 기술을 습득시킬 경우지적장애에 더 이상 해당되지 않는 양호한 적응상태를 나타낼 수도 있다.

28) mental retardation.

제5절 처 방

지적장애의 처방은 특수교육적 지도방법에 따라 1) 언어나 사회적 방법, 적절한 행동방식 지도, 2) 부자연스럽고 부적절한 행동(공격성, 자해, 자기 자극 등) 지도 등에 초점을 맞춘다.

이 경우 대표적인 것인데 이를 사회기술 커리큘럼이라고 한다. 이 방법에서는 아동과 환경간의 교류패턴에 초점을 둔다. 즉, 아동을 환경에 포함시키면서 환경과 관계를 수정시키는 것이다. 여기에서의 초점은 개인과 환경 간 교류의 질을 높이고 변화시키는 것이다. 이 방법에서는 특정문제 영역에 대하여 강조점을 둔다. 이의 대표적인 것이 바로 사회기술 커리큘럼이다.

사회기술 커리큘럼(social skills curriculum)에서는 정서행동장애아동의 부적절한 행동(소리 지르기, 산만한 행동, 과잉행동)은 그 아동이 배울 기회를 얻지 못하였거나 배울 기회가 있었는데 배우지 못한 것으로 보고 체계적으로 아동을 교육할 커리큘럼을 만든다(Carter & Sugai, 1989). 즉 사회기술훈련을 통해서 아동을 복잡한 사회에 살아가도록 준비시켜야 한다고 생각하는 것이다.

표 3.2 사회기술커리큘럼

1. 사회기술(1)
1. 듣기 2. 대화시도하기 3. 대화하기 4. 질문하기 5. '고맙습니다'라고 말하기 6. 자기소개하기 7. 다른 사람 소개하기 8. 인사말 하기
2. 사회기술(2)
9. 도움요청하기10. 함께하기 11. 가르쳐주기 12. 지도에 따라하기 13. 사과하기 14. 다른 사람 신뢰하기
3. 감정기술
15. 자기감정알기 16. 자기감정표현하기 17. 타인감정이해하기 18. 타인의 분노다루기 19. 애정

표현하기 20. 두려움 다루기 21. 자기보상하기
4. 선택기술
22. 허락 얻기 23. 물건같이 쓰기 24. 타인 돕기 25. 협상하기 26. 자기통제하기 27. 똑바로 서 있기 28. 놀림에 반응하기 29. 의견충돌피하기 30. 싸움피하기
5. 스트레스관리기술
31. 불평하기 32. 불만에 대답하기 33. 게임 후 스포츠맨십 보여주기 34. 당황한 일 다루기 35. 따돌림 다루기 36. 친구를 위하여 서있기 37. 설득에 반응하기 38. 실패에 반응하기 39. 모순된 이야기 다루기 40. 일러주는 일 다루기 41.힘든 대화준비하기 42. 집단 압력 다루기
6. 계획기술
43. 할 일 결정하기 44. 문제의 원인 알기 45. 목표정하기 46. 자기능력 알기 47. 정보수집하기 48. 중요순대로 문제 정리하기 49. 결정하기 50. 과제에 집중하기

사회기술커리큘럼은 연구자에 따라 그리고 아동의 능력에 따라 다르다. 따라서 교사나 부모가 사회기술 커리큘럼을 통하여 아동을 교육하고자 할 때에는 아동에 맞는 커리큘럼을 정하고 그 기준 커리큘럼에서 해당아동에게 합당하도록 수정하여 사용하난 것이 좋다. 표 3.2는 사회기술커리큘럼의 한 가지 예를 제시한 것이다(Glodstein et al., 1983).

지적장애의 치료는 그 목표와 방법이 지적장애의 수준에 따라 달라진다. 그러나 일반적으로 일상생활에 필요한 다양한 적응기술을 학습시키고 이러한 적응기술이 유지되도록 하는 것을 목표로 한다.

지적장애는 여러 가지 신체적 이상에 기인할 수 있으므로 신경학적 평가와 더불어 지능을 비롯한 심리평가를 받은 후에 적절한 교육 및 재활 프로그램을 적용하는 것이 바람직하다. 가능한 한지적장애를 빨리 확인하여 조기에 집중적인 교육을 시키는 것이 효과적이다.

지적장애아를 둔 부모는 여러 가지 심리적 고통을 경험하게 되는데, 이러한 심리적 문제를 잘 극복하고 인내심을 지니고 자녀의 교육에 임할 수 있도록 돕는 것도 필요하다.

제6절 생각하는 연구

1. 지적장애와 사회적응

김지인(2009)은 지적장애아동의 사회적응에 영향을 미치는 요인을 연구하였는데 그의 연구에 의하면 지적장애아동의 사회적응은 아동연령과 중복장애 여부에 따라 차이가 있었다. 또한 아동연령이 높아질수록 자조능력이 높았다.

운동능력의 경우 아동연령과 중복장애 여부에 따라 차이가 있었으며 아동연령이 높아질수록 그리고 지적장애만 가진 아동이 중복장애를 가진 아동보다 운동능력이 높았다.

2. 통합교육 실태

김순희(2020)는 우리나라 초등학교 완전통합 운영의 실태를 연구하였는데 연구 결과 우리나라 초등학교의 경우, 특수교육대상학생의 일반학급 배치는 보호자의 요구에 의해서 전적으로 결정되었다. 또한 개별화교육계획 작성 시 통합학급을 담당하는 담임교사보다는 특수교사가 주무자가 되어 운영되고 있었다.

개별화교육지원팀의 구성 및 운영, 개별화교육계획을 특수학급이 설치된 일반학교의 통합학급 경우에는 특수교사가 작성하였으나 특수학급이 미설치된 일반학교의 경우에는 담임교사가 특수교육 업무를 담당하며 지역교육청 특수교육지원센터 특수교사의 지원을 받아 개별화교육계획을 수립하여 운영하고 있었다.

그리고 통합학급의 운영 시 장애의 종류와 정도 및 특성에 따른 교수-학습 지도 방법의 어려움, 긍정적 행동중재 실행의 어려움, 사회적 관계 형성 지도의 어려움, 부모상담의 어려움 등이 있었다. 이러한 어려움을 해결하기 위하여 대부분의 교사들은 특수교육 연구, 연수 참여, 교과 연구 참여 등이 있었지만, 학급 운영 및 학교 업무 수행 등으로 인하여 시간이 부족하다는 의견을 보였다.

특수교육 캠프 참여하거나 특수교육 대학원에 입학하여 특수교육대상학생에 대한 이해와 지도 방법을 연구하면서 통합학급을 운영하는 사례도 있었지만 대부분의 경우 통합학급 운영 및 특수교육대상학생의 지도와 관련한 어려움을 극복하기 보다는 무기력하게 수용하는 경우가 대부분이었다.

완전통합교육에 대한 인식과 관련하여 대부분의 담임교사들은 특수교육대상학생이 일반학급에 배치되는 것이 교육적으로 효과적이다 라고 하였다. 특수교육대상학생들이 일반교육과 특수교육의 도움을 받지 못하는 교수의 사각지대에 놓이거나, 문제행동으로 인한 또래관계형성의 어려움을 겪기보다는 특수학급에 배치되어 개별적인 학습 지도와 또래관계 형성, 특수교육관련서비스 지원 등을 통하여 학습능력 향상 및 정서적 안정을 도모함이 필요하다고 하였다.

3. 지적장애와 미술치료[29)]

이수진(2005)은 장애인 생활시설에 거주하는 지적장애 아동을 대상으로 집단미술치료 프로그램을 실시하여, 그 프로그램의 효과를 알아보기 위한 연구를 하였다. 미술치료 프로그램의 효과 변인으로서는 지적장애 아동의 언어, 정서, 행동의 변화 등이었다.

연구결과 집단미술치료 회기별 진행과정에서 초기단계에서는 주의가 산만함, 긴장, 과제 수행 능력의 어려움을 보였으나, 중기단계로 넘어가

29) 미술을 통하여 의사소통, 사회화, 창조성, 자기표현, 자기탐구, 환경의 조작과 같은 도움을 줄 수 있는 중재방법.

면서 자신의 감정과 욕구를 표현하는데 두려움이 없었으며 저항감이나 조심스러움도 사라졌다. 후기단계에서는 집단원들 간의 배려하는 모습도 보였으며, 자신의 정서와 욕구를 표현하는 데 적극적이 되므로 자기 표현 능력이 향상되었음을 알 수 있었다.

이는 집단 미술치료가 지적장애 아동의 언어, 정서, 행동변화에 영향을 미치고 있음을 알 수 있다.

4. 지적장애 가정의 적응

정혜윤(2017)은 지적장애학생 가족의 적응과정에 관한 생애사 연구를 하였는데, 지적장애학생 가족의 생애사에서 내적 아픔의 진행경로는 두 가지로 나타났는데, 이는 자녀의 장애를 발견하고 이것이 사회적 차별 경험으로 이어지는 것 그리고 가족 내부적인 심리적 갈등에 관한 경험으로 나타났다.

그리고 지적장애학생 가족은 어려움에 대응하기 위해 개인적인 학습 노력을 기울이거나 외부 자원을 활용하였다.

지적장애학생 가족들은 장애 자녀의 돌봄이나 양육을 가족이 책임져야 하는 것으로 나타났고, 가족의 개인 내적 변화 가능성이 나타난 부분은 어머니 역할을 확대할 필요성을 인식하면서도 자녀의 삶과 동일시 되었던 삶에서 주체적인 개인의 삶을 추구하고자 하는 욕구를 발견하기도 하였다.

5. 지적장애인과 운동

박소희(2018)는 복합운동 프로그램이 지적장애아동의 신체구성, 체력, 혈액변인, 사회성 및 정서발달에 미치는 영향을 연구하였는데 복합 운동 후, 신체구성, 체력, 대사관련 혈액성분, 사회성, 그리고 정서 행동이 차이를 보였다.

이러한 차이는 신체 활동이 심각하게 부족한 지적장애 아동에게 규칙적인 운동 참여만으로도 다양한 생리적 기능개선, 사회성 및 정서 행동을 개선시키는 데 효과적이었다.

4
chapter

자폐성 장애

자폐성 장애(autism)[1]는 사회적인 상호 작용과 의사소통이 현저하게 비정상적이거나 그 발달이 저해되어 있으며 행동이나 관심사 종류가 현저하게 제한된 특징을 보인다.

자폐성 장애는 출생부터 정상적 기능의 지연을 보이거나 3세 이전에 비정상적 기능을 보인다. 기능 중 사회, 의사소통, 행동 영역이 가장 크게 지연을 보인다.

사회 상호작용 부족은 자폐성 장애의 특징인데 상호작용하거나 다른 아동과 놀기, 동료와 어울리거나 공유하기, 또는 눈을 맞추기조차 관심이 없다.

또한 자폐성 장애는 사회적, 신체 접촉을 매우 싫어한다. 자폐성 장애의 대부분은 말을 하지 않거나 다른 사람과 대화를 시도하거나 대화를 계속하는 데 어려움이 있다. 언어를 사용한다고 해도 매우 색다르거나 이해하기가 어렵다. 예를 들면, 울리거나 반향어를 보이고, 1인칭을 사용해야 함에도 불구하고 2인칭, 3인칭을 사용하는 등 언어 사용에 어려움을 보인다.

자폐성 장애는 행동상의 문제를 나타내기도 하는데 자해를 하거나 공

1) 전반적발달장애(pervasive developmental disorder; PDD)라고도 한다.

격적이거나 스스로를 자극하기도 하며, 흔들기, 일상적인 것에 대한 집착, 그리고 무의미한 물건을 고집하는 행동을 한다.

DSM-5에 의한 자폐성 장애는 표 4.1과 같다.

표 4.1 자폐성 장애의 진단기준

자폐성 장애의 진단기준
A. 사회적 의사소통과 사회적 상호작용의 결함이 여러 분야에 걸쳐 지속적으로 나타나며 현재 또는 과거에 다음과 같은 특징이 나타난다.[2] 1. 사회적-정서적 상호작용에서의 결함. 예를 들면, 대체로, 비정상적인 사회적 접근; 정상적인 상호작용 실패; 관심부족이나 감정표현부족, 정서적 공유부족; 사회적 상호작용 시도 또는 반응 실패 등. 2. 사회적 상호작용을 위한 비언어적 의사소통 행동의 결함. 예를 들면 대체로, 언어적 의사소통과 비언어적 의사소통을 제대로 통합하지 못함; 눈 맞춤과 몸짓언어(body language) 사용이 비정상적이거나 몸짓을 이해하고 사용하는데 결함; 얼굴 표정과 비언어적 의사소통이 전반적으로 결여. 3. 관계발전, 유지 및 이해의 결함. 예를 들면, 대체로 다양한 사회적 맥락에 맞게 행동을 조정하는 데에 어려움을 보임; 상상 놀이를 공유하거나 친구 사귀기에 어려움을 보임; 또래에 대한 흥미 결여. 장애 수준 정도(severity)는 사회적 의사소통의 손상과 제한적이고 반복적인 행동 패턴에 근거함(표 참조) B. 제한적이고 반복적인 행동 패턴이나 관심, 활동이 현재 또는 과거에 다음과 같은 항목들 중 적어도 두 가지 이상 나타난다. 1. 운동동작, 사물사용 또는 언어 사용에서 상동증적이거나 반복적임(예, 단순 상동증적 운동; 장난감 정렬하기; 사물 튕기기; 반향어; 개인별 특이 문구 사용하기). 2. 동일성 고집, 일상활동을 융통성 없이 고수함, 의례적인 언어적 또는 비언어적 행동 패턴(예: 사소한 변화에도 극도로 고통스러워 함; 변화를 어려워함; 사고방식이 경직되어 있음; 의례적인 행동; 매일 같은 길로만 다니려고 하거나 같은 음식만 먹으려고 함). 3. 흥미가 매우 제한적이고 고정되어 있으며, 흥미의 강도나 초점면에서도 비정상임(예: 특정 사물에 대한 강한 애착 또는 집착; 흥미가 지나치게 한정되어 있고 반복적임).

4. 감각정보에 과잉 민감하거나 과소 둔감함. 또는 환경 내에서 특정 감각에 특이한 관심을 보임(예: 통증/온도에는 상당히 둔감함; 특정 소리, 특정 촉감에는 혐오 반응을 보임; 사물을 지나치게 만지거나 냄새를 맡음; 빛이나 움직임을 시각적으로 즐김).

장애 수준 정도[3]는 사회적 의사소통의 손상과 제한적이고 반복적인 행동 패턴에 근거함(표 참조)

C. 발달 초기에 증상이 나타난다.[4]

D. 증상으로 인하여 현재 기능 중 사회, 직업 또는 기타 중요 영역에서 임상적으로 유의한 손상이 초래되어야 함.

E. 이러한 장애가지적장애 또는 발달지체로 더 잘 설명되지 않음. 지적장애와 자폐성 장애는 흔히 동반되어 나타남; 자폐성 장애와 지적장애를 동시에 진단하려면, 사회적 의사소통이 기대되는 일반적인 발달 수준 이하여야 함.

〈자폐성 장애의 세분화 유형〉

지적장애 동반형, 지적장애 비동반형
언어손상 동반형, 언어손상 비동반형

제 1 절 사정 및 판정

1. 사정

자폐성 장애 진단/사정은 기능장애가 나타날 수 있는 다양한 영역을 살펴보고 내리게 된다. 또 아동의 지적기능에 대한 평가가 중심이 되어

2) 예시는 증례 중 하나일 뿐, 절대적인 것은 아님.
3) severity
4) 그러나, 제한된 능력을 넘어서는 사회적 요구가 있을 때까지 증상이 나타나지 않을 수도 있거나 이후에 학습한 전략을 사용하여 증상이 감추어질 수도 있음.

야 한다. 그러나 검사방법은 많은 부분이 단어나 언어이해를 요하여 대부분의 자폐성 장애 아동에게 적용하기는 어렵다. 그래서 지적기능에 대한 적절한 평가가 매우 힘들다. 이 경우 인식기능 척도를 사용하는데 이는 언어가 그다지 필요하지 않은 검사방법이기 때문이다.

진단/사정시 위에 언급한 진단기준에서 자폐장애와 유사한 경우가 있는데 이의 대표적인 예가 반응성 애착 장애[5]와 상동증적 운동장애, 선택적 함구증이다. 이를 살펴보면 아래와 같다. 또한 자폐성 장애를 직접 행동으로 관찰하는 방법은 사회화 문제와 부적절한 행동의 내용을 구분하는 데 유용하다.

표 4.2 반응성 애착 장애 진단기준

반응성 애착 장애 진단기준
*(A) 대부분 아래 상황에서, 심하게 손상되고, 발달적으로 부적절한 사회적 관계 형성이 5세 이전에 시작되고, 다음 (1)이나 (2)와 같이 표현된다. (1) 지속적으로 대부분의 사회적 관계를 시작하지 못하고, 발달적으로 적절하지 못한 방식으로 반응한다. 지나치게 억제, 경계를 보이며, 심하게 양가적, 상반된 반응을 나타낸다. (예: 소아는 양육자에게 접근, 회피가 혼합된 태도로 반응하고, 안락감에 저항하며, 냉정하게 경계한다). (2) 무분별한 사교성, 적절하고 선택적인 애착 능력의 결여로 드러난다. (예: 낯선 사람에 대한 지나친 친근감, 애착 대상을 선택하지 못함). * 위 진단기준에 속하는 장애가 단지 발달 지체(지적장애에서와 같이)로만 설명되지는 않으며, 전반적 발달장애(자폐성 장애) 기준에 부합되지 않는다. * 양육에서 다음 항목 가운데 적어도 1개 항목에 해당한다. - 안락함, 자극, 애정 등 소아의 기본적인 감정적 욕구를 방치 - 소아의 기본적인 신체적 욕구를 지속적으로 방치 - 양육자가 반복적으로 바뀜으로써 안정된 애착 형성 저해(예: 양육자의 빈번한 교체).

5) 반응성 애착 장애는 부모의 양육 능력과 밀접한 관련이 있다.

유형

억제형: 임상 양상에서 (A)의 1 기준이 우세할 때.
탈 억제형: 임상 양상에서 (A)의 2 기준이 우세할 때.

표 4.3 상동증적 운동장애 진단기준

상동증적 운동장애 진단기준
A. 반복적이고 조정당하는 것처럼 보이며, 목적이 없이 하는 운동 행동(예: 손 흔들기나 손 젓기, 몸 흔들기, 머리 돌리기, 자기 물어뜯기, 자기 몸 때리기)
B. 반복 운동이 사회, 학업이나 기타 활동을 방해하고 자해를 유발할 수 있다.
C. 발달 초기에 나타난다.
D. 반복 운동하는 행동이 어떤 물질이나 신경학적 상태의 생리적 효과로 인한 것이 아니어야 하며, 기타 신경 발달상 혹은 정신장애(예: 발모벽[6], 강박충동 장애[7])로 설명되지 않는다.

〈세부 유형〉
자해[8] 수반형
자해 미수반형
의학 또는 유전, 신경 발달장애, 또는 환경요인 관련 형(예: 레쉬-나이한 증후군[9], 지적장애, 임신 중 알코올)

〈장애 수준〉
• 경도 :
감각자극이나 주의 환기로 쉽게 증상이 억제된다.

• 중등도 :
증상에 대하여 확실한 방어 조치와 행동수정이 필요하다.

• 중도 :
심각한 부상을 예방하기 위하여 지속적인 통제와 보호조치가 필요하다.

6) trichotillomania(hair-pulling disorder)
7) obsessive-compulsive disorder
8) 또는 예방 조치가 없다면 부상을 초래할 수 있는 행동
9) Lesch-Nyhan syndrome

표 4.4 선택적 함구증[10)]

선택적 함구증 진단기준
A. 다른 상황에서는 말을 할 수 있음에도 불구하고 말을 해야 하는 특정 사회적 상황 (예: 학교)에서 말하지 못한다.
B. 학업이나 작업 성취 혹은 사회적 의사소통을 저해한다.
C. 적어도 1개월은 지속되어야 한다[11)].
D. 말을 하지 않는 이유가 사회생활에서 필요한 말에 대한 지식이 없거나, 익숙하지 않은 데 있는 것이 아니다.
E. 의사소통 장애(예: 아동기 발병 유창성장애(말더듬증)[12)])로 잘 설명되지 않아야 하고, 자폐성 장애, 조현병, 기타 정신장애의 경과 중에 발생하지 않아야 한다.

2. 자폐성 장애 판정

자폐성 장애의 장애 정도 판정은 (1) 자폐성 장애의 진단명에 대한 확인, (2) 자폐성 장애의 상태(impairment) 확인, (3) 자폐성 장애로 인한 정신적 능력장애(disability) 상태의 확인, (4) 자폐성 장애 정도의 종합적인 진단의 순서로 이루어진다.

1) 자폐성 장애의 진단명에 대한 확인

우리나라에서 공식적인 자폐성 장애의 분류체계로 사용하고 있는 제 10차 국제질병사인분류(International Classification of Diseases, 10th Version)의 진단지침에 따른다. 따라서 ICD 10의 진단명이 F84 전반성 발달장애(자폐증)인 경우에 자폐성 장애 정도 판정을 하게 된다.

10) 선택적 함구증은 심리적인 요인에 기인한다.
11) 입학 후 처음 1개월은 해당하지 않음
12) Childhood-Onset Fluency Disorder; Stuttering

2) 자폐성 장애의 상태(impairment) 확인

진단된 자폐성 장애의 상태가 자폐성 장애 정도 판정 기준에 따라 어느 장애 정도가 적절한지를 임상적 진단평가과정을 통하여 판단한 뒤 장애 정도를 정하며, 자폐증 증상의 심각도는 전문의의 판단에 따른다. 또한 K-CARS[13] 또는 여러 자폐성 척도를 이용하여 판단할 수 있다. 이 경우 사용한 척도와 그 점수 및 판단 소견을 기술한다.

3) 자폐성 장애로 인한 정신적 능력장애(disability) 상태의 확인

자폐성 장애에 대한 임상적 진단평가와 보호자 및 주위 사람의 정보와 일상 환경에서의 적응상태 등을 고려하여 장애 정도 판정을 내린다.

4) 자폐성 장애 정도의 종합적인 진단

자폐성 장애의 상태와 GAS 평가를 종합하여 최종 장애 정도를 판정한다.

표 4.5 GAS[14]채점표

100-91	독립적인 자조 기술과 양호한 일상생활 기술. 다룰 수 없을 정도의 어려움 없음. 여러 가지 활동에 참여
90-81	독립적인 자조 기술과 양호한 일상생활 기술. 일과성 증상이 있고 일상생활에서의 문제가 간혹 다루기 힘듦. 기능상의 장애는 없음
80-71	독립적인 자조 기술. 약간의 양호한 일상생활 기술. 일과성 감정 반응으로 인하여 약간의 기능상 붕괴
70-61	독립적인 자조 기술이 있으나 다소의 지도·감독이 필요함. 약간의 신체적 도움이 필요하기도 하나 이것은 단지 신체적 장애 때문. 일반적으로 행동 문제는 없음. 혹은 약간의 양호한 일상생활 기술을 갖고 있지만, 사회적으로 부적절한 행동 때문에

13) Korean-Childhood Autism Rating Scale: 아동기 자폐 평가 척도
14) Global Assessment Scale for Developmentally Disabled

	중재가 간헐적으로 필요함.
60-51	자조 기술 수행할 수 있으나 지도·감독이 필요함. 언어를 통한 지시가 자조에 필요하나, 신체적 도움은 조금 필요한데 이것은 신체적 결함 때문. 중재가 필요한 행동 문제가 발생할 때도 있으나 이것은 간헐적임
50-41	자조를 위하여 언어나 신체적 지시가 필요함. 중재가 필요한 행동 문제가 지속적 양상으로 나타나지는 않음. 일반적으로 활동에 참여하려는 의도가 있음
40-31	자조 기술에 약간의 신체적 도움이 필요함. 자주 발생하는 행동 문제나 신체적 제한을 지도 감독하면 활동에 참여할 수 있음. 혹은, 간헐적으로 심각한 행동 문제(폭력적이거나 자학적)를 보이지만 자조 기술은 있음.
30-21	자조에 약간의 신체적 도움이 필요하고 활동에 참여할 의도가 다소 있으나 행동 문제 때문에 정기적인 지도·감독이 필요함. 혹은, 결함 때문에 광범위한 도움이 필요하나 신체적으로 할 수 있는 한도 내에서는 과제를 수행하고 참여하려는 의지를 보임.
20-11	자조에 신체적 도움이 필요. 자주 참여하려 하지 않음. 혹은 심각한 행동 문제(폭력, 자해) 때문에 정기적인 중재가 필요
10-1	거의 전적인 신체적 보살핌이 필요. 혹은, 심각한 행동(폭력이나 자해) 때문에 정기적 중재가 필요하여서 항상 지도·감독이 필요

제2절 원 인

자폐성 장애의 원인은 완전히 밝혀지지 않았으나, 장애가 심각하고, 매우 어린 나이에 발생하기 때문에 생물학적 요인에 의한 것이 아닌가 의심한다. 그러나 자폐의 원인으로서 환경요인을 의심하는 경우도 많다. 자폐성 장애가 이란성 쌍생아보다 일란성 쌍생아에 자주 나타나고 있다는 일부 연구 결과로 초기의 관심은 유전요인이었다.

그러나 자폐성 장애 자체가 가족에게 전염되지 않으며, 자폐성 장애 아동 부모가 정신 병리학적인 문제를 보여 주지도 않는다. 자폐성 장애 혈족이 조현병이나 아스퍼거장애 위험이 약간 높다. 그러나 이러한 발견이 자폐성 장애의 발달과 관련이 있는지 또는 어떻게 관련이 있는지는 아직 알려지지 않았다. 기타의 생물학적 요인도 자폐성 장애와 밀접한 관계가 있는데, 대뇌 마비, 수막염, 뇌염, 세균감염 및 우연한 사고에 의하여 다친 경우와 같은 뇌의 상태 등이 이에 해당한다.

자폐성 장애 원인으로 신경학적인 문제는 중요한 요인이 될 수 있다.

이 문제의 진단은 MRI(magnetic resonance imaging)와 같은 두뇌 영상 촬영 기술로 할 수 있다. 그러나 이것으로 자폐아에 대한 진단을 명백히 내리기는 어렵다.

자폐성 장애 원인을 생화학적 변화에서도 찾을 수 있다. 자폐성 장애 중의 일부는 감정과 행동을 제어하는 신경전달물질인 세로토닌을 많이 분비하여, 세로토닌을 낮춰주는 펜푸라민과 같은 약을 처방하면 과잉행동을 보이는 자폐아를 제어하는데 일부 효과가 있다.

자폐성 장애에는 많은 생물학적 원인이 연루되어 있는데, 유전, 두뇌 발달 미숙, 높은 세로토닌 등이 자폐증 증상에 대하여 다양한 방법으로 상호작용하여 자폐성 장애라는 같은 최종결과 또는 두뇌 기능장애의 한 형태를 초래하게 된다.

제3절 예 후

자폐성 장애의 예후[15]는 그 증상의 다양성으로 인하여 많이 알려지지 않았으나 아동의 기능 수준, 손상 수준, 초기중재 여부에 의하여 많이 좌우된다. 긍정적인 예후를 얻을 수 있는 지표는 1) 평균적 지능, 2)

15) 근래 자폐성 장애의 예후 중 15~20% 정도는 회복할 수 있다고 주장하는 학자도 있으나 아직 증거는 미미한 실정이다.

5세 이전에 말을 하는 것이다. 그리고 조기교육이 자폐성 장애 예후에 매우 중요하다.

자폐 아동의 예후는 3가지 형태로 정리된다. 첫 번째 형태는 90% 정도가 여기에 속하는데 극심한 장애를 일생에 걸쳐 완화한다. 이 그룹에 속하는 사람은 자폐성 장애 증상을 꾸준히 그리고 천천히 개선하는데 이는 1) 다른 사람을 좀 더 따뜻이 대하고 어떤 사회적 상호 작용을 하며, 2) 비록 비정상적 언어이긴 하지만 어떤 개선이 있으며, 3) 과장된 행위나 이상한 행동이 줄어든다. 이러한 증상의 호전은 보통 4세 이후에 시작된다.

두 번째 형태는 성장함에 따라 상대적으로 정상적 기능을 나타내는 형태이다. 아스퍼거장애는 심각한 인지 및 언어결함을 가진 경우를 제외하고는 개선된다. 그러나 인간관계가 필요한 직장에서 근무할 기회가 거의 없으며, 특이한 어떤 사회적 행동이 아직 남아 있다.

세 번째 형태는 희박하긴 하지만 기능 악화에서 벗어나는 경우인데, 이는 오랫동안의 훈련이나 교육의 결과로서 나타난다.

이 세 가지 형태 모두 병리적인 문제와 지적장애 수반이 일반적이다. 이중 가장 유력한 것이 뇌전증인데, 뇌전증은 이러한 사례의 3분의 1 정도에서 나타나며, 유년기, 아동기, 청년기에 나타난다. 약물 치료를 필요로 하는 증상에는 과민증, 정서불안, 부적절한 감정과 드물지만, 조현병도 관련이 있다.

제4절 처 방

자폐성 장애 처방에는 1) 언어나 사회적 방법, 적절한 행동 방식, 2) 부자연스럽고 부적절한 행동(공격성, 자해, 자기 자극 등) 항목에 초점을 맞춘다. 자폐성 장애 처방은 우울증과 같이 약물을 사용하여 전반적으로 치료하는 방법과 자폐성 장애를 세분화된 문제로 나누어(언어, 사회 등) 행동이론에 따라 개별적으로 치료하는 방법 두 가지가 있다.

자폐성 장애 약물치료는 펜프라민을 사용하는데, 이 약물은 중추 신경 시스템에서 세로토닌의 수준을 감소시킨다(자폐 아동은 높은 수준의 세로토닌을 가지고 있다). 이 펜프라민은 과잉 운동을 통제하는 데 유용하다. 다른 약물들도 자폐 아동을 치료하는 데 많이 이용되는데 전반적으로 이러한 약물은 어느 정도까지는 운동 통제를 개선해 주지만 자폐성 장애의 예후를 아주 좋게 해주는 것(언어, 사회적 상호작용 등)은 기대하기 어렵다.

행동이론은 자폐성 장애를 치료하는 주된 방법이다. 행동이론에서는 언어 문제 조정, 강화, 모방법 등을 사용한다. 모방법은 처음에는 어떤 소리나 음을 강화하고, 일정 기준 소리를 내면 단어를 형성할 수 있는 다양한 음절을 모방하게 한다. 예를 들면, 자폐 아동이 흥흥거릴 때마다 음식으로 보상하는데, 이 소리를 통하여 다시 "음음음음"의 음절로 모방할 수 있도록 강화해 나간다. 그래서 다시 맘마, 엄마와 같은 단어로 모방하도록 한다.

자폐아 의사소통 프로그램에서는 상호 간의 언어 상호작용과 자기소개, 질문, 자기관리를 강조한다.

제 5 절 생각하는 연구

1. 자폐성 장애 학생의 반복 행동과 감각

홍점숙(2020)은 자폐성 장애 학생의 반복 행동과 감각 반응 특성 및 교사의 지원에 관해 연구를 하였는데, 그의 연구에 의하면 자폐성 장애 학생의 제한적 반복 행동은 상동행동, 제한된 관심, 동일성 고집, 변화 거부, 감각 행동, 강박행동, 자해 행동 순으로 많이 나타났으며 자폐성

장애 여학생의 제한적 반복 행동이 자폐성 장애 남학생보다 많이 나타났다.

그리고 지적장애를 동반한 자폐성 장애 학생의 제한적 반복 행동이 지적장애를 동반하지 않은 자폐성 장애 학생보다 상동행동, 감각 행동, 자해 행동 하위영역에서 많이 나타났다.

다음으로 자폐성 장애 학생의 감각 반응은 청각, 전정감각, 고유수용감각, 시각, 촉각, 미각, 후각 순으로 많이 나타났다. 그리고 자폐성 장애 여학생의 감각 반응이 자폐성 장애 남학생보다 감각 반응 전체와 청각, 전정감각, 고유수용감각, 시각, 촉각, 미각, 후각 하위영역에서 많이 나타났다.

그리고 지적장애를 동반한 자폐성 장애 학생의 감각 반응이 지적장애를 동반하지 않은 자폐성 장애 학생보다 감각 반응 전체, 청각, 전정감각, 고유수용감각, 시각, 미각, 후각 하위영역에서 많이 나타났다.

자폐성 장애 학생은 제한적 반복 행동의 하위영역 중 상동행동을 가장 많이 나타냈으며, 감각 반응의 하위영역 중 청각 반응을 가장 많이 나타냈다.

자폐성 장애 여학생이 자폐성 장애 남학생보다, 지적장애를 동반한 자폐성 장애 학생이 지적장애를 동반하지 않은 자폐성 장애 학생보다 제한적 반복 행동과 감각 반응을 더 많이 나타냈으며, 자폐 정도가 심하고, 나이가 어릴수록 제한된 반복 행동과 감각 반응을 더 많이 나타냈다.

특수교사는 감각 지원의 하위영역 중 시각 지원을 가장 많이 제공하였다.

2. 자폐성 장애 학생의 내·외면화 문제 특성

장역방(2018)은 자폐성 장애 학생의 내면화 문제와 외현화 문제의 특성을 분석하였는데, 그의 연구에 의하면, 자폐성 장애 초등학생의 내면화. 외면화 문제가 가장 심각한 것으로 나타났다.

그리고 자폐성 장애 학생의 장애등급에 따른 전체 정서·행동 문제의 차이는 내면화 문제 외면화 문제 모두 차이가 없었다.

또한 자폐성 장애 학생의 지능지수에 따른 전체 정서·행동 문제의 차이는 지적장애를 수반하고 있는 자폐성 장애 학생의 정서·행동 문제(내면화 문제, 외현화 문제 모두)가 더 심각한 것으로 나타났다.

그리고 자폐성 장애 학생의 성별에 따른 전체 정서·행동 문제의 차이는 없었다.

3. 자폐성 장애 청소년 자녀를 둔 어머니의 양육 태도

김희신(2018)은 자폐성 장애 청소년 자녀를 둔 어머니의 양육 태도에 관하여 연구하였는데, 그의 연구에 따르면 자폐성 장애 청소년 어머니들은 자녀들의 급격한 사춘기 변화를 경험하면서 대부분은 자녀 존중 양육 태도로 변화하며 어머니들의 양육 태도 변화 과정은 양육의 위기, 양육 태도의 전환기, 일방적 양육 태도 반성, 자녀 존중 양육 태도 시도 그리고 긍정적 변화라는 5단계를 거친다.

그러나 기존의 일방적 양육 태도를 지속하고 자녀 존중 양육 태도로 변화하지 못한 그룹은 양육 태도 반성에 이르지 못하고, 구체적인 자녀 존중 양육 행동이 부족하며 그 결과, 자녀에게 긍정적인 변화가 별로 일어나지 않고 어머니와 자녀의 고통이 지속되었다.

4. 자폐성 장애와 운동

이민희(2015)는 운동 재활이 자폐성 장애 어린이의 행동 변화와 자율신경 기능에 미치는 영향을 연구하였는데, 그의 연구 결과에 의하면 운동 재활에 참여한 자폐성 장애 어린이들은 문제행동이 감소하였고, 참여 행동이 증가하여 운동 재활은 자폐성 장애 어린이의 행동을 긍정적으로 변화시키는 데 효과적인 것으로 나타났다.

자폐성 장애 어린이가 운동 재활에 참여하였으면 정상적인 체육활동 참여를 원활하게 이루어질 수 있도록 하며, 교감신경과 부교감신경의 활성과 균형을 유지하는데 긍정적인 효과가 있는 것으로 나타났다. 따라서 운동 재활은 자폐성 장애 어린이의 자율신경 기능을 정상화하여 비장애인들과 체육활동을 원만하게 수행할 수 있는 치료적 대안이 될 수 있다.

5. 자폐성 장애와 긍정적 행동 지원

임다경(2019)은 유치원 통합학급에서의 긍정적 행동 지원이 자폐성 장애 유아의 문제행동에 미치는 영향을 연구하였는데, 연구 결과 통합학급에서의 긍정적 행동 지원이 자폐성 장애 유아의 위험 행동, 산만 행동, 음식 거부 행동의 문제행동 감소와 중재가 종료된 후에도 문제행동 감소 유지에 영향을 미쳤다. 이는 긍정적 행동 지원이 자폐성 장애 유아의 문제행동 예방과 일반화에 효과적임을 입증하는 것이다.

한편 이승호(2017)는 어린이집에서 개별차원의 긍정적 행동 지원이 통합된 자폐성 장애 유아의 문제행동에 미치는 효과를 연구하였는데, 연구 결과 통합 환경에서의 개별차원의 긍정적 행동 지원은 자폐성 장애 유아의 자해 행동, 물건 던지기 행동, 괴롭히기 행동을 감소시켰고, 중재 효과가 유지되었다. 따라서 개별차원의 긍정적 행동 지원이 자폐성 장애 유아의 문제행동 감소에 효과적이라 할 수 있다.

6. 자폐성 장애아 문제행동

이정미와 전형미(2000)는 발달연령에 따른 자폐아 문제행동에 관한 연구를 하였다. 그 결과 자폐아는 특수교육 경험이 많을수록 발달 수준이 높았고 문제행동 정도가 작았다. 이는 조기 특수교육적 중재가 자폐아 문제행동에 매우 중요함을 의미하는 것이라 하겠다.

자폐아의 예후는 대부분 평생 조금씩 개선되는 모습을 보이기 때문에 조기교육 당시에는 교육적 효과가 미미하다 할지라도 꾸준히 교육할 때 그 예후는 좋다 할 수 있을 것이다. 따라서 자폐아는 진단 또는 의심이 가는 즉시 전문가들이 적극적으로 중재를 하는 것이 일상생활에 통합되어 살아갈 수 있는 중요한 수단이 된다.

5
chapter

아동학대

제 1 절 아동학대의 의의

아동학대에 관련한 아동학대범죄의 처벌 등에 관한 특례법(아동학대처벌법)은 2014년에 제정되어 이후 여러 차례 개정되었다. 여기에서는 본 아동학대처벌법을 중심으로 설명하고자 한다. 정신건강에서 아동학대를 다루는 이유는 아동학대가 평생 정신건강에 영향을 미치기 때문이다.

우리나라 아동복지법 제3조 제7호에 따르면 "아동학대"란 보호자를 포함한 성인이 아동의 건강 또는 복지를 해치거나 정상적 발달을 저해할 수 있는 신체적·정신적·성적 폭력이나 가혹행위를 하는 것과 아동의 보호자가 아동을 유기하거나 방임하는 것을 말한다."라고 규정하여 적극적인 가해행위뿐만 아니라 소극적 의미의 방임행위까지 아동학대[1)]의 정의에 명확히 포함하고 있다.

1) 여기에서 학대 행위란, '아동에게 가해진 행위로 인하여(우연한 것-accidental-은 제외), 아동의 건강 혹은 복지를 해치거나 혹은 정상적인 발달을 저해할 수 있는 모든 신체적 · 정신적 상해, 성적 행위 및 방임을 포함한다.'

부산광역시 아동보호 종합센터(2021)에 의하면 아동학대는 아래와 같다.

1. 신체학대

신체학대는 아동의 신체에 손상을 주거나 신체의 건강 및 발달을 해치는 행위로서 구체적으로는 다음과 같은 행위가 해당한다.

- 직접적으로 신체에 가해지는 행위 : 손, 발 등으로 때림, 꼬집고 물어뜯음, 조르고 비트는 행위, 할퀴는 행위 등
- 도구를 사용하여 신체를 가해하는 행위
- 완력을 사용하여 신체를 위협하는 행위 : 강하게 흔드는 행위, 신체를 묶는 행위, 벽에 밀어붙이는 행위, 떠밀고 잡는 행위, 아동을 던지는 행위, 거꾸로 매다는 행위, 물에 빠뜨리는 행위 등
- 신체에 해로운 물질로 신체에 가해지는 행위 : 화학물질 혹은 약물 등으로 신체에 상해를 입히는 행위, 화상을 입히는 행위
- 가혹행위 : 쪼그려 뛰기, 엎드려 뻗기 등

이와 같은 행위로 인하여 아동에게 나타나는 징후는 다음과 같다.

- ◦ 사고로 보기에는 설명하기 어려운 신체적 상처
- ◦ 사용된 도구(다리미 등)의 모양이 그대로 나타나는 상처
- ◦ 비슷한 크기의 반복적으로 긁힌 상처
- ◦ 발생 및 회복에 시차가 있는 상처, 치유 단계가 다른 여러 부위의 골절
- ◦ 담뱃불 자국, 뜨거운 물에 덴 화상 자국
- ◦ 긁히거나 물린 자국에 의한 상처, 영유아에게 발견된 붉게 긁힌 상처
- ◦ 겨드랑이, 팔뚝 안쪽, 허벅지 안쪽 등 다치기 어려운 부위의 상처

◦ 신체적 상흔으로 자주 병원을 가는 경우
◦ 어른과의 접촉 회피, 다른 아동이 울 때 지나친 공포감
◦ 공격적이거나 위축된 극단적 행동, 위험에 대한 지속적인 경계
◦ 부모에 대한 두려움, 집에 돌아가는 것에 대한 두려움

2. 정서학대

정서학대는 아동의 정신건강 및 발달에 해를 끼치는 행위로서 성인이 아동에게 행하는 언어적 모욕, 정서적 위협, 감금이나 억제 등 아동의 정신건강 및 발달에 해를 끼치는 행위이며 구체적으로는 다음과 같은 행위가 해당한다.

◦ 원망적, 거부적, 적대적 또는 경멸적인 언어폭력
◦ 잠을 재우지 않는 행위, 벌거벗겨 내쫓는 행위
◦ 억지로 음식을 먹게 하는 행위
◦ 방안에 가두는 행위, 오랜 시간 벌을 세우고 방치하는 행위
◦ 형제나 친구 등과 비교, 차별, 편애하는 행위
◦ 찬물로 목욕시키고 밖에서 잠을 자게 하는 행위
◦ 가족 내에서 따돌리는 행위
◦ 아동이 가정폭력을 목격하도록 하는 행위
◦ 아동을 시설 등에 버리겠다고 위협하거나 짐을 싸서 쫓아내는 행위
◦ 미성년자 출입 금지 업소에 아동을 데리고 다니는 행위
◦ 아동의 연령상 감당하기 어려운 것을 강요하는 행위(감금, 약취, 노동 착취)
◦ 다른 아동을 학대하도록 강요하는 행위
◦ 아동에게 구걸시키거나 아동을 이용하여 구걸하는 행위

이와 같은 행위로 인하여 아동에게 나타나는 징후는 다음과 같다.

- ◦ 발달 지연 및 성장 장애
- ◦ 신체 발달 저하
- ◦ 특정 물건을 계속 빨고 있거나 물어뜯음
- ◦ 정신 신경성 반응(히스테리, 강박, 공포)
- ◦ 언어장애, 극단행동, 과잉행동, 자살 시도
- ◦ 행동장애(반사회적, 파괴적 행동장애) 및 신경성 기질 장애(놀이 장애)
- ◦ 실수에 대한 과잉 반응
- ◦ 부모와의 접촉에 대한 두려움

3. 성적 학대

성적 학대는 아동에게 음란한 행위를 시키거나 이를 매개하는 행위 또는 아동에게 성적 수치심을 주는 성희롱 등의 성적 학대 행위를 의미하며 구체적으로는 다음과 같은 행위가 해당한다.

- ◦ 자신의 성적 만족을 위해 아동을 관찰하거나 아동에게 성적인 노출을 하는 행위
- ◦ 옷을 벗기거나 벗겨서 관찰하는 등의 관음적 행위, 성관계 장면을 노출
- ◦ 나체 및 성기 노출, 자위행위 노출 및 강요, 음란물을 노출하는 행위
- ◦ 아동을 성적으로 추행하는 행위(구강, 성기, 항문 등의 신체 부위를 성적으로 추행)
- ◦ 아동에게 유사성행위를 하는 행위(드라이 성교 등)
- ◦ 성교하는 행위(성기삽입, 구강성교, 항문성교)
- ◦ 성매매시키거나 성매매를 매개하는 행위

이와 같은 행위로 인하여 아동에게 나타나는 징후는 다음과 같다.

- 성병 감염 및 임신, 회음부의 통증과 가려움
- 질에 생긴 상처나 긁힌 자국 또는 홍진
- 찢기거나 손실된 처녀막, 요도염, 생식기의 대상포진
- 항문 주변의 멍이나 찰과상, 항문 괄약근의 손상
- 나이에 맞지 않는 성적 행동, 해박하고 조숙한 성 지식
- 명백하게 성적인 묘사를 한 그림
- 타인, 동물, 장난감을 대상을 하는 성적인 상호관계
- 위축, 환상, 유아적 퇴행 행동, 저조한 학업 수행
- 충동성, 산만함, 주의집중 장애, 비행, 가출, 범죄행위, 자살 시도
- 우울, 불안, 수면장애, 사회관계 단절, 외상 후 스트레스 장애, 섭식장애
- 특정 유형의 사람들 또는 성에 대한 두려움
- 겨드랑이, 팔뚝 안쪽, 허벅지 안쪽 등 다치기 어려운 부위의 상처
- 신체적 상흔으로 자주 병원을 가는 경우
- 어른과의 접촉 회피, 다른 아동이 울 때 지나친 공포감
- 공격적이거나 위축된 극단적 행동, 위험에 대한 지속적인 경계
- 부모에 대한 두려움, 집에 돌아가는 것에 대한 두려움

4. 방임 학대

방임 학대는 아동의 보호·양육·치료 및 교육을 소홀히 하는 행위이며 구체적으로는 다음과 같은 행위가 해당한다.

- 기본적인 의식주를 제공하지 않는 행위
- 불결한 환경이나 위험한 상태에 아동을 방치하는 행위
- 아동의 출생신고를 하지 않는 행위
- 보호자가 아동들을 가정 내 두고 가출한 경우
- 보호자가 친족에게 연락하지 않고 무작정 아동을 친족 집 근처에 두고 사라진 경우

- 아동을 병원에 입원시키고 사라진 경우
- 보호자가 아동을 특별한 사유 없이 학교에 보내지 않거나 아동의 무단결석을 방치하는 행위
- 아동에게 필요한 의료적 처치 및 개입을 하지 않는 행위
- 아동을 보호하지 않고 버리는 행위, 시설 근처에 버리고 가는 행위

이와 같은 행위로 인하여 아동에게 나타나는 징후는 다음과 같다.

- 발달 지연 및 성장 장애
- 비위생적인 신체 상태, 아동에게 머릿니, 빈대 등이 있음
- 아동에게 악취가 지속적으로 나는 경우
- 예방접종과 의학적 치료 불이행으로 인한 건강 상태 불량
- 계절에 맞지 않는 부적절한 옷차림
- 음식을 구걸하거나 훔침
- 학교에 일찍 등교하고 집에 늦게 귀가함
- 특정한 사유 없이 무단결석
- 비행 또는 도벽
- 지속적인 피로 또는 불안정감 호소, 수업 중 조는 태도

제 2 절 출현율 및 후유증

1. 출현율

아동학대 출현율은 아동 신체학대 출현율은 그 정의에 따라 다르다. 즉, 그 정의가 광범위하면 할수록 출현율은 높다. 만일 체벌 전체를 학대로 본다면 학대 출현율은 60%가 넘을 것이다. 그러나 심각한 손상만에 한정한다면 출현율은 1% 이하이다(Gelles, 1997).

우리나라의 경우 보건복지부가 2019년 12월에 발표한 통계를 요약한 최인희(2020)에 의하면, 우리 정부가 아동학대를 방지하고 피해 아동을 지원하기 위해 노력하고 있음에도 불구하고 2018년 지역아동보호전문기관에 학대로 신고 접수된 사례는 총 24,604 건으로 2001이후 계속하여 증가 추세에 있다.

2018년도의 경우 아동학대 사례 유형은 중복학대가 11,792(47.9%)건으로 가장 높았고, 중복 학대 중 신체·정서학대가 9,376(38.1%) 건으로 가장 높은 비중을 보였다. 그 다음으로는 정서학대 5.862(23.8%), 신체학대, 3,436(14.0%)건, 방임 학대, 2,604(10.6%), 성적 학대, 910(3.7%) 순으로 나타났다.

피해 아동의 특성은 남아가 48.2%, 여아가 51.8%로서 여아가 3.6% 더 많았으며, 피해 아동의 나이는 만 13~15세 아동이 전체의 24.7%, 10-12세 아동이 22.1%, 7~9세가 17.3%로 나타났다.

학대 행위자와 피해 아동과의 관계를 보면 부모가 76.9%, 대리양육자가 15.9%, 친인척이 4.5%로 나타났다.

2. 후유증

아동 신체학대는 장·단기적으로 신체적으로나 심리적으로 후유증을 보인다. 신체적 학대의 후유증에는 심리적 손상, 시각 또는 청각 손상, 성장 실패 등을 들 수 있다. 보통 후유증은 시간이 지나면 약화되지만 대부분은 성인기까지 지속된다.

단기적인 심리적 후유증에는 자기 자신에 대한 부적 평가, 언어-인지 능력발달상 문제, 정서 규제 문제, 그리고 내현화[2])와 외현화[3]) 행동 문제, 관계 형성 문제 등이 있다. 부적인 자기평가 신념에는 낮은 자존감과 낮은 자기 효용 감이 해당한다. 그리고 인지와 언어 결함에는 인지

2) 심리적 문제가 아동 내부로 표출되는 것.
3) 심리적인 문제가 아동 외부로 표출되는 것.

능력과 언어사용 지체, 부족한 학업성취, 취약한 상징 놀이 등이 해당한다.

정서 규제상 문제로 인하여 분노 통제와 공격 충동 등과 같은 외현화 행동 문제가 발생하기도 하고 우울, 불안 등과 같은 내현화된 행동 문제가 발생하기도 한다. 이는 내적 작동모델과 관련이 있는데 학대받은 아동은 양육자에 대하여 애착 관계가 구조화되지 못하고, 불안 회피를 보인다.

10대 가출 아동의 대부분은 신체학대를 받은 적이 있다. 그리고 학대받은 아동은 타인과의 공감에 어려움을 보인다. 그래서 일부 아동은 타인과의 공감 부족이 학대 후유증이라기보다는 학대의 원인을 제공하는 특성이 있을 가능성이 있다.

신체학대 후유증에 관한 장기적인 연구 결과 아동기 학대받은 사람은 청소년기와 성인기 중 외현 문제와 내현 문제를 일으킬 위험이 더 높았다(Malinosky-Rummell & Hansen, 1993).

외현 행동 문제에는 10대 비행, 공격, 가정폭력, 아동학대 그리고 약물남용 등이 해당하고, 내현 행동은 자해, 자살, 불안, 우울, 그리고 신체화(somatizing syndrome)[4] 문제 등이 해당한다.

제 3 절 아동학대범죄의 처벌 등에 관한 특례법

아동학대 범죄의 처벌 등에 관한 특례법은 2014년에 제정되었으며 아동학대 범죄의 처벌 및 그 절차, 피해 아동에 대한 보호 절차 및 아동학대 행위자에 대한 처벌 등을 규정함으로써 아동을 보호하여 아동이 건강한 사회 구성원으로 성장하도록 함을 목적으로 하고 있다.

4) 아무런 내과적 이상 없이 다양한 신체 증상을 반복적으로 호소하는 질환.

1. 학대 범죄

아동학대범죄란 보호자에 의한 아동학대를 말하며 형법상 범죄(상해, 폭행, 유기, 학대, 체포, 강간, 강요, 재물손괴 등), 복지법상 범죄(신체, 정서, 성,방임), 다른 법률에 의해 가중처벌 되는 죄, 아동학대처벌법에 규정된 범죄(아동학대치사, 중상해, 상습범)를 말하는데 아래 열거한 내용 중 하나에 해당하는 죄이다.

가. 상해와 폭행
나. 유기(유기, 영아유기)와 학대(아동혹사)
다. 체포, 감금, 특수체포, 특수감금, 미수범 체포 · 감금 등의 치사상)
라. 특수협박, 미수범의 죄
마. 미성년자 약취, 유인, 추행 등 목적으로 약취, 유인 등, 인신매매, 약취, 유인, 매매, 이송 등 상해 · 치상
바. 강간, 유사 강간, 강제추행, 준강간, 준강제추행, 미수범, 강간 등 상해 · 치상, 강간 등 살인 · 치사, 미성년자들에 대한 간음, 업무상 위력 등에 의한 간음, 미성년자에 대한 간음, 추행
사. 명예훼손, 출판물 등에 의한 명예훼손, 모욕
아. 주거 · 신체 수색
자. 강요 및 미수범
차. 사기, 공갈(특수공갈), 미수범
카. 재물손괴 등의 죄
타. 아래와 같은 행위

- 아동을 매매하는 행위
- 아동에게 음란한 행위를 시키거나 이를 매개하는 행위 또는 아동에게 성적 수치심을 주는 성희롱 등의 성적 학대 행위
- 아동의 신체에 손상을 주거나 신체의 건강 및 발달을 해치는 신체적 학대 행위

- 아동의 정신건강 및 발달에 해를 끼치는 정서적 학대 행위
- 자신의 보호·감독을 받는 아동을 유기하거나 의식주를 포함한 기본적 보호·양육·치료 및 교육을 소홀히 하는 방임행위
- 장애가 있는 아동을 공중에 관람시키는 행위
- 아동에게 구걸시키거나 아동을 이용하여 구걸하는 행위
- 공중의 오락 또는 흥행을 목적으로 아동의 건강 또는 안전에 해로운 곡예를 시키는 행위 또는 이를 위하여 아동을 제3자에게 인도하는 행위
- 정당한 권한을 가진 알선기관 외의 자가 아동의 양육을 알선하고 금품을 취득하거나 금품을 요구 또는 약속하는 행위
- 아동을 위하여 증여 또는 급여된 금품을 그 목적 외의 용도로 사용하는 행위
- 아동학대 살해 · 치사, 아동학대 중상해, 상습범

2. 처벌

아동학대 범죄인에 대한 처벌은 범죄의 정도에 따라 달리 처벌한다. 이를 요약하면 아래와 같다.

- 아동학대 범죄를 범한 사람이 아동을 살해한 때에는 사형, 무기 또는 7년 이상의 징역에 처한다.
- 아동학대 범죄를 범한 사람이 아동을 사망에 이르게 한 때에는 무기 또는 5년 이상의 징역에 처한다.
- 아동학대 범죄를 범한 사람이 아동의 생명에 대한 위험을 발생하게 하거나 불구 또는 난치의 질병에 이르게 한 때에는 3년 이상의 징역에 처한다.
- 상습적으로 아동학대 범죄를 범한 자는 그 죄에 정한 형의 2분의 1까지 가중한다.

- 아동학대 신고 의무자가 보호하는 아동에 대하여 아동학대 범죄를 범한 때에는 그 죄에 정한 형의 2분의 1까지 가중한다.
- 법원은 아동학대 행위자에 대하여 유죄판결(선고유예는 제외한다)을 선고하면서 200시간의 범위에서 재범 예방에 필요한 수강명령 또는 아동학대 치료프로그램의 이수 명령을 병과할 수 있다. 수강명령 또는 이수 명령 내용은 아동학대 행동의 진단 · 상담, 보호자로서의 기본 소양을 갖추게 하기 위한 교육, 그 밖에 아동학대 행위자의 재범 예방을 위하여 필요한 사항이다.
- 아동학대 행위자가 학대 범죄를 저지른 때에는 검사는 그 사건의 아동학대행위자가 피해 아동의 친권자나 후견인인 경우에 친권상실의 선고 또는 후견인의 변경 심판을 청구한다. 검사가 청구하지 아니한 때에는 시 · 도지사 또는 시장 · 군수 · 구청장은 검사에게 청구를 하도록 요청할 수 있다.

3. 학대 신고 의무

아동학대에 대한 신고는 신고 가능자와 신고 의무자로 구분할 수 있는데 신고 가능 범위는 "누구든지 아동학대 범죄를 알게 된 경우나 그 의심이 있는 경우에는 시 · 도, 시 · 군 · 구 또는 수사기관에 신고할 수 있다."라고 하여 학대를 알게 된 사람 누구든지 신고할 수 있게 되어 있다.

다만, 아래에 해당할 때는 반드시 시 · 도, 시 · 군 · 구 또는 수사기관에 즉시 신고하여야 하는 신고 의무자이다. 이를 살펴보면 아래와 같다.

- 아동권리보장원 및 가정위탁지원센터의 장과 그 종사자
- 아동복지시설의 장과 그 종사자(아동보호전문기관의 장과 그 종사자는 제외한다)
- 아동복지 전담 공무원

- 가정폭력 관련 상담소 및 가정폭력피해자 보호시설의 장과 그 종사자
- 건강가정지원센터의 장과 그 종사자
- 다문화가족지원센터의 장과 그 종사자
- 사회복지 전담 공무원 및 사회복지시설의 장과 그 종사자
- 성매매피해상담소의 장과 그 종사자
- 성폭력 피해상담소, 성 폭력피해자 보호시설의 장과 그 종사자 및 성폭력 피해자통합지원센터의 장과 그 종사자
- 119구급대의 대원
- 응급의료기관 등에 종사하는 응급구조사
- 육아종합지원센터의 장과 그 종사자 및 어린이집의 원장 등 보육교직원
- 유치원의 장과 그 종사자
- 아동보호전문기관의 장과 그 종사자
- 의료기관의 장과 그 의료기관에 종사하는 의료인 및 의료기사
- 장애인복지시설의 장과 그 종사자로서 시설에서 장애아동에 대한 상담 · 치료 · 훈련 또는 요양 업무를 수행하는 사람
- 정신건강복지센터, 정신의료기관, 정신요양시설 및 정신 재활시설의 장과 그 종사자
- 청소년시설 및 청소년단체의 장과 그 종사자
- 청소년 보호 · 재활센터의 장과 그 종사자
- 학교의 장과 그 종사자
- 한부모가족복지시설의 장과 그 종사자
- 학원의 운영자 · 강사 · 직원이나 교습소의 교습자 · 직원
- 아이돌보미
- 취약계층 아동에 대한 통합서비스 지원 수행인력
- 입양기관의 장과 그 종사자

4. 비밀엄수

누구든지 신고인의 인적 사항 또는 신고인임을 미루어 알 수 있는 사실을 다른 사람에게 알려주거나 공개 또는 보도하여서는 아니 된다.

비밀엄수 의무를 위반한 보조인, 진술 조력인, 아동보호전문기관 직원과 그 기관장, 상담소 등에 근무하는 상담원과 그 기관장 및 그 직에 있었던 사람은 3년 이하의 징역이나 5년 이하의 자격정지 또는 3천만 원 이하의 벌금에 처한다. 그리고 신고인의 인적 사항 또는 신고인임을 미루어 알 수 있는 사실을 다른 사람에게 알려주거나 공개 또는 보도한 자는 3년 이하의 징역이나 3천만 원 이하의 벌금에 처한다.

보도 금지 의무를 위반한 신문의 편집인 · 발행인 또는 그 종사자, 방송사의 편집책임자, 그 기관장 또는 종사자, 그 밖의 출판물의 저작자와 발행인은 500만 원 이하의 벌금에 처한다.

제 4 절 생각하는 연구

1. 보육교사와 아동학대

채신영(2018)은 보육교사의 인성이 아동학대에 미치는 영향에 관한 연구를 하였는데. 그의 연구 결과를 살펴보면 아래와 같다.
첫째, 보육교사의 직무수행 능력이 아동학대에 부적인 영향을 미치는 반면, 인간애, 사회관계, 긍정적 자아개념, 창의성·인성 등은 아동학대에 유의미한 영향을 미치지 않는 것으로 나타나, 보육교사가 직무를 잘 수행할수록 아동학대가 감소하는 것으로 볼 수 있다.

둘째, 보육교사는 직무스트레스와 관련하여 인간애와 창의성·인성 정도가 높을수록 직무스트레스를 덜 받으며, 사회관계의 어려움과 직무수행 정도가 높을수록 직무스트레스를 더 받는 것으로 나타났다.

셋째, 보육 활동, 학부모와의 관계 등이 아동학대에 유의미한 영향을 미치는 반면, 동료와의 관계, 업무 과부하는 아동학대에 유의미한 영향을 미치지 않는 것으로 나타났다. 결국 보육 활동이 많을수록, 학부모와의 관계에 어려움이 많을수록 아동학대가 높은 것으로 나타났다.

넷째, 보육교사의 인성과 아동학대 사이의 관계에서 직무스트레스가 아동학대를 증가시키는 요인으로 나타났다.

2. 아동학대 피해 경험과 자살 생각

김지현(2017)은 청소년의 아동학대 피해 경험과 학교폭력 피해 경험이 자살 생각에 미치는 영향을 연구하였는데 그의 연구를 요약하면 다음과 같다.

첫째, 여학생의 자살 생각의 수준이 남자보다 높았고, 특성화고 재학생이 일반고 재학생에 비해 높은 것으로 나타났다.

둘째, 친구 수, 건강 상태, 부모의 부부친밀도, 자아존중감 등의 변인들도 자살 생각에 영향을 미치며, 아동학대 및 학교폭력 피해 경험이 자살 생각에 유의미한 영향을 미치는 것으로 나타났다.

셋째, 아동학대 피해 경험과 자살 생각간의 조절 효과를 파악하기 위한 분석에서는 사회적 지지의 하위요인 중에서는 가족지지의 조절 효과가 확인되었다.

연구자는 아동학대 및 학교폭력 피해를 경험한 청소년의 자살 문제를 해결하는 방안으로 다음과 같은 것을 제시하였다.

첫째 조절 효과가 있는 것으로 확인된 가족지지의 수준을 제고할 수 있는 가족기능의 강화 방안의 모색이 필요하다.

둘째, 친구 지지 및 교사 지지의 경우 청소년 자살 생각의 완화요인으로 작용할 수 있도록 하는 질적인 변화가 필요하며, 이를 유인할 수 있는 방안의 모색이 필요하다.

셋째, 아동학대 및 학교폭력 피해 경험 청소년의 사회적 지지의 수준을 제고할 수 있기 위해서는 기존의 다양한 사회복지시설들을 활용할 필요가 있다. 이를 조정하고 유인할 수 있는 기능을 가진 독립된 기구의 설립도 고려할 필요가 있다.

3. 데이트 폭력

김정내(2018)는 대학생의 데이트 폭력과 관련 변인들의 구조 관계를 연구하였는데, 그의 연구를 요약하면 아래와 같다.

첫째, 분노와 데이트 폭력의 관계에서 폭력허용도[5)]의 부분매개효과가 있는 것으로 나타났다. 즉, 분노는 데이트폭력에 미치는 직접효과가 있고, 폭력허용도를 통한 간접효과도 있다.

또한 성역할고정관념과 데이트폭력의 관계에서 폭력허용도의 부분매개효과가 있는 것으로 나타났다. 즉, 성역할고정관념은 데이트폭력에 미치는 직접효과가 존재하고, 폭력허용도를 통한 간접효과도 있는 것으로 드러났다.

둘째, 음란물노출과 데이트폭력의 관계에서 폭력허용도의 완전매개효과가 있는 것으로 나타났다. 즉, 음란물노출은 폭력허용도를 통해서만 데이트폭력에 영향을 미친다.

셋째, 분노가 데이트폭력에 미치는 경로의 영향력은 여자대학생이 남자대학생보다 더 강력한 것으로 나타났다. 반면에, 폭력허용도가 데이트폭력에 미치는 경로의 영향력은 남자대학생이 여자대학생보다 더 강력한 것으로 나타났다.

5) 폭력허용도는 폭력을 바라보는 태도의 하나로, 폭력을 허용적으로 받아들이는 태도를 말한다.

6
chapter

학습장애

학습장애[1]는 읽기, 셈하기, 쓰기에서의 성적이 나이, 학교 교육을 고려하고 개인의 능력을 고려한 기대치보다 현저하게 떨어지는 경우이다. 여기서 개인을 고려한 기대치보다 현저하게 떨어진다는 말은 아동 성적과 지능지수 간 표준 편차가 2 표준 편차 이상의 불일치를 의미한다.

학습상의 문제는 학업이나 일상생활 활동에 매우 지장을 준다. 학습장애의 하위 유형은 읽기장애와 셈하기장애, 그리고 쓰기장애 등으로 구분된다.

아래에서는 학습장애의 진단과 원인, 예후 처방에 관하여 설명하고자 한다.

1) Learning Disability ; LD

제1절 진 단

1. 진단 시 유의 사항

학습장애 진단에서 먼저 아동의 학습 문제가 정상적인 학업성적, 학습기 회의 부족, 부족한 교육환경, 문화적 요인에 의한 것일 경우 학습장애로 볼 수 없다.

또 영양결핍, 감각 상의 결함(가령 시각장애)도 마찬가지이다. 그러나 학습 문제가 이러한 다른 결함으로 인한 학습 문제 범위를 확실히 초과하는 것일 경우는 학습장애로 진단될 수도 있다. 이와 같은 문제는 학습장애 진단에서 매우 애매한 점이다.

학습장애 진단하기 위해서는 학습 문제가 여러 가지 모습 즉, 체계화 능력 부족, 과제집중력 결핍, 지각상 문제 등으로 나타날 수 있기 때문에 이들에 대하여 상세히 살펴보아야 하고, 인지적, 행동적 특징이 서로 영향을 끼칠 수 있다는 점을 명심하여야 한다.[2)]

예를 들어 아동의 언어적 결함이 사회적 위축을 불러올 소지도 있다. 그리고 사회문화적 요인과 같은 환경 변수도 고려하여야 하는데 환경 변수는 사회경제적, 학교에서의 아동 의욕, 경쟁 능력, 성취 방향, 또는 태도에 영향을 미칠 수 있다. 마지막으로 생물학적 요소를 중요하게 고려하여야 한다.

2. 진단 준거

학습장애 아동을 진단할 때 가장 중요한 초점은 인지 활동이다. 특히

2) 학습장애는 지능이 부족한 원인이 아니라 학습 기술이 부족한데 원인을 둔다.

지능검사 점수와 실제 성취도검사 점수 사이의 불일치 폭이 어떠한지에 대하여 자세히 살펴보아야 한다.[3]

그러나 지능검사 점수와 성취도검사 점수 간의 불일치 정도를 학습장애 지표로 사용하는 것에 대한 논란의 여지는 아직도 존재한다. 지능검사와 성취도검사 간 차이로 아동의 특정 결함이나 문제점을 밝혀내지 못한다는 것이다. 그래서 대신 읽기 능력과 청취력이 평가의 초점이 되어야 한다고 주장하는 학자도 있다.

DSM-5에서는 학습장애를 특정 학습장애((Specific Learning Disorder)로 명명하고 이에 대한 진단기준을 제시하고 있는데 이는 표 6.1과 같다.

표 6.1 특정 학습장애 진단기준

특정 학습장애 진단기준
A. 학습 기술을 배우고 익히도록 중재를 하였음에도 불구하고, 학습상 어려움이 다음 증상 중 1개 이상, 적어도 6개월간 나타난다. 1. 단어를 부정확하거나 느리게 그리고 간신히 읽음(예: 한 단어를 부정확하거나 느리게 읽고 더듬거리며 읽기, 자주 단어를 억측하여 읽기, 그리고 소리 내어 단어 읽기 등이 곤란함). 2. 읽은 내용의 의미를 이해하기 어려움(예: 본문을 정확하게 읽을 수는 있으나 읽은 내용의 순서, 관련성, 추론 또는 속뜻[4]을 이해하지 못함). 3. 철자법 어려움(예: 자음과 모음 추가, 생략, 대치). 4. 글쓰기 어려움(예: 문장 안에서 여러 가지 문법 혹은 구두점 오류; 단락 구성이 빈약함; 아이디어를 글로 표현하는 능력이 현저하게 부족함). 5. 숫자 감각, 수 개념, 혹은 연산의 곤란(예: 숫자, 숫자의 크기, 숫자 간의 관계에 대한 이해 부족; 한 자릿수 덧셈을 할 때, 또래들처럼 암산[5]으로 하지 않고 손가락을 사용함; 연산을 하다가 방향을 잃고 절차를 바꿈). 6. 수학적 추리의 어려움(예: 수치 문제를 풀기 위하여 수학적 개념, 값, 수식을 적용하

3) 아동 본인의 능력과 성취 간의 차이를 확인한다.

는 데 어려움이 있음).

B. 이와 같은 학습기 술이 개인별 표준화 성취도검사와 포괄적 임상 평가 결과가 또래 나이의 기대치보다 실제로 그리고 양적으로 낮아서, 학업, 직업 수행 혹은 일상생활 활동을 심각하게 방해한다는 점이 확인되어야 한다. 17세 이상의 경우, 학습 문제 이력이 담긴 증명서류로 표준화 평가를 대신할 수 있다.

C. 학습의 어려움은 학령기부터 시작되기는 하나, 학습 기술에 대한 요구가 자신 능력의 한계보다 커질 때가 되어야 비로소 분명하게 나타날 수 있다(예: 주어진 시간 내에 시험 보기, 길고 복잡한 보고서를 마감 시간 내에 읽고 쓰기, 과중한 학업 부담).

D. 이 학습 문제가 지적장애, 교정 전 시력 혹은 청력 문제, 기타 정신적 또는 신경학적 장애, 심리·사회적 문제[6], 학습을 위한 언어능력의 부족[7] 혹은 부적절한 교수 등으로 설명되지 않는다.

〈세부 유형〉

읽기 손상 수반형[8][9] :

단어 읽기 정확도
읽기율 혹은 유창성
독해력

쓰기 손상 수반형[10] :

철자 정확도
문법 및 구두점 정확도
작문의 구성 혹은 명확성

수학 손상 수반형[11][12] :

수 감각
연산값 기억력
계산의 정확성
수학적 추론의 정확성

〈장애 수준〉

* 경도 :

학습기술상의 어려움이 한두가지 학습영역에서 나타나가는 하나, 특히 학령기에 적절한 편의제공[13]과 서비스가 제공된다면, 당사자 스스로 보상 받을 수 있고, 적절히 기능할 수 있을 정도로 경미한 수준이다.

* 중등도 :
학습기술상 어려움이 한두 가지 학습영역에서 명백히 나타나며, 그로 인하여 학령기 중에 정규적으로 집중적이고 특수화된 교육제공 없이는 숙달되기 어렵다.
학교, 직장, 가정에서는 적어도 일부시간이라도 편의제공이나 지원서비스를 제공해주어야 활동을 정확하게 그리고 효율적으로 완수할 수 있게 된다.

* 중도 :
학습기술상의 심각한 어려움이 여러 학습 영역에 영향을 미치며, 그로 인하여 학령기 대부분 집중적이고 개별화된 특수교육을 계속해서 받지 않을 경우, 기술을 습득하기 어렵다.
가정, 학교, 직장에서 일련의 편의와 서비스를 제공하였음에도 불구하고, 일부 활동은 수행하지만, 모든 활동을 효율적으로 수행하지 못할 수도 있다.

3. 학습장애, 부진, 지진

일반적으로 학교 현장에서는 읽고, 쓰고, 셈하기를 제대로 못하는 학생들을 학습 부진아로 지칭하고 있다.[14] 이는 물론 학년에 따라 그 기

4) deeper meaning
5) recalling
6) psychosocial adversity
7) 예, 언어에 미숙한 외국인 학생
8) 난독증(dyslexia)은 단어를 정확히 또는 유창하게 인식하는데 어려움, 문자 해독 부족, 그리고 맞춤법 능력부족을 특징으로 하는 학습장애의 한 종류를 일컫는 또 다른 용어이다. 이런 특정 패턴의 어려움을 난독증으로 명시하려면 독해나 수학적 추론과 같은 부수적인 어려움이 동반되는지를 명확히 살펴보아야한다.
9) 읽기장애
10) 쓰기장애
11) 셈하기장애
12) 난산증(dyscalculia)은 숫자정보처리, 연산 학습, 계산의 정확도와 유창도에 어려움을 일컫는 또 다른 용어이다. 이런 특정 패턴의 어려움을 난산증으로 명시하려면 수학적 추론이나 단어 추론과 같은 부수적인 어려움이 동반되는지를 명확히 살펴보아야한다.
13) accommodation
14) 또, 일선 학교에서는 학습성적이 떨어지는 아동을 학습장애로 사정하기도 하는

준이 다르겠으나 기본적으로 읽고, 쓰고, 셈하는 교육이 동서고금을 막론하고 학교 교육에서 기본이 되고 있기 때문으로 보인다. 또한 이런 능력은 이 사회를 살아가기 위해 필수적으로 요구되는 능력이 된다. 또한 학교 교육에서 국어와 수학은 도구교과로서 다른 모든 학습의 기초가 되기 때문일 것이다. 이와 같은 기준은 절대적 기준에 의한 학습 부진아 지칭법이다.

한편 학습 부진아를 보다 세분하여 정상적인 학업능력을 가지고 있으면서도 내적 외적 환경에 의하여 설정된 교육 목표에서 제시된 최저 학업 성취 수준에 도달하지 못한 학습자를 학습 부진아로 보기도 한다(차영보, 2001). 이와 같은 이와 같은 기준은 상대적 기준에 의한 학습 부진아 지칭법이다.

이와 같은, 일반적인 개념 외에도 비슷하게 사용되는 학습 지진이나 학습장애가 있는데 학문적으로는 이를 구분하여 설명한다. 이들 개념을 정리하면 아래와 같다.

1) 학습 지진(slow disability)[15)]

학습 지진이란 용어의 개념은 발달적인 개념이 강조되는 용어로서 아동의 학업성적이 부진할 경우, 지능지수를 기준으로 하여 정의하는 것이 보통이다. 즉 선천적으로 지적 능력에 문제가 있어 그 학습 능력에 성취 정도가 떨어질 수밖에 없는 아동을 의미한다. 이와 같은 개념은 학습 부진의 원인을 아동의 개인 능력과 연계하여 아동 개인의 능력에 초점을 둔 개념이다.

따라서 아동이 지적으로 능력이 있으면서도 학습상 성취 정도가 낮은 아동은 이 개념에서 제외된다 할 수 있다. 그런데 이와 같은 개념은 지적장애와 어떻게 구분될 수 있는가 하는 문제가 있는데, 현재 지적장애의 정의는 의사소통, 스스로 돌보기, 집안 생활, 사회적 관계/대인관계 방법, 일상적 자원의 활용, 스스로의 통제와 공부 방법, 작업, 여가 시

데, 이는 잘못된 사정 방법이다.

15) 아동의 지적 능력을 중심으로 보는 방법이다. 즉 지능지수가 낮다.

간, 건강과 안전의 기능(APA, 1994: 39) 등 기술 영역(skill area)에서 적어도 두 개 이상의 영역에서 심각한 장애로 인하여 일반적인 지적기능보다 현저하게 뒤떨어지는 경우를 말한다. 이러한 지적장애의 시작은 18세 이전에 나타난다.

일반적으로 지적장애는 기능 영역의 대부분은 아니지만 많은 부분에서 장애를 보인다. 이러한 장애는 총체적으로 발달상의 장애로 인한 것일 것이다. 반면에 학습 지진 아동들은 경도 지적장애와 같은 학습상의 문제를 가지고 있으나 그 정도가 가벼운 아동들이다. 즉 지적 능력이 부족하여 전반적인 학습 능력이 부족한 경우이다. 이와 같은 관점에서 볼 때 학습 지진 아동들은 지적장애와 일반 아동 간 중간 부분에 해당한 것으로서 지적장애에까지는 해당하지 않으나 학습상의 문제가 존재하는 아동으로서 지능지수가 지적장애의 경계선상에 있는 아동으로 볼 수 있다.

2) 학습장애(learning disability)[16)]

학습 부진과 학습 지진 간 구분에 다른 분류로서 학습장애가 있다. 학습 부진을 보이는 아동을 대상으로 한 학습장애로 진단에서 학자들은 먼저, 차이 공식(discrepancy formulas)을 사용한다. 이 차이 기준은 아동이 지닌 선천적 능력과 아동이 보인 성취 간의 차이를 통하여 그 차이가 현저할 경우 학습장애로 본다는 기준인데, 보편적으로 이 방법을 진단에 사용한다. Cone와 Wilson(1981)에 따르면, 차이를 알아내기 위하여 사용된 접근법은 학년수준별 편차, 표준점수의 비교, 회귀분석, 기대치공식 등을 사용한다. 그러나 편차와 기대치공식을 사용할 때, 통계적 개념적 약점이 있다.

두 번째는 지능지수를 통한 판별인데, 학습장애아는 정상평균지능이나 그 이상을 가지고 있다고 한다(Smith & Luckasson, 1995). 이와 같은 주장을 근거로 학습장애를 지능지수로 진단한다. 즉, 지능지수가 정

16) 아동의 두뇌 기능 이상을 중심으로 보는 방법이다. 즉 지능지수는 정상 수준이다.

상에 해당한 아동 중 학습이 일반아동과 비교하여 현저한 차이를 보이는 아동을 학습장애로 보는 것이다. 이 정의에 관련하여 학자들은 (1) 지능을 측정하기 위해 사용하는 도구가 정신 측정(psychometric)도구로 부적절하다는 것, (2) 현저한 차이(severe discrepancy)를 결정하기 위하여 지능과 성취를 사용한다는 것, 그리고 (3) 지능과 학습장애아 간의 관계 등에서 문제점을 제기하기도 한다.

그 정의가 어떻든지 간에 임상적인 면에서 정신과 의사나 임상 심리 전문가에게 가장 많이 쓰이는 미국의 정신의학회(APA)의 정의에 의하면 학습장애는 "읽기, 쓰기, 셈하기 등을 평가하기 위해 개별적으로 표준화된 검사를 시행했을 때 나이, 학교 교육, 그리고 지능 수준을 고려하여 기대하는 수준보다 2 표준편차 이상의 차이가 있을 때 학습장애로 보고 있다.

초등학생들의 경우 대부분 학습장애는 그들이 학교에 들어가서 학업 기능을 습득하지 못할 때 비로소 나타나게 된다. 이들 아동들은 대부분 읽기에서 실패하지만 셈하기, 쓰기, 혹은 다른 교과에서도 낮은 성취를 보이게 된다. 저학년에서는 주의집중 부족, 주의 산만, 낮은 운동기능 등으로 인한 연필 사용 기능 문제, 쓰기 및 읽기 학습의 어려움 등의 특징을 나타낸다.

고학년에서는 교육과정이 점점 더 어려워짐에 따라, 문제는 다른 영역 즉 사회 혹은 과학과 같은 영역에서도 나타난다. 또한 학업에 여러 해 동안 계속된 실패 후에는 정서적인 문제로 발전되며, 다른 아동들과 비교하여 학업성취도가 낮다는 것을 점점 더 의식하게 된다.

3) 학습 부진(school underachievement)[17)]

학습 부진을 일반적으로 말할 때 학습 성취도가 낮은 경우로 이해하고 있으나 위에서 언급한 학습 지진이나 학습장애와 구분되는 개념이다. 즉, 아동이 학습을 할 능력을 충분히 지니고 있음에도 불구하고 공

17) 아동의 주위환경을 중심으로 보는 방법이다. 즉 환경 요인에 의하여 학습기회가 없는 경우이다.

부를 할 기회가 별로 없었거나, 교사의 지도방식 상 문제, 학업방법상 문제 등으로 인하여 학습 성취도가 떨어지는 것을 의미한다. 일반적으로 학습 부진이라고 하면 아동이 지니고 있는 잠재적인 능력(potential ability)[18]에 비하여 아동이 보이는 학업 성취(school achievements) 정도가 매우 미흡한 경우 사용하는 용어이다. 이 개념은 학교나 학부모들이 아동을 평가할 때 흔히 사용하는 용어이다. 따라서 보다 광범위한 의미를 담고 있다 하겠다.

이때 아동이 지닌 잠재적인 능력을 알아보는 데는 일반적으로 사용하는 지능검사를 사용할 수도 있겠고, 학급 내의 다른 아동의 성취 정도와 비교하여 알아보기도 하고, 학년이 변화하면서 아동의 성취 추이를 통하여 알아볼 수도 있을 것이다.

물론 학습 부진아나 학습장애나 학습지진아들에게는 기타의 장애 즉, 정서장애, 지적장애, 청각장애, 시각장애 등 신체적 혹은 기능적 장애가 없어야 할 것이다. 그런데 이와 같은 언급을 하면서 한가지 학습장애와 학습부진간의 구분에 관련한 것이 하나의 쟁점이 된다. 즉, 학습지진은 지능지수가 낮은 탓으로 인하여 그 성취도가 매우 느려 소기의 성취를 하지만, 그 성취가 일반적인 기준에 도달하지 못하는 것으로 볼 수 있는 것이므로 학습장애나 학습 부진과는 다른 개념으로 볼 수 있다. 그렇다면 학습부진과 학습장애간의 차이는 무엇인가? 이와 같은 문제점으로 인하여 이들 개념을 아래에서 보다 명확히 하고자 한다.

4) 학습장애-학습 부진 간 비교

학습 부진과 학습장애, 이 두 유형의 차이점과 공통점을 찾는 요인측면에는 학업 성취 패턴, 지적기능, 요구되는 교육과 학습성취 등이 있다.

첫째, 학업 성취 패턴 측면에서 보면, 학습 부진은 학업 영역 전반적으로 그 성취가 낮은 성취도를 보이지만 학습장애는 일부나 어느 특정 영역에서 낮은 학업 성취도를 보이는 특성을 보인다. 따라서 이들간 차

18) 지능지수가 능력에 해당함.

이는 학습 부진은 교과목 전반적으로 차이를 보이는 반면, 학습장애는 특정 분야에 국한되는 경향을 보인다는 것이다. 또한 이들 학습 부진과 학습장애 간 지능지수는 정상적인 지능지수를 지녀야 한다. 만일 정상적인 지능지수를 지니지 못하고는 경우에는 지적장애나 학습 지진으로 분류될 수 있을 것이다. 이와 같은 관점에서 볼 때 학습지 진은 자신의 능력을 열심히 발휘하고 있음에도 불구하고 선천적인 능력의 부족으로 인하여 성취를 내지 못하는 것으로 볼 수 있고, 학습장애나 학습 부진은 아동 자신에게 능력이 있음에도 불구하고 어떤 이유로 인하여 능력을 발휘하지 못하는 집단으로 볼 수 있는 것이다.

둘째, 교육과 학습성취 면에서 보면, 학습 부진의 경우는 아동에게 교육의 필요성 주지와 아동에 대한 배려 그리고 아동의 동기를 부여하여 줄 경우 성취가 용이하게 이루어지는 경향을 보인다. 그러나 학습장애는 학습 기술 습득상의 문제로 인하여 즉, 학습전략 구성에 관한 문제점이나 미소 두뇌기능 이상[19] 등으로 인하여 특수 교육적 접근을 통하여 교육을 하여야 하며 그 성취 정도도 매우 미흡하게 나타난다. 표 6.2는 지적장애와 학습지진, 학습 부진, 학습장애를 몇 가지 요인으로 구분하여 차이를 설명한 것이다.

표 6.2 지적장애와 학습지진, 학습부진, 학습장애 간 구분

문제유형	지능지수	학습성취	요인	교육	예 후
지적장애	낮음	전반적 부진	개인 능력 부족	특수교육적 접근	인생전반
학습지진	낮음	전반적 부진	개인 능력 부족	자신의 능력 범위 안에서 발달	인생전반
학습부진	보통 이상	전반적 부진	개인 능력 있음	중재를 통한 효과가 있음	예후 좋음
학습장애	보통 이상	특정 분야 부진	특정분야를 제외하고 개인능력 있음	특수교육적 접근 필요	특정 분야 인생전반

19) 두뇌의 일부분에서 미세한 이상.

표 6.2에서 보는 바와 같이 지적장애와 학습 지진은 지능지수가 낮고 문제가 인생 전반에 걸쳐 영향을 미치나 학습 부진과 학습장애는 지능지수가 정상 이상이나 교육을 통할 경우 그 예후가 지적장애나 학습 지진과는 다르게 효과를 보인다.

학습부진 아동은 그 예후가 매우 좋으며, 학습장애의 경우는 적절한 지원을 하지 못할 경우 그 장애로 인하여 인생 전반에 영향을 미칠 수 있다.

제2절 원 인

1. 두뇌기능 이상 원인

학습장애 원인은 미소 뇌 손상이나 기능 장애와 관련이 있는 것으로 여겨진다. 즉, 학습장애인의 인지 결함은 서로 다른 신경학상의 문제들에 의해 야기되는 것으로 본다.

이런 인지적 결함으로 철자와 어휘를 구별하지 못하는 지각상의 문제점을 보이고 어휘를 이루는 말소리를 체계화시키지 못하는 언어 처리상의 문제점을 보인다.

2. 유전적 원인

학습장애는 유전학적 요인에 의해서도 영향을 받을 수 있다. 즉, 여러 가지 유전적 측면에서 볼 때 학습장애는 유전되는 경향이 있다. 이란성 쌍생아보다 일란성 쌍생아에게서 읽기장애가 더 많이 일치된 점이 바로 그 예이다.

3. 하위유형별 원인

1) 읽기장애[20)]

읽기장애 아동의 인지 결함이나 특정 언어 처리 문제는 두뇌 좌반구 이상과 관련이 있을 수 있다. 이런 이상에는 좌뇌 부분의 이형, 두뇌좌반구의 비대칭적 성장 또는 엉성한 각도 회전이 해당 된다. 또 상호 연계된 일부 신경망 분열도 학습장애를 일으킬 수 있다.

두뇌 좌반구의 변화로 읽기장애 핵심 결함을 설명할 수도 있다. 이는 지능과는 무관한 결함으로 단일 어휘를 읽거나 해독하지 못하는 어려움이 생길 수 있는 것이다. 일반 아동은 읽으면서 재빨리 단일 어휘를 인지한다.

그러나 읽기장애 아동은 더 느리게 어휘의 뜻을 알아내며, 이런 신속함 결여로 전체적인 제재의 통합과 이해에 방해가 된다. 이런 어려움 때문에 읽기장애 아동은 문장의 문맥을 보고 어휘를 이해하는 통어 학습[21)]이 어려워진다.

읽기장애 아동은 글을 읽을 때 어휘를 인식하는 데 곤란을 겪는다. 이와 같은 인지력 문제점은 처리상의 결함과 연계된다. 그런 결함은 기억력 상의 문제일 수 있지만 언어나 음성학적 결함에 의할 가능성이 더 높다. 읽기장애 아동은 단어를 구성하는 다양한 음소, 즉 기본 소리를 조합하는데 어려움을 겪는다(예를 들어, 음소 ㅅ ㅏ ㅇ 이 '상'이란 글자를 구성한다). 그래서 철자법에도 역시 영향을 끼칠 수 있다.

읽기장애(dyslexia) 아동은 대체로 언어나 음성학적 처리능력에 결함이 있다. 이 결함은 태어난 첫해부터 나타날 수 있다. 예를 들어 옹알이나 목을 울리는 것 같은 발성이 늦을 수 있다.

그 밖에도 걸음마 할 정도가 되었을 때 말이 늦거나 발달 단계에 맞

20) 난독증이라고도 함.
21) 통문자 학습이라고도 하며, 문자 전체를 한꺼번에 학습하는 기술.

지 않는 언어를 사용하는데도 빈번한 실수를 할 수도 있다. 또 이 시기에 이해력 문제 즉, 다른 사람이 한 말을 이해하지 못하는 모습을 보인다. 마지막으로 이 시기에 흔히 나타나는 행동상의 문제에는 과도한 활동, 충동성, 주의력 부족, 공격성, 그리고 사회적 위축 등이 있다.

2) 쓰기장애

쓰기장애 아동은 (1) 별로 글을 쓰지 않고, (2) 글을 쓸 때 사고와 변화가 덜 체계화되어 있으며, (3) 지향하는 목표점이 제대로 보이지 않으며, (4) 철자와 문법을 올바로 하기 위해 자기가 할 일을 잘 알지 못한다.

쓰기와 철자법에 문제가 있는 아동은 글자를 만들어 내고 손가락을 체계적으로 움직이는데 어려움을 겪는다. 아울러 쓰여진 어휘를 음성학적으로 배치하거나 시각적 운동 근육 자극을 통합하는 일 역시 곤란을 느낀다.

3) 셈하기장애

셈하기장애 아동은 수량 측정 및 조정, 수리 개념의 이해 및 계산 그리고 수학적 부호를 읽고 쓰고 이름을 붙이는데 곤란을 겪는다. 또한 시공간적 그리고 시각-인지적 활동과 지능, 구두 능력에 연관된 문제점을 보일 수도 있다. 이 문제는 전두골과 측두골에서의 변화뿐만 아니라 공간적 능력을 담당하는 두뇌 우반구 변화로 기인될 수 있다.

4. 학습장애의 중복성[22)]

학습장애 원인이 무엇이든 간에 학습장애는 주의력 결핍 과잉행동과 같은 장애와 중복을 많이 보인다. 즉, 주의력 결핍 과잉행동 아동이 학

22) ADHD와 LD는 상호원인에 대하여 선후를 가리기 어렵다. LD로 인하여 ADHD가 나타난다고도 하고, ADHD로 인하여 LD가 나타난다고도 한다.

습장애를 동반하는 경우는 7%에서 92%에 이른다. 게다가 주의력 결핍 과잉행동과 LD(학습장애)를 모두 보이는 아동은 주의력 결핍 과잉행동이나 학습장애(Learning Disability) 어느 한 증상만 보이는 아동보다 주의력과 인지력에서 더 심각한 문제가 있는 경향이 있다. 그러므로 주의력 결핍 과잉행동과 학습장애의 원인은 서로 중복될 수도 있다.

5. 학습장애의 발견과 조기 처방[23)]

대부분 학습장애 아동은 유치원 시절에는 정상적이었다고 말한다. 즉, 학교 교육이 시작되기 전까지는 아동에게 학습장애가 있는지 밝혀내기 힘들다.

학령기 초기 학습장애는 아동이 학습요건을 따라가지 못하여 더욱 뚜렷해진다. 예를 들어 유치원 아동은 여러 지시 사항을 듣고 자신이 바라는 것을 말로 표현하며, 가만히 앉아 있어야 하고 기본적인 글쓰기를 해야 하며 글자를 알아 맞추어야 한다.

그런데 학습장애 아동은 이런 일에 어려움을 느껴 과잉 행동을 하거나 다른 아동과 떨어져 위축되기도 한다. 이 때 특별한 연습이나 행동수정 프로그램을 통하면 문제를 줄이는 데 도움이 될 수 있다. 그러나 문제가 드러나지 않거나 아동이 그럭저럭 해 나간다면 1~2년 지나는 사이 학습장애는 더욱 악화된다. 특히 말과 언어 결함이 심해진다.

읽기장애는 시간이 지나면 그대로 굳어버린 채로 성인에까지 이를 수 있다. 학습장애는 3학년은 되어야 명백히 드러나지만 이 때쯤이면 지능과 읽기 성적 간 불일치가 명백해지기 때문에 읽기 문제가 성인기에 까지 굳어질 수 있다.

그러므로 학습장애 발견이 늦어지면 그 치료도 늦어져 그런 이상증상을 그대로 성인기까지 굳어버리게 할 수도 있다. 또한 학습장애가 성인

---

23) 조기 발견 처방은 비단 학습장애만이 아니라 정서장애 모든 영역에서 매우 중요하다.

기까지 가능 것은 통합적으로 문제에 접근하지 않고 여러 가지 단편적인 간섭으로 인하여 나타나는 결과일 수도 있다. 이런 관행은 학습장애 아동에게는 상당히 해로울 수 있다.

학습장애 아동은 학업 실패를 계속 경험하게 됨에 따라 학업을 끝내려는 의욕이 점차 쇠퇴하게 된다. 이런 의욕의 감퇴는 앞으로 정상적인 학업 수행을 이룰 수 있는 기회에 확실히 해를 끼칠 수 있다.

제3절 예 후

학습장애 예후는 매우 다양하다. 발달장애 아동에게 그러하듯 학습장애아동의 예후는 대체로 말과 언어의 결함 정도에 달려 있다. 이런 결함으로 아동은 의미 있는 표현적 언어, 청각적 언어 이해, 시각적 운동신경 기술, 그리고 전반적인 인지 활동에서 늦어지게 된다.

시간이 지남에 따라 심해지는 학습장애 역시 병리적 질환과 연관되어 있을 수 있다. 학습장애와 주의력 결핍 과잉행동, 행동장애, 또는 우울증이 복합적으로 있는 아동은 대체로 학습장애만 있는 아동보다 예후가 더 나쁘다.

장기간에 일어날 수 있는 결과로는 반사회적 행동, 충동 조절력 부족, 학업적 성취에 대한 부정적 태도, 사회적 위축, 인간관계 어려움이 있다. 아동기와 같이 어린 시기에 이런 징후를 경험한 사람은 이후에 경험한 사람보다 더욱 열악한 예후를 보인다.

아동의 예후에 도움이 되는 요인으로서는 정상적인 지능, 학습문제 조기 치료, 부모 등 중요한 사람이 아동의 상태를 향상시키고자 하는 의욕 등이 있다.

그러나 학교 선생님이 학습장애 아동의 수에 훨씬 못 미치는 지역에서는 항상 좋은 결과가 있을 수 없을 것이다.[24] 이런 학교에 다니는 많은 어린이들이 제대로 도움을 받지 못하고 학업에 계속 고전을 면치 못하여 매우 빨리 학교를 중퇴한다. 그러므로 장기간의 예후는 교과 과정 외의 특별한 방책을 이용할 수 있느냐 없느냐에 전적으로 달려 있다.

제4절 처 방

학습장애 치료는 교사와 부모, 그리고 학생간의 통합된 노력이 매우 필요하다. 학습장애 치료에서는 첫째로, 성공기회를 많이 제공하고 학생에게 장시간 정보를 제시하여야 한다. 또 여러 다른 영역에서 자신의 기술을 드러내 보일 수 있도록 하고 다양한 기술을 실습할 수 있도록 해 주어야 한다. 교사 역시 아동에게 자주 피드백을 제공하고 부족한 학업 분야에서 아동의 진보를 면밀히 추적해야 한다.

둘째, 학습장애 치료는 고도로 조직화하여 감독하여야 한다. 아동에게 구체적 개념을 강조하고, 산만하지 않아야 하며 단계적으로 나아가야 한다. 예를 들어 읽기장애 아동에게는 단어 해독과 인식 기술에 대하여 정해진 교육을 제공하는 프로그램이 효과적이다.

이때 치료 프로그램에서는 일 대 일 교습, 완전 습득 학습, 배운 제재의 일반화, 그리고 학업 중 칭찬 등이 유효하다.

셋째, 학습장애 아동을 위한 치료방법으로 초인지능력을 향상시켜 주는 방법이 있다. 초인지력이란 본질적으로 자신의 사고나 문제 해결 과정을 아동이 인식하는 것이다.

초인지력은 셈하기 문제를 추상적으로 개념화하여 푸는데 어려움을 겪는 수량 계측 불능증이 있는 아동들에게 특히 적용 가능하다. 이 경우 초인지력을 고양시키려면 아동이 셈하기 문제를 자신이 선택한 말로 적고 그 문제를 시각화하여 정답을 예상하고 자신의 계산을 스스로 검산하도록 가르쳐야 한다.

---

24) 학습장애의 경우, 다른 정서장애와 마찬가지로 조기 발견과 조기 학습전략 교수가 매우 필요하므로, 특수교육적 지원을 조속히 해 주어야 한다.

읽기장애 아동을 위한 초인지적 처방과정은 다음과 같다.

1) 아동이 읽는 목적을 인식하도록 한다(단순한 뜻 해독을 위한 것이 아니라 의미를 위한 것이라는 점).
2) 읽기 전략에 대해 더 잘 알도록 한다(오락을 위한 경우와 내용습득을 위한 경우에 따라 책읽기가 서로 다르다는 점).
3) 중요 부분 인지기술을 개발한다(연관된 정보에 대한 강조).
4) 부정확한 문장을 탐지하는 법을 배운다(문장 이해가 안 되는 부분을 탐지하는 기술).
5) 이해력 문제를 해결하는 능력을 개발한다(뒤돌아보기 전략 이용).

마지막으로 학습장애 아동을 지도할 때 가장 중요한 핵심은 과제와 그 외의 과제를 읽어내려는 의욕을 유지할 수 있게 해주는 것이다. 이런 노력으로 아동에게 실패의 이유가 능력 부족이 아니라 노력 부족 때문이라는 것을 가르쳐 주는 것이다.

그리하여 아동이 실패는 더 열심히 노력하라는 뜻이라고 생각하도록 가르치는 것이 중요하다. 그리고 실체적인 보상 체계 역시 의욕을 증대시키는 데 이용될 수 있다.

7
chapter

기타 소아기 정서장애

제 1 절 의사소통장애

의사소통장애에는 표현언어 장애, 혼합언어장애, 음성장애, 말더듬증 등이 있다.[1)]

1. 표현 언어장애

표현언어장애는 개별 표현언어발달 표준화 검사 점수가 비언어적 지적 능력과 수용 언어 발달의 표준화 검사 점수보다 현저하게 낮은 경우이다. 이 장애는 현저하게 제한된 어휘, 시제 오류, 단어 회상이나 발달 수준에 맞는 긴 문장이나 복잡한 문장 구성에 어려움을 보이는 것 같은 증상으로 나타난다. 그리고 표현 언어장애가 학업, 직업 성취나 사회적 의사소통을 방해하고, 혼합 수용-표현 언어장애나 전반적 발달장애(자

1) 이 장애는 지속적인 언어치료에 의하여 꾸준히 언어능력 향상을 도모하여야 한다.

폐) 진단기준에 맞지 않으며, 만일 지적장애, 운동성 언어 결함이나 감각성 언어 결함, 또는 환경적 문제가 있다면, 언어장애는 통상적으로 이러한 문제에 동반되는 정도를 초과해서 심한 정도로 나타나야 한다.

2. 혼합(수용 · 표현)언어장애

혼합 언어장애는 개별 수용언어 발달과 표현언어발달 표준화 검사 점수가 비언어적 지적 능력의 표준화 검사 점수보다 현저하게 낮다. 이 장애 증상은 표현 언어장애의 증상뿐만 아니라, 단어, 문장, 또는 공간 용어 등 특정 유형의 단어를 이해하는 어려움과 같은 증상도 포함한다. 또한 수용 언어와 표현언어장애가 학업, 직업 성취나 사회적 의사소통을 방해하고 전반적 발달장애(자폐성 장애)의 진단기준에 해당하지 않아야 한다. 그리고 만일 지적장애(지적장애), 운동성 언어 결함이나 감각성 언어 결함, 또는 환경적 문제가 있다면, 언어장애는 통상적으로 이러한 문제에 동반되는 정도를 초과해서 심한 정도로 나타나야 한다.

3. 음성장애

음성장애는 발달적으로 기대되는 나이와 말씨에 적합한 언어음을 사용하지 못한다.[2)]그리고 언어음성 장애가 학업, 직업 성취나 사회적 의사소통을 방해한다. 또한 만일 지적장애(지적장애), 운동성 언어 결함이나 감각성 언어 결함, 또는 환경적 문제가 있다면, 언어장애는 통상적으로 이러한 문제에 동반되는 정도를 초과해서 심한 정도로 나타나야 한다.

2) 예: 음의 생성, 사용, 표현 또는 한 음을 다른 음으로 대치하기, 마지막 자음과 같은 음의 생략 등 음의 구성에서 잘못

4. 말더듬증

말더듬증은 정상적인 말의 유창성과 말하는 시간 양상에서의 장애로서(개인의 나이에 부적절한), 다음 가운데 한 가지 또는 그 이상의 빈번하게 나타나는 것이 특징이다.

- 말과 음절의 반복.
- 말을 길게 하기.
- 별안간 내는 소리.
- 깨어진 단어(예: 한 단어 내에서 머뭇거림).
- 들을 수 있거나 조용한 상태에서의 말 머뭇거림(힘이 주어지거나 힘이 주어지지 않은 말의 멈춤).
- 넌지시 돌려 말하기(즉, 문제 있는 단어를 피하기 위한 단어 대치).
- 과도하게 신체적 긴장이 있는 단어.
- 단음절의 단어 반복(예: "너-너-너-어-는 어때?").

이들은 말이 유창하지 못하여 학업, 직업 성취나 사회적 의사소통을 방해한다. 그리고 만일 운동성 언어 결함이나 감각성 언어 결함이 있다면, 말하기 장애는 통상적으로 이러한 문제에 동반되는 정도를 초과해서 심한 정도로 나타나야 한다.

제 2 절 운동장애

1. 발달성 협응장애

발달성 협응장애는 근육운동 조정이 필요한 일상생활에서 수행 능력이 개인의 생활 연령, 측정된 지능에 비해 기대되는 정도보다 현저하게 낮다. 이는 운동 발달 과제(예: 걷기, 기기, 앉기)의 현저한 지연, 물건 떨어뜨리기, "서투른 동작", 운동이나 글씨 쓰기를 하지 못함에서 나타난다. 그리고 위 장애가 학업의 성취나 일상생활 활동을 현저하게 방해할 경우 진단하며, 장애가 일반적인 의학적 상태(예: 뇌성마비, 편마비, 근이양증)로 인한 것이 아니고, 전반적 발달장애의 진단기준에 맞지 않아야 한다. 또한 만일 지적장애가 있다면, 통상적으로 운동장애는 지적장애에 동반되는 정도를 초과해서 심한 정도로 나타나야 한다.[3)]

DSM-5에 의한 발달성 협응장애 진단기준은 표 7.1과 같다.

표 7.1 발달성 협응장애 진단기준

발달성 협응장애 진단기준
A. 생활연령 및 기술 습득 기회와 사용에 비추어 협응운동 기술의 습득 및 수행이 기대치에 미치지 못한다. 그래서 서툰 운동기술(예: 사물을 떨어뜨리기나 부딪침)과 느리고 부정확한 운동 기술(예: 물건 잡기, 가위나 수저 사용하기, 필기하기, 자전거 타기 혹은 운동하기)로 나타난다.
B. 진단기준 A의 운동기술 결함이 생활연령에 알맞는 일상생활 활동을 심하게 지속적으로 방해하며(예: 자기돌봄 및 자기 유지), 생산적인 학업/학교생활, 사전 직업 및 직업 활동, 여가 그리고 놀이에 영향을 미친다.

3) 이 장애는 지속적인 감각통합치료를 실시하여 협응성을 길러주는 것이 좋다.

C. 발달 초기에 나타난다.
D. 운동기술결함이 지적장애나 시각 손상으로 설명되지 않으며, 운동에 영향을 미치는 신경학적 문제(예: 뇌성마비, 근이영양증[4], 퇴행성 질환[5])로 인한 것이 아니어야 한다.

2. 상동형 운동장애

상동형 운동장애는 반복적이고 조정 당하는 것처럼 보이며, 목적이 없이 하는 운동 행동을 하는 장애로서 이 반복 운동이 사회, 학업이나 기타 활동을 방해하고 자해를 유발할 수 있다. DSM-5에 의한 상동형 운동장애의 진단기준은 표 7.2와 같다.

표 7.2 상동형 운동장애 진단기준

상동형 운동장애 진단기준
A. 반복적이고 조정 당하는 것처럼 보이며, 목적이 없이 하는 운동 행동(예: 손 흔들기나 손 젓기, 몸 흔들기, 머리 돌리기, 자기 물어뜯기, 자신의 몸 때리기) B. 반복 운동이 사회, 학업이나 기타 활동을 방해하고 자해를 유발할 수 있다. C. 발달 초기에 나타난다. D. 반복 운동하는 행동이 어떤 물질이나 신경학적 상태의 생리적 효과로 인한 것이 아니어야 하며, 기타 신경발달상 혹은 정신장애(예: 발모벽[6], 강박충동장애[7])로 설명되지 않는다. <세부 유형> 자해[8] 수반형 자해 미수반형 의학 또는 유전, 신경발달장애, 또는 환경요인 관련형(예: 레쉬-나이한 증후군[9], 지적 장애, 임신 중 알코올)

4) muscular dystrophy
5) degenerative disorder

<장애수준>
경도 :
감각자극이나 주의환기로 쉽게 증상이 억제 된다.

중등도 :
증상에 대하여 확실한 방어조치와 행동수정이 필요하다.

중도 :
심각한 부상을 예방하기 위하여 지속적인 통제와 보호조치가 필요하다.

3. 틱장애

틱장애에는 뚜렛장애, 만성음성 틱장애, 일과성 틱장애 등이 있다.[10)]

1) 뚜렛장애[11)]

틱장애는 여러 가지 운동 틱과 1가지 또는 그 이상의 음성 틱이, 장애 경과 중 일부 기간 동안 나타난다. 그리고 두 가지 틱이 반드시 동시에 나타나는 것은 아니다(틱은 갑작스럽고 빠르고, 반복적, 비율동적, 상동증적인 동작 또는 음성이다). 틱은 1년 이상 기간 동안 거의 매일 또는 간헐적으로 하루에 몇 차례씩(대개 발작적으로) 일어나고, 이 기간 동안에 틱이 없는 기간이 3개월 이상 지속되지는 않아야 한다. 그리고 장애가 사회, 직업, 또는 다른 중요한 기능 영역에서 심각한 고통이나 장애를 일으켜야 한다.

이 장애는 18세 이전에 발병하고 약물(예: 자극제)이나 일반적인 의학적 상태(예: 헌팅턴 병 또는 바이러스 성 뇌염)의 직접적인 생리적

6) trichotillomania(hair-pulling disorder)
7) obsessive-compulsive disorder
8) 또는 예방 조치가 없다면 부상을 초래할 수 있는 행동
9) Lesch-Nyhan syndrome
10) 이 장애는 약물치료와 인지행동치료를 병행하여 치료하는 것이 좋다.
11) 뚜렛장애는 2021년부터 그 정도가 심할 경우 정신장애로 진단 받을 수 있다.

효과로 인한 것이 아니어야 한다. DSM-5에 의한 뚜렛장애 진단기준은 표 7.3과 같다.

표 7.3 뚜렛장애 진단기준

뚜렛장애 진단기준
A. 여러 개의 운동 틱과 하나 이상의 음성틱이 이 질병이 중에 일부 기간 동안 나타난다. 반드시 동시에 나타나는 것은 아니다.
B. 틱은 자주 악화와 완화를 보일 수 있다. 그러나 틱 발병 후 1년 이상 지속된다.
C. 18세 이전에 나타난다.
D. 이 장애는 물질(예: 코카인)의 효과나 기타 의학적 문제(예, 헌팅톤병[12], 바이러스성 뇌염[13])에 의한 것이 아니어야 한다.

2) 만성운동 또는 음성 틱장애[14]

만성운동 또는 음성 틱장애는 1가지 또는 여러 가지의 운동 틱 또는 음성 틱(갑작스럽고, 빠르고, 반복적, 비율동적, 상동적인 동작 또는 음성)이 장애의 경과 중 일부 기간 동안 존재하지만, 두 장애가 함께 나타나지는 않는다.

틱은 1년 이상의 기간 동안 거의 매일 또는 간헐적으로 하루에 몇 차례 일어나고, 이 기간 동안에 틱이 없는 기간이 연속적으로 3개월 이상 지속되지는 않아야 한다.

그리고 장애가 사회, 직업, 또는 다른 중요한 기능 영역에서 심각한 고통이나 장애를 일으켜야 하며, 18세 이전에 발병하여야 한다. 또한 장애가 약물(예: 자극제)이나 일반적인 의학적 상태의 직접적인 생리적 효과로 인한 것이 아니어야 한다(예: 헌팅턴 병[15] 또는 바이러스 성

12) Huntington's disease

13) postviral encephalitis

14) Persistent(Chronoc) Motor or Vocal Tic Disorder

15) 환자의 의도와는 상관없이 동작이 마치 춤을 추듯 보여 헌팅턴 무도병이라고도 하며, 유전질환으로 특정 뇌 부위의 퇴행을 초래하여 치매에 이른다. 30~50세 사이에 주로 발병한다.

뇌염). 마지막으로 이 장애는 뚜렛장애에 해당하지 않아야 한다. DSM-5에 의한 진단기준은 표 7.4와 같다.

표 7.4 만성운동 또는 음성 틱장애 진단기준

만성 운동 또는 음성 틱장애 진단기준
A. 이 질병 중 한 개 이상의 운동 혹은 음성 틱이 지속되지만, 언제나 운동틱 및 음성틱 모두 보이는 것은 아니다.
B. 틱은 자주 악화와 완화를 보일 수 있다. 그러나 틱 발병 후 1년 이상 지속된다.
C. 18세 이전에 나타난다.
D. 이 장애는 물질(예: 코카인)의 효과나 기타 의학적 문제(예, 헌팅톤병, 바이러스성 뇌염)에 의한 것이 아니어야 한다.
E. 뚜렛장애 기준에 맞지 않아야 한다.
세부유형: 운동틱 음성틱

3) 일과성 틱장애[16)]

일과성 틱장애는 1가지 또는 여러 가지의 운동 틱 또는 음성 틱(갑작스럽고, 빠르고, 반복적, 비율동적, 상동증적인 동작 또는 음성)을 보여야하며, 적어도 4주 동안 거의 날마다 하루에 몇 차례씩 일어나지만, 연속적으로 12개월 이상 지속되지는 않아야 한다. 그리고 이 장애가 사회, 직업, 또는 다른 중요한 기능 영역에서 심각한 고통이나 장애를 일으키고 18세 이전에 발병한다. 또한 이 장애가 약물(예: 자극제)이나 일반적인 의학적 상태의 직접적인 생리적 효과로 인한 것이 아니어야 한다(예: 헌팅턴 병 또는 바이러스 성 뇌염). 마지막으로 뚜렛장애, 만성 운동성 장애, 또는 음성 틱장애 진단기준에 맞지 않아야 한다. DSM-5에 의한 일과성 틱장애 진단기준은 표 7.5와 같다.

16) Provisional Tic Disorder

표 7.5. 일과성 틱장애 진단기준

일과성 틱장애 진단기준
A. 한 개 이상의 운동 틱 혹은 음성 틱
B. 틱은 자주 악화와 완화를 반복 할 수 있다. 틱이 처음 시작된 지 1년 이하 지속된다.
C. 18세 전에 나타난다.
D. 이 장애는 물질(예: 코카인)의 효과나 기타 의학적 문제(예, 헌팅톤병, 바이러스성 뇌염)에 의한 것이 아니어야 한다.
E. 뚜렛장애나 만성 혹은 음성틱장애 기준에 맞지 않아야 한다.

제 3 절 배설장애

배설장애에는 유분증과 유뇨증이 있다.[17)]

1. 유분증

유분증은 적절하지 않은 곳(예: 옷 또는 마루)에 불수의적이든 의도적이든 반복적으로 대변을 본다. 그리고 이러한 사건이 적어도 3개월 동안 최소한 매달 1회 발생하여야 한다. 이 장애는 소아의 생활 연령이 최소한 4세 이상이어야 한다(또는 그와 동일한 발달 수준). 그리고 행동이 전적으로 약물(예: 완하제)이나 일반적인 의학적 상태(변비를 일으키는 기전을 제외한)의 직접적인 생리적 효과로 인한 것이 아니야 한다. 유형은 변비 및 대변 실금이 있는 유형, 변비 및 대변 실금이 없는 유형으로 구분한다.

표 7.6은 DSM-5에 의한 유분증 진단기준을 제시한 것이다.

---

17) 이 장애는 의사와 상의하여 신체적인 문제 유무를 확인하고 인지행동치료를 병행하여 치료하며, 특히 또래단계 유지에 관심을 둔다.

표 7.6 유분증

유분증 진단기준
*의도적이든 불수의적이든 부적절한 장소(예; 옷, 바닥)에 반복적으로 대변을 본다.
*이런 상황이 적어도 3개월 동안에 1회 이상 나타난다.
*생활연령이 적어도 4세 이상이다(또는 이와 동일한 발달 수준)
*이런 행동은 약물(예; 완화제[18])의 생리적 효과나 변비를 일으키는 기전(매카니즘) 외의 의학적 상태로 인한 것이 아니다.

2. 유뇨증

유뇨증은 침구나 옷에 반복적으로 소변을 본다(불수의적 이든 고의적 이든). 그리고 이 행동이 적어도 연속 3개월 동안 주 2회의 빈도로 일어나고, 사회, 학업(직업) 또는 다른 중요한 기능 영역에서 임상적으로 심각한 고통이나 장애를 일으킨다는 점에서 임상적으로 중요하다.

이 장애는 생활연령이 적어도 5세(또는 이에 해당하는 발달 수준)이다. 이런 행동이 전적으로 약물(예: 완하제)이나 일반적인 의학적 상태(예: 당뇨병, 척수 이분증, 경련 질환)의 직접적인 생리적 효과로 인한 것이 아니어야 한다. 이 장애의 유형은 야간형, 주간형, 주야간형이 있다.

표 7.7은 DSM-5에 의한 유뇨증 진단기준을 제시한 것이다.

18) laxatives;변비치료제

표 7.7 유뇨증

유뇨증 진단기준
*의도적이든 불수의적이든 침구나 옷에 반복적으로 소변을 본다. *이 행동이 적어도 연속 3개월 동안 주 2회이상의 빈도로 명백히 나타나고, 사회, 학업(직업) 또는 다른 중요한 기능 영역에서 임상적으로 심각한 고통이나 손상을 초래한다. *생활연령이 적어도 5세(또는 이에 해당하는 발달 수준)이상이다. *이런 행동이 전적으로 약질(예: 이뇨제, 항 정신성 치료약물)이나 일반적인 의학적 상태(예: 당뇨[19], 척수이분증[20], 경련발작질환[21]))로 인한 것이 아니어야 한다. 유형을 세분한 것: 야간형 :야간 수면시에만 소변 배출 주간형 : 깨어 있는 시간동안에만 배출 주야간형 : 위 두가지 모두 해당

제 4 절 불안장애

불안장애에는 분리불안장애, 과잉불안장애, 공포장애, 기타 소아기 불안장애 등이 있다.[22]

1. 분리불안장애

분리불안장애는 집 또는 애착 대상과의 분리에 대한 불안이 발달 수준에 부적절하게 지나친 정도로 발생한다. 그리고 아래 사항 중 3가지 이상이 나타나야 한다.

19) diabetes
20) spina bifida
21) seizure disorder
22) 이 장애는 심리적인 특징과 과거 공포스런 경험 등에 대한 상담을 중시하여 치료하게 된다.

- 집 또는 애착 대상과 분리되거나, 분리가 예상될 때 심한 불안을 반복적으로 느낌.
- 주 애착대상을 잃거나 그에게 해로운 일이 일어날 거라고 지속적으로 심하게 걱정함.
- 운 나쁜 사고가 생겨 애착대상과 분리될 거라는 비현실인 걱정을 지속적으로 함.
- 분리불안 때문에 등교나 외출을 지속적으로 싫어하거나 거부함.
- 애착대상 없이 혼자 지내는 데 대해 과도한 두려움을 느끼거나 이를 거부함.
- 애착 대상이 없는 상황이나 집을 떠나 잠자기를 싫어하거나 거부함.
- 분리의 주제와 연관되는 반복적인 악몽.
- 애착 대상과의 분리가 예상될 때 반복적인 신체 증상을 호소함(예: 두통, 복통, 오심, 구토).

이 장애는 장애의 기간이 최소한 4주 이상이어야 하며 18세 이전에 발병한다. 이 장애 진단을 위해서는 임상적으로 현저한 장애를 일으키거나, 사회, 학업, 기타 주요 분야에서 지장을 초래하여야 하며 증상이 전반적 발달장애, 조현병, 또는 기타 정신장애의 경과 동안 나타나는 것이 아니고, 청소년과 성인에서는 광장공포증이 있는 공황장애로 간주되지 않아야 한다. DSM-5에 의한 분리불안장애 진단기준은 표 7.8과 같다.

표 7.8 분리불안장애 진단기준

분리불안장애 진단기준
A. 발달 수준에 비추어 애착 대상과의 분리에 대한 두려움이나 불안이 부적절하고 과도하다. 다음 중 3가지 이상 나타난다. 1. 집 또는 주 애착 대상과 분리되거나 분리가 예상될 때 반복적으로 심한 고통 2. 주 애착 대상을 잃거나 질병이나 부상, 재앙, 혹은 죽음과 같은 해로운 일이

발생할지도 모른다는 염려를 지속적으로 그리고 과도하게 함.

3. 뜻 밖의 사건[23](예: 길을 잃거나, 납치, 사고, 질병)이 발생하여 주 애착 대상과 분리될지도 모른다는 염려를 지속적으로 그리고 과도하게 함.
4. 분리에 대한 두려움 때문에 집에서 학교, 일터나 기타의 장소에 나가기를 꺼리거나 거부함.
5. 집이나 다른 장소에서 주 애착 대상과 떨어져 있거나 혼자 있는 것에 대하여 지속적으로 그리고 과도하게 두려워하거나 꺼려함.
6. 집을 떠나 잠을 자거나 주 애착 대상 없이 잠자는 것에 대하여 지속적으로 그리고 과도하게 두려워하거나 꺼려함.
7. 분리 주제와 관련된 반복적인 악몽.
8. 주된 애착 대상과의 분리가 예상될 때 반복적으로 신체 증상을 보임(예: 두통, 복통, 구역질[24], 구토).

B. 이와같은 두려움, 불안이 아동과 청소년의 경우는 최소 4주 이상, 성인의 경우는 보통 6개월 이상 지속된다.

C. 이런 문제로 인하여 사회, 학업, 작업, 또는 기타 주요 기능 영역에서 임상적으로 심한 고통이나 손상을 불러온다.

D. 이런 문제가 다른 정신질환 증상에 의한 것이 아니어야 한다. 예를 들어, 자폐성 장애에서 변화에 대한 심한 저항 때문에 집 떠나기를 거부하는 행동, 정신병적 장애[25]에서 망상이나 환각으로 인한 행동, 광장공포증에서 믿을 만한 동반자 없이는 밖으로 나가지 못하는 행동, 범 불안장애[26]에서 건강문제나 기타 해로운 일이 중요한 사람에게 생길까 걱정하는 행동, 질병불안 장애[27]에서 질병이 생길까 걱정하는 행동들이 그 예이다.

23) untoward event
24) 오심;nausea
25) psychotic disorder
26) generalized anxiety disorder
27) illness anxiety

2. 불안장애(범 불안장애)

불안(범 불안)장애[28]는 최소한 6개월 이상 동안 직장이나 학업과 같은 수많은 일상 활동에 있어 지나치게 불안해하거나 걱정을 하는 경우이다. 이 장애인들은 이런 걱정을 조절하기가 어렵다. 불안과 걱정은 다음 6가지 증상 중 적어도 3가지 이상의 증상과 관련이 있다(지난 6개월 동안 적어도 몇 가지 증상이 있는 날이 없는 날보다 더 많다).

- 안절부절 못하거나 긴장이 고조되거나 벼랑 끝에 선 느낌.
- 쉽게 피로해짐.
- 집중하기가 어렵고 멍한 느낌.
- 매사에 과민함.
- 근육의 긴장.
- 수면장애.[29]

불안과 걱정이 초점은 다른 장애의 특징에 국한되지 않는다. 예를 들어 불안이나 걱정이 (공황장애에서의)공황발작이나 (사회공포증에서의) 여러 사람 앞에서 당황하기 (강박신경증에서의)오염되기, 분리불안장애에서의) 집이나 가까운 가족으로부터 멀어지는 것, (식욕부진증에서의) 체중증가, 신체화장애에서의) 다양한 신체 증상, (건강염려증에서의) 심각한 질병을 앓고 있는 것에 관한 것이 아니다. 그리고 불안이나 걱정이 외상 후 스트레스장애 경과 중에 일어나지 않아야 한다.

이 장애는 불안이나 걱정 또는 신체 증상이 임상적으로 심각한 고통을 유발하거나 사회, 직업, 또는 다른 중요한 기능에 있어 장애를 일으켜야 한다. 또한 장애가 약물(남용물질이나 약물)이나 일반적인 질병

---

28) Generalized Anxiety Disorder

29) 잠이 들기 어렵거나 또는 유지가 어렵고 밤새 뒤척이면서 만족스럽지 못한 수면 상태

(예: 갑상샘기능항진증)의 직접적인 생리적 영향 때문에 발생한 것이 아니며 기분장애나 정신병, 전반적 발달장애(자폐성장애)의 경과 중에 발생하는 것이 아니어야 한다. DSM-5에 의한 불안장애 진단기준은 표 7.9와 같다.

표 7.9 불안장애 진단기준

불안장애 진단기준
A. 발달 수준에 비추어 애착 대상과의 분리에 대한 두려움이나 불안이 부적절하고 과도하다. 다음 중 3가지 이상 나타난다. 1. 집 또는 주 애착 대상과 분리되거나 분리가 예상될 때 반복적으로 심한 고통 2. 주 애착대상을 잃거나 질병이나 부상, 재앙, 혹은 죽음과 같은 해로운 일이 발생할지도 모른다는 염려를 지속적으로 그리고 과도하게 함. 3. 뜻밖의 사건[30] (예: 길을 잃거나, 납치, 사고, 질병)이 발생하여 주애착대상과 분리될지도 모른다는 염려를 지속적으로 그리고 과도하게 함. 4. 분리에 대한 두려움 때문에 집에서 학교, 일터나 기타의 장소에 나가기를 꺼리거나 거부함. 5. 집이나 다른 장소에서 주 애착 대상과 떨어져 있거나 혼자 있는 것에 대하여 지속적으로 그리고 과도하게 두려워하거나 꺼려 함. 6. 집을 떠나 잠을 자거나 주 애착 대상 없이 잠자는 것에 대하여 지속적으로 그리고 과도하게 두려워하거나 꺼려 함. 7. 분리주제와 관련된 반복적인 악몽. 8. 주된 애착 대상과의 분리가 예상될 때 반복적으로 신체 증상을 보임(예: 두통, 복통, 구역질[31], 구토).
B. 이와 같은 두려움, 불안이 아동과 청소년의 경우는 최소 4주 이상, 성인의 경우는 보통 6개월 이상 지속된다.
C. 이런 문제로 인하여 사회, 학업, 작업, 또는 기타 주요 기능 영역에서 임상적으로 심한 고통이나 손상을 불러온다.
D. 이런 문제가 다른 정신질환 증상에 의한 것이 아니어야 한다. 예를 들어, 자폐성장애에서 변화에 대한 심한 저항 때문에 집 떠나기를 거부하는 행동, 정신병적장애[32]에서 망상이나 환각으로 인한 행동, 광장공포증에서 믿을 만한 동반자 없이는 밖으로 나가지 못하는 행동, 범 불안장애[33]에서 건강문제나 기타 해로운 일이 중요한 사람에게 생길까 걱정하는 행동,

질병불안장애[34]에서 질병이 생길까 걱정하는 행동들이 그 예이다.

3. 사회공포증

사회공포증은 한 가지 또는 그 이상의 사회적 상황이나 활동 상황에 대한 현저하고 지속적인 두려움, 즉 개인이 친숙하지 못한 사람들이나 타인에 의해 주시 되는 상황에 대한 두려움, 자신이 수치스럽거나 당혹스런 방식으로 행동할까봐(또는 불안 증상을 보일까봐) 두려워하는 경우이다.

소아의 경우 친한 사람들과 연령에 적절한 사회적 관계를 맺을 수 있는 능력이 있음에도 불구하고 불안이 성인과의 상호관계에서 뿐만 아니라 또래와의 관계에서도 일어나야 한다.

두려운 사회적 상황에의 노출은 언제나 예외 없이 불안을 유발시키며 이는 상황과 관계가 있거나 상황으로 인한 공황발작으로 나타난다. 소아의 불안은 울음, 발작하는 정도로 지나친 행동, 냉담, 또는 낯선 사람들과의 사회적 상황에 대한 회피 등으로 표현된다.

이 장애의 공포는 지나치거나 비합리적이다. 그리고 공포스러운 사회적 상황이나 활동 상황을 회피하려 하고, 그렇지 못할 경우 강한 불안과 고통을 경험하게 된다.

공포스러운 사회적 상황 또는 활동 상황에 대한 회피, 예기 불안, 이로 인한 고통이 정상적인 일상생활, 직업(학업)기능 또는 사회활동이나 관계 형성을 심각하게 저해하거나 공포로 인해 심하게 고통받는다.

이 장애는 18세 이하에서는 기간이 6개월 이상이 되어야 한다. 그리

30) untoward event
31) 오심;nausea
32) psychotic disorder
33) generalized anxiety disorder
34) illness anxiety

고 공포나 회피는 약물(예 남용약물, 투약)이나 일반 신체적 상태의 직접적인 생리적 효과로 인한 것이 아니며 다른 정신장애(예 : 광장공포증을 동반하거나 동반하지 않는 공황장애, 분리불안장애, 신체변형장애, 전반적 발달장애, 분열성 인격장애)로 잘 설명되지 않아야 한다.

만일 일반 신체적 상태나 다른 정신장애가 존재한다면 진단기준에서의 공포는 이들과 연관되는 것이 아니어야 한다. 예를 들면 두려움은 말더듬이나 파킨스병에서의 떨림이나 신경성 식욕부진증이나 신경성 폭식증에서의 비정상적인 섭식 행위로 인한 것이 아니어야 한다.

DSM-5에 의한 사회공포증 진단기준은 표 7.10과 같다.

표 7.10　사회공포증 진단기준

사회공포증 진단기준
A. 타인이 주시하는 하나 이상의 상황에 대하여 뚜렷한 공포나 불안. 예를 들면 사회적 상호작용하기(예: 대화하기, 친숙하지 않은 사람 만나기), 관찰 대상(예: 먹거나 마시는 자리), 그리고 다른 사람 앞에서 수행하기(예: 연설) 등이 해당 된다[35].
B. 다른 사람으로부터 부정적인 평가(예: 창피 또는 당황; 타인을 기분 상하게 하거나 거부)를 받을까 봐 혹은 이에 대한 불안증상을 들킬까봐 공포를 보임.
C. 위와 같은 사회적 상황은 항상 공포나 불안을 일으킨다[36].
D. 이러한 사회적 상황을 피하려하거나 강한 공포나 불안을 겪으며 견뎌낸다.
E. 이들이 보이는 공포나 불안은 사회상황에 의한 실제 위협, 그리고 사회문화적 상황으로 인한 공포나 불안 그 이상이다.
F. 공포, 불안 혹은 회피가 보통 6개월 이상 지속된다.
G. 공포, 불안 혹은 회피로 인하여 사회, 작업 혹은 기타 주요 기능 영역에서 임상적으로 심한 고통이나 손상이 야기된다.
H. 공포, 불안 혹은 회피는 약물(예: 약물 남용, 처방 약물)효과나 기타 의학적 상태에 기인하지 않아야 한다.

I. 공포, 불안 혹은 회피는 공황장애, 신체이형장애[37], 또는 자폐성장애와 같은 정신장애증상으로 더 잘 설명되지 않아야 한다.

J. 만일 다른 의학적 상태(예: 파킨슨병, 비만, 화상이나 손상에 의한 신체기형[38])가 있을 경우, 공포, 불안 또는 회피가 이와 명백히 관련이 없어야 한다.

세부유형 :

수행형 단독[39] : 만일 공포가 대중 앞에서 말하거나 수행하는 데에 국한되는 경우

4. 공황장애

공황장애는 아래 증상 중 4개 이상이 갑자기 나타나면 공황장애로 볼 수 있다. 이러한 증상들은 보통 급작스럽게 발생하여 10분 안에 최고조에 이른다. DSM-5에 의한 공황장애 진단기준은 표 7.11과 같다.

표 7.11 공황장애 진단기준

공황장애 진단기준
A. 예측하지 못한 공황발작을 반복적으로 보인다. 공황발작은 강한 공포의 엄습[40]이 갑작스럽게 발생하며 수분이내에 최고조에 이르는데, 이때 다음 증상 중 4가지 이상이 나타난다[41]. 1. 심계항진[42], 가슴 두근거림, 심장 박동수 증가. 2. 진땀 3. 몸을 떨거나 후들거림[43]

35) 아동의 경우, 공포와 불안은 성인과의 상호작용뿐만 아니라 또래 장면에서도 나타나야 한다.
36) 아동의 경우, 공포나 불안은 사회상황에서 울기, 짜증내기, 표정굳기, 매달리기, 위축되기, 말문 막히기로 나타날 수 있다.
37) body dysmorphic disorder
38) disfigurement
39) performance only

4. 숨이 가쁘거나 답답함
5. 질식 느낌
6. 흉통이나 불편
7. 메스꺼움 또는 복부 불편감
8. 어지럼, 불안정, 현기증[44], 또는 혼수[45]
9. 춥거나 후끈한 느낌
10. 감각이상(둔감해지거나 따끔 거리는 느낌)
11. 비현실감[46] 또는 이인증[47]
12. 통제 불가거나 미칠 것 같은 공포
13. 죽을 것 같은 공포

B. 적어도 1회 이상 발작 후 1개월 이상 다음 중 조건 중 한 가지 이상이 합당하여야 한다.
  1. 추가적인 공황발작이나 그 결과에 대하여 지속적으로 걱정함(예: 통제를 잃음, 심장발작을 일으킴, 미쳐감).
  2. 발작과 관련되어 현저한 부적응행동 변화가 발생한다(예: 공황발작을 피하려는 행동을 계획함. 예를 들어, 운동이나 익숙하지 않은 환경을 피함)

C. 이 장애는 약물(예: 약물 남용, 처방 약물)효과나 기타 의학적 상태(예: 갑상샘기능항진증, 심폐질환)에 기인하지 않아야 한다.

D. 장애가 다른 정신질환으로 더 잘 설명되지 않아야 한다(예: 발작이 사회불안장애에서와 같이 공포스런 사회적 상황에서만 일어나서는 안 되며, 특정 공포증에서와 같이 공포의 대상이나 상황에서만 발작이 일어나서도 안 된다. 강박장애에서처럼 강박적 사고에 의하여 나타나서는 안 되며, 외상 후 스트레스장애에서와 같이 외상사건에 대한 기억과 관련이 있어서도 안 된다. 또는 분리불안장애에서와 같이 애착대상과의 분리 때문에 발작이 있는 것이어서는 안 된다.

---

40) 강한 공포의 엄습은 차분한 상태든 불안한 상태든 어디서든 발생할 수 있다.
41) 문화 특이증상(Culture-specific symptoms)을 보일 수도 있다(예: 이명, 목이 따끔거림, 두통, 통제불가능한 절규나 울음). 이런 증상들은 아래 4가지 증상 중에는 포함되지 않는다.
42) Palpitations
43) Trembling or shaking
44) light headed
45) faint
46) 현실이 아닌 것 같은 느낌
47) 자신에게서 분리된 느낌

5. 광장공포증

광장공포증은 다음과 같은 특징이 있다.

(1) 탈출이 어려운 또는 난처한 장소, 또는 예측할 수 없이 나타나거나 상황에 의해 나타나는 공황발작이나 유사한 증상이 생길 경우 도움을 받을 수 없는 장소나 상황에 있게 되는 것에 대한 불안이 있다. 광장 공포증은 전형적으로 특징적인 아래와 같은 상황군을 포함한다.
- 집 밖에 혼자 있는 것, 군중 속에 있거나, 줄을 서 있는 것.
- 다리 위에 있는 것, 버스, 기차, 자동차를 타고 여행하는 것.
- 회피가 하나 또는 단지 몇 개의 구체적인 상황에 국한될 때에는 특정 공포증의 진단을 고려하고, 회피가 사회적인 상황에만 국한될 때는 사회 공포증의 진단을 고려한다.

(2) 이런 상황을 회피하거나(예: 여행을 제한한다) 현저한 고통을 느끼면서 또는 공황발작이나 공황발작과 유사한 증상이 나타날까봐 불안해하면서 이런 상황을 인내한다. 혹은 동반자를 필요로 하기도 한다.

(3) 불안이나 공포 회피 반응이 사회 공포증.[48]

이 장애가 특정 공포증,[49] 강박장애,[50] 외상 후 스트레스장애,[51] 분리 불안장애[52] 같은 다른 정신장애로 설명되어서는 안 된다. DSM-5에 의한 광장공포증 진단기준은 표 7.12와 같다.

---

48) 예: 당황하게 될 것을 두려워하여 단지 사회적인 상황을 회피함
49) 예: 회피가 승강기 등의 단일 상황에 국한됨
50) 예: 오염에 대한 강박사고가 있는 사람이 더러운 것을 회피함
51) 예: 심한 스트레스 요인과 관련된 자극을 회피함
52) 예: 집이나 친척을 떠나는 것을 회피함

표 7.12 광장공포증 진단기준

광장공포증 진단기준
A. 다음 5가지 상황 중 2가지 이상 극심한 공포와 불안. 1. 대중교통 이용(예: 자동차, 버스, 기차, 배, 비행기). 2. 트인 공간(예: 주차장, 시장, 다리) 3. 밀폐된 공간(예: 상점, 공연장, 영화관) 4. 줄서기 또는 군중 속 5. 혼자 집 밖에 있는 것
B. 이들이 위 상황에서 공포를 느끼거나 피하려 하는 이유는 공황 유사 증상[53]이나 기타 무력화[54]증상이나 당혹스러운 증상(예: 노인의 경우 낙상 공포, 요실금[55]공포)이 발생했을 때 이것에서 벗어나기 어렵거나 도움받지 못할 것이라는 생각 때문이다.
C. 광장공포증 상황은 거의 대부분 공포와 불안을 불러온다.
D. 광장공포증 상황을 적극적으로 피하거나, 동반을 요청하거나, 극도의 공포와 불안을 가지고 견딘다.
E. 광장공포증 상황에 대한 공포와 불안의 정도는 사회문화적 배경을 고려한 실제 위험 수준을 넘어 선다.
F. 공포, 불안, 회피는 보통 6개월 이상 지속된다.
G. 공포, 불안, 회피가 사회, 작업 또는 기타 개인의 주요 기능영역에서 임상적으로 현저한 고통이나 손상을 초래한다.
H. 만일 기타의 의학적 문제(예: 염증성 장 질환[56], 파킨슨병)가 있다면, 공포, 불안, 회피 가 명백히 과도해야 한다.
I. 공포, 불안, 회피가 기타의 정신질환으로 더 잘 설명되지 않아야 한다. 예를 들어, 증상이 특정 공포증-상황형이어서는 안 되고; (사회불안장애에서처럼) 사회적 상황에서만 나타나서는 안 되고; (강박장애에서처럼) 강박적 사고, (신체이형장애[57]에서처럼) 신체 외모의 손상이나 훼손, (외상 후 스트레스장애에서처럼) 외상 사건의 기억, 또는 (분리불안장애에서처럼) 분리에 대한 공포에 국한되어서는 안 된다.

6. 특정 공포증

특정 공포증은 특정 대상이나 상황에서 공포나 불안을 현저하게 보이는 불안장애 유형으로서 공포 대상이나 상황이 나타나면 언제나 즉각 공포나 불안이 일어난다. 그리고 이로 인하여 사회, 작업 혹은 기타 주요 기능 영역에서 임상적으로 심한 고통이나 손상을 야기시킨다. DSM-5에 의한 특정공포증 진단기준은 표 7.13과 같다.

표 7.13 특정 공포증 진단기준

특정 공포증 진단기준
A. 특정 대상이나 상황에서(예: 비행, 고공, 동물, 주사, 피 보기 등) 현저한 공포나 불안[58].
B. 언제나 공포 대상이나 상황에서 즉각 공포나 불안이 일어난다.
C. 공포 대상이나 상황을 적극적으로 회피하거나, 극심한 공포나 불안을 애써 견뎌낸다.
D. 이들이 보이는 공포나 불안은 일반적으로 특정 사물, 그리고 사회문화적 상황으로 인한 공포나 불안 그 이상이다.
E. 공포, 불안, 또는 회피가 보통 6개월 이상 지속된다.
F. 공포, 불안 혹은 회피로 인하여 사회, 작업 혹은 기타 주요 기능 영역에서 임상적으로 심한 고통이나 손상이 야기된다.
G. 이런 문제가 다른 정신장애의 증상으로 더 잘 설명되지 않아야 한다. 예를 들면, 공포, 불안, 회피 증상이 공포 유사[59]증상이나, 기타 무력증[60]과 관련된 경우(광장 공포증에서처럼) ; 강박과 관련이 있는 대상이나 상황(강박충동장애[61]처럼): 외상적 사건의 기억(외상후 스트레스장애처럼), 집 혹은 애착대상과의 분리(분리불안장애처럼): 또는 사회적 상황

53) panic-like symptoms
54) incapacitating
55) incontinence
56) inflammatory bowel disease
57) body dysmorphic disorder

(사회불안장애처럼) 등이다.

* 세부유형:
동물형(예: 거미, 곤충, 개)
자연환경형(예: 고소, 폭풍, 물)
피-주사-상해형(예: 바늘, 절개수술[62])
: 혈액공포/ 주사, 수혈공포/ 기타 의학처방공포/ 상해 공포
상황형(예: 비행기, 엘리베이터, 밀폐 장소)
기타형(예: 구토나 질식 유발 상황; 아동기의 경우, 예를 들면, 큰소리나 가장 인물 캐릭터)

7. 선택적함구증

선택적 함구증은 불안장애의 한 유형으로서 다른 상황에서는 말을 할 수 있음에도 불구하고 말을 해야 하는 특정 사회적 상황에서는 말하지 못하여 학업이나 성취 혹은 사회적 의사소통을 저해하는 장애이다. DSM-5에 의한 선택적 함구증 진단기준은 표 7.14와 같다.

표 7.14 선택적 함구증 진단기준

선택적 함구증 진단기준
A. 다른 상황에서는 말을 할 수 있음에도 불구하고 말을 해야 하는 특정 사회적 상황(예: 학교)에서 말하지 못한다.
B. 학업이나 직업 성취 혹은 사회적 의사소통을 저해한다.
C. 적어도 1개월은 지속되어야 한다[63].

58) 아동의 경우 두려움이나 불안이 울기, 짜증 내기, 표정 굳기, 매달리기로 나타날 수 있음.
59) panic-like
60) incapacitating symptoms
61) obsessive-compulsive disorder
62) invasive medical procedure : 침습, 절개

D. 말을 하지 않는 이유가 사회생활에서 필요한 말에 대한 지식이 없거나, 익숙하지 않은 데 있는 것이 아니다.

E. 의사소통장애(예: 아동기 발병 유창성장애(말더듬증)[64])로 잘 설명되지 않아야 하고, 자폐성장애, 조현병, 기타 정신장애의 경과 중에 발생하지 않아야 한다.

제 5 절 외상 후 스트레스장애

1. 소아기 외상 후 스트레스장애

소아기 외상후 스트레스장애는 아래에 제시한 손상사건에 모두 노출된 사람에 해당한다.

- 실제적이거나 위협적인 또는 자기나 타인의 심각한 손상에 부딪히거나, 목격하거나, 경험한 사람.
- 그 사람의 반응이 두려움, 어쩔 수 없음, 공포 또는 아동의 경우에 행동 와해 등의 모습이 되어야 함.
- 외상 후 사건이 다음 중 한 가지 이상의 방법으로 지속해서 재 경험될 것.
- 생각, 이미지 또는 아동의 경우에 손상 재발 주제에 대한 반복적 놀이를 포함한 사건에 대한 반복적이고 감입적인 불쾌한 회상.
- 사건에 대한 반복적인 불쾌한 꿈, 또는 아동의 경우 형용할 수 없는 꿈 내용을 반복함
- 동일 사건이 재발한 것과 같은 행동 또는 느낌.[65]

63) 입학 후 처음 1개월은 해당하지 않음
64) Childhood-Onset Fluency Disorder; Stuttering
65) 환각, 환상, 비사회적인 생각 아동의 경우는 놀람

- 외상 후 사건을 상징하는 내적 외적 단서에 노출되면 강력한 심리적 불쾌감.
- 외상 후 사건을 상징하는 내적 외적 단서에 노출되면 강력한 심리적 반응.

그리고 손상과 관련된 자극에 지속해서 회피하며, 아래 3가지 면에서 전반적 반응이 분명하게 나타나야 한다.

- 사건에 관한 생각, 느낌 대화 회피.
- 손상을 회상시키는 활동, 장소, 사람 회피.
- 손상의 주요 측면을 회상하지 못함.
- 현저한 주요 활동 참여와 흥미 감소.
- 제한적인 애정 범위.
- 축소된 미래감.

또한 아래 사항 중 두 가지 이상의 자각 증상이 점차 증가하여야 한다.

- 수면 문제.
- 분노 폭발이나 참지 못함.
- 집중 상 문제.
- 과잉 경계.
- 과다응시 반응.

이 장애의 지속 기간은 한 달 이상이어야 하며, 이 장애로 인하여 사회, 학습 기능에서 불쾌감과 손상을 임상적으로 유의하게 입혀야 한다. DSM-5에 의한 소아기 외상후 스트레스장애의 진단기준은 표 7.15와 같다.

표 7.15 외상 후 스트레스장애 진단기준

외상 후 스트레스장애 진단기준
A. 6세 이하 아동에게 실제 죽음, 죽음 위협, 중상, 또는 성폭력 노출이 다음 중 한 가지 이상의 방식으로 나타난 경우이다. 1. 외상 사건 직접 경험 2. 타인에게 일어난 사건을 생생하게 목격[66] 3. 외상성 사건이 부모나 양육자에게 일어난 것을 알게 됨 B. 외상성 사건이 일어난 후부터 관련 침습 증상[67]이 다음 중 한 가지 이상 나타난다. 1. 외상성 사건에 대한 고통스러운 기억이 반복적이고, 불수의적이며, 침습적으로 나타남[68]. 2. 내용과 감정 면에서 외상성 사건과 관련 있는 악몽을 반복적으로 꿈[69] 3. 마치 외상성 사건이 재현되는 것처럼 느끼거나 행동하는 해리성 반응[70](예; 플래시백[71]). (이러한 반응은 연속으로 나타나며, 가장 극심할 때는 현재 주변 상황에 대한 인식을 완전히 못 할 수도 있다). 특정 외상성 사건의 재현을 놀이로 나타낼 수도 있다. 4. 외상성 사건을 생각나게 하거나 비슷한 내외부 단서에 노출되었을 때 심리적 고통이 심하거나 장기적임 5. 외상성 사건 상기에 대한 현저한 생리적 반응[72] C. 외상성 사건(들)이 일어난 후에 관련 자극의 지속적인 회피 또는 관련 인지와 감정의 부정적 변화가 다음 중 한 가지 이상으로 나타난다. 지속적인 자극 회피 1. 외상성 사건을 떠오르게 하는 활동, 장소, 또는 물리적 암시 등을 피하거나 피하려는 노력. 2. 외상성 사건을 떠오르게 하는 사람, 대화, 또는 대인관계 상황 등을 피하거나 피하려는 노력. 인지가 부정적으로 변화 3. 부정적인 감정 상태가 뚜렷한 빈도로 증가(예; 공포, 죄의식, 슬픔, 수치심, 혼란). 4. 놀이 감소를 비롯한 주요 활동 흥미나 참여가 현저하게 줄어듦.

5. 사회적으로 위축된 행동.
6. 긍정적인 감정표현이 지속해서 감소함.

D. 외상성 사건이 일어난 후부터(악화도 해당) 각성[73]과 반응성[74]의 명백한 변화가 다음 2가지 이상에서 나타난다.

1. (자극이나 촉발 요인이 없었는데도) 민감한 행동과 분노 폭발을 보이는데 보통 사람이나 사물에 대하여 구어나 물리적 공격을 함(극도의 분노발작[75] 포함).
2. 과잉 각성[76]
3. 과잉 놀람 반응[77]
4. 집중력의 문제
5. 수면 문제(예: 잠을 자거나 유지에 어려움 또는 불안 수면)

E. 장애의 기간이 1개월 이상이어야 한다.

F. 장애로 인하여 부모, 형제, 또래 또는 기타 보호자와의 관계나 학교생활에서 임상적으로 현저한 고통이나 손상.

G. 장애가 약물(예: 치료약물이나 알코올)의 생리적 효과나 기타 의학적 문제로 인한 것이 아니다.

유형:

해리 증상 동반형: 증상이 외상 후 스트레스장애 기준에 해당하고, 다음에 해당하는 증상이 지속해서 또는 반복적으로 나타난다[78].

1. 이인증[79]: 마치 자신이 정신 과정이나 신체로부터 떨어져서 외부 관찰자가 된 것 같은 경험을 지속해서 또는 반복적으로 함(예: 꿈속에 있는 것 같은 느낌; 자신이나 신체가 현실이 아닌 것 같은 느낌 또는 시간이 느리게 가는 것 같은 느낌).

2. 비현실감[80]: 주위 환경이 현실적이지 않은 것 같은 느낌이 지속해서 또는 반복적으로 나타남(예: 자신이 있는 세계가 비현실적이거나, 꿈속에 있는 듯하거나, 멀리 떨어져 있거나, 왜곡된 것처럼 느낌).

지연형[81]: (사건 직후에 일부 증상이 발현되고 표현되었더라도) 사건 이후 최소 6개월이 지나서야 모든 진단기준을 만족했을 때.

2. 반응성 애착장애[82)]

반응성 애착장애는 양육자에게 정서적으로 억제된 행동, 위축된 행동을 지속해서 보이며, 아동이 괴로울 때 거의 양육자로부터 위로를 받으려는 행동이 거의 없거나 미미하고, 아동이 괴로울 때 양육자의 위로에 대한 반응이 거의 없거나 미미한 경우인데 이에 대하여 DSM-5에서의 진단기준은 아래와 같다.

표 7.16 반응성 애착장애 진단기준

반응성 애착장애 진단기준
A. 양육자에게 정서적으로 억제된 행동, 위축된 행동을 지속해서 보이며, 이는 다음 두 가지로 양상으로 나타난다. 1. 아동이 괴로울 때[83)] 거의 (양육자로부터) 위로를 받으려는 행동이 거의 없거나 미미하다.

66) 목격이 전자매체, 텔레비전, 영화 또는 사진을 통한 경우는 포함되지 않는다.
67) intrusion symptoms
68) 무의식적(spontaneous)이고 침습적인 기억이 고통스럽게 나타나야 하는 것은 아니며 놀이를 통한 재현으로도 나타날 수 있다.
69) 무서운 꿈의 내용이 외상성 사건과의 연관성 여부가 확인되지 않을 수도 있다.
70) dissociative reactions
71) flashbacks
72) physiological reactions
73) arousal
74) reactivity
75) temper tantrum
76) hypervigilance
77) exaggerated startle
78) 이 하위 유형을 사용하려면 해리 증상은 약물의 생리적 효과(예: 일시적 기억상실, 행동)나 다른 의학적 문제(예: 복합적 부분 발작: complex partial seizures)로 인한 것이 아니어야 한다.
79) depersonalization
80) derealization
81) with delayed expression
82) Reactive Attachment Disorder
83) distressed

---

2. 아동이 괴로울 때 (양육자의) 위로에 대한 반응이 거의 없거나 미미하다.

B. 사회 및 정서 문제가 다음 중 적어도 2개 이상 지속해서 나타난다.

1. 타인에 대한 사회 및 정서적 반응이 미미함
2. 긍정적 애착이 부족함
3. 양육자와 위협적이지 않은 상호작용 중에도 이유 없이 과민, 슬픔, 또는 두려움을 보임.

C. 아동이 매우 불충분하게 양육 받았다는 증거가 다음 중 한 가지 이상 있다.

1. 양육자가 위로, 자극 및 애정과 같은 기본적인 정서 욕구를 제공하지 않는 방임이나 불충족[84].
2. 일차 양육자가 자주 바뀌어 안정 애착을 형성할 기회가 제한됨(예: 입양으로 인한 잦은 양육 변경)
3. 비정상적인 양육으로 선택적 애착을 형성할 기회가 심하게 제한됨(예: 양육자 대 아동 비율이 높은 시설)

D. 기준 C가 기준 A 문제행동 원인이 된 것으로 추정된다(예: 기준 A의 문제행동은 기준 C의 부적절한 양육으로 시작된 것이다).

E. 자폐성장애에 해당하지 않아야 한다.

F. 5세 이전에 나타난다.

G. 발달연령[85]이 9개월 이상 되어야 한다.

유형:
지속형: 장애가 12개월 이상 지속된 경우

---

84) deprivation
85) 신체나 정신발달 정도를 나이를 기준으로 나타낸 나이

3. 적응장애

적응장애는 스트레스 요인이 생긴 지 3개월 이내에, 이에 대한 반응으로 정서 또는 행동 증상이 나타나는데 스트레스의 요인으로 겪는 심각도 또는 강도가 영향을 미치는 외적 맥락과 문화적 요인을 고려한 보통의 강도와 발현 수준을 훨씬 넘는다. 사회, 직업, 기타 주요 기능 영역에서의 현저한 손상을 보여야 한다. DSM-5에 의한 적응장애의 진단기준은 표 7.17과 같다.

표 7.17 적응장애 진단기준

적응장애 진단기준
A. 스트레스 요인이 생긴 지 3개월 이내에, 이에 대한 반응으로 정서 또는 행동 증상이 나타남.
B. 이와 같은 증상이나 행동이 임상적으로 분명히 나타나며, 다음 중 하나 또는 두 가지 모두에 명백히 해당한다. 1. 스트레스의 요인으로 겪는 심각도 또는 강도가 영향을 미치는 외적 맥락과 문화적 요인을 고려한 보통의 강도와 발현 수준을 훨씬 넘는다. 2. 사회, 직업, 기타 주요 기능 영역에서의 현저한 손상을 보인다.
C. 이 스트레스 관련 문제가 다른 정신질환의 기준에 해당하지 않아야 하며, 단순히 이미 존재하는 정신질환의 악화로 인한 것이 아니다.
D. 정상적인 사별에 의한 반응[86]이 아니다.
E. 일단 스트레스 요인 또는 그 결과가 종료되고 나면, 이 증상은 추가로 6개월 이상 지속되지 않는다.
세부 유형
우울 동반형 : 기분 저하, 눈물, 또는 절망감이 두드러짐.

불안 동반형 : 신경과민, 걱정, 초조, 분리불안이 두드러짐.

불안-우울 동반형 : 우울, 불안이 두드러짐.

품행 동반형 : 품행 문제가 두드러짐.

정서-품행 동반형 : 정서 증상(예: 우울, 불안)과 품행 상 문제가 두드러짐.

명시되지 않는 경우 : 특정 유형으로 분류할 수 없는 부적절 반응

86) bereavement

제 2 편

청소년정신건강

8
chapter

청소년정신건강 입문

제 1 절 청소년 정신 건강과 학업스트레스

강덕환(2021)은 청소년의 정신건강이 학업스트레스에 미치는 영향을 연구하였는데, 그의 연구결과를 보면 다음과 같다.

첫째, 성별과 학년에 따라 정신건강 및 자기관련 변인(자기효능감, 자기통제력, 자기조절능력, 자아탄력성[1]))에서 고등학생들이 중학생들보다 더 높은 불안정한 정신건강과 학업스트레스를 경험한다.

둘째, 불안정한 정신건강은 자기효능감과 자기통제력, 자기조절능력, 자아탄력성과는 유의미한 부적상관을, 학업스트레스와는 유의미한 정적 상관을 보인다.

1) 현재 상황을 객관적으로 인지해 긍정적이고 개방적인 사고와 감정으로 자기에게 직면해 있는 문제를 해결하고 성장으로 변화시킬 수 있는 성격적 특성으로, 자아 탄력성이 높은 청소년일수록 학업에 대한 스트레스가 적고 뛰어난 자기조절능력과 효과적인 학습전략을 사용한다.

제 2 절 독서치료와 품행장애

서석진(2012)은 독서치료가 품행장애 청소년의 부적응행동에 미치는 효과를 연구하였는데 그의 연구는 17세와 15세의 남자 청소년 2명과 17세의 여자 청소년 1명이었다. 연구결과는 다음과 같다.

첫째, 독서치료를 통해 품행장애 청소년의 왜곡된 인지구조의 변화과정을 확인할 수 있었다.

둘째, 독서치료를 통해 품행장애 청소년의 부적응행동을 감소 됨을 확인하였다. 공격행동에서 매회기 감소를 가져왔으며, 공격성 관련 사전 사후검사의 변화를 통해 확인할 수 있었다. 규칙 위반 행동 역시 감소하였다. 무단결석 행동의 경우 매회기 결석 비율이 감소 됨을 볼 수 있었다. 독서치료 회기 중 규칙 위반 행동 역시 매회기 감소하였고 규칙 위반 관련 사전 사후검사의 변화를 통해 이를 확인하였다.

제 3 절 폭력 노출 경험과 자아 정체감

김상옥(2018)은 폭력 노출 경험이 고등학생의 자아 정체감에 미치는 영향을 연구하였는데 그의 연구 결과를 요약하면 다음과 같다.

첫째, 고등학생의 폭력 노출 경험은 중간 이하의 수준을 보였으며 자아 정체감과 사회적지지는 중간보다 높게 나타나 응답자의 자아 정체감과 사회적지지의 수준이 높은 것으로 나타났다.

둘째, 고등학생의 폭력 노출 경험, 사회적지지, 자아 정체감 간의 관계를 분석한 결과 폭력 노출 경험은 사회적지지와 자아 정체감과 부적 상관이 있으며, 사회적지지는 자아 정체감과 정적상관이 있는 것으로 나타났다.

셋째, 폭력 노출 경험과 자아 정체감과의 관계에서 사회적지지의 매개효과를 분석한 결과 가정폭력 노출 경험 중 부부폭력 노출 경험과 학교폭력 노출 경험 중 피해 노출 경험은 자아 정체감에 유의한 영향을 미쳤으며, 폭력 노출 경험 중 부부폭력 및 자녀폭력 노출 경험, 학교폭력의 피해 노출 경험은 사회적지지에 통계적으로 유의한 영향을 미쳤다.

결국 고등학생의 폭력 노출 경험이 자아 정체감 형성에 직접적으로 영향을 미치며 또한 사회적지지를 매개로 고등학생의 폭력 노출 경험이 자아 정체감 형성에 간접적 영향을 미치게 된다는 결론을 도출해 내었다. 특히, 폭력 노출 경험 중 부부폭력 노출 경험과 학교폭력의 피해 노출 경험이 고등학생의 자아 정체감에 영향을 미치며, 사회적지지가 이러한 영향을 완전히 매개한다는 점이 확인되었다.

제 4 절 청소년과 환경

현다경(2017)은 청소년의 가정환경, 친구 관계, 교육환경 및 지역사회환경이 비행에 미치는 영향을 통하여 청소년과 환경 간의 관계를 연구하였는데, 그의 연구를 요약하면 아래와 같다.

첫째, 청소년의 발달환경이 비행 행동에 미치는 영향요인으로 가정환경과 친구 관계가 통계적으로 유의미하게 직접적으로 영향을 미치는 것으로 나타났다. 반면에 교육환경과 지역사회환경은 통계적으로 유의미하게 나타나지 않았다.

그리고 자아 인식[2]에 영향을 미치는 요인은 교육환경을 제외한 가정환경, 친구 관계, 지역사회환경 요인으로 확인되었다. 정서 문제에 영향

2) 자아존중감, 자아 탄력성(변화하는 상황적 요구들이나 스트레스 상황에 부닥쳤을 때 유연하게 반응하는 경향성), 자아 정체감, 진로 정체감

을 미치는 변수는 친구 관계를 제외한 가정환경, 교육환경, 지역사회환경 요인이었다.

둘째, 가정환경, 친구 관계, 교육환경 및 지역사회환경과 비행 행동의 관계에서 자아 인식과 정서 문제가 매개 역할에 영향을 주는지를 살펴본 결과 가정환경과 비행 행동의 관계에서 자아 인식과 정서 문제는 통계적으로 매개 역할을 하는 것으로 확인되었다. 친구 관계와 비행 행동의 관계에서 자아 인식은 매개효과가 있는 것으로 나타났으며 정서 문제는 매개효과에 대한 유의성이 없는 것으로 확인되었다.

제 5 절 청소년의 음주, 흡연, 정신건강

양미영(2017)은 개인과 집단의 수준별 분석을 통한 청소년의 흡연, 음주 및 정신건강이란 논문에서 서울, 경기, 6대 광역시에 거주하는 청소년들을 대상으로 흡연, 음주와 정신건강(스트레스, 우울, 자살 생각)에 미치는 영향을 파악하였는데, 그의 연구 결과를 요약하면 다음과 같다.

첫째, 전체 연구대상자의 월간흡연율은 2.7%, 월간 음주율 3.9%, 스트레스 인지율[3] 30.8%, 우울감 29.1%, 자살 생각은 13.4%로 나타났다. 또한 유형별 유해업소 출입 경험률은 게임 유해업소 57.2%, 오락 유해업소 54.3%, 성 관련 유해업소 4.8%, 숙박 유해업소 3.8% 순으로 나타났다.

둘째, 집단별 차이 분석에서 흡연의 경우 여학생보다는 남학생이, 중학생보다는 고등학생이, 부모와 동거하는 학생보다는 부모와 동거하지 않는 학생이, 학교생활에 대해서 만족하는 학생보다는 그렇지 않은 학생이, 물질적 지지가 있는 학생보다 없는 학생이, 오락 유해업소와 성

3) 어떤 집단에서 평상시 스트레스를 많이 느끼는 사람의 비율.

관련 유해업소의 출·입경험이 없는 예도 있는 경우에 흡연할 가능성이 컸다.

셋째, 차이 분석에서 음주의 경우 여학생보다는 남학생이, 중학생보다는 고등학생이, 부모와 동거하는 학생보다 동거하지 않는 학생이, 오락 유해업소와 성 관련 유해업소 출·입경험이 없는 학생보다 있는 학생이 음주할 가능성이 큰 것으로 조사되었다.

넷째, 스트레스 인지율은 남학생보다는 여학생이, 학교생활에 만족하기보다는 불만족할수록, 친구 지지와 부모 지지가 있는 학생보다 없는 학생이, 지역변수 중 거주지역의 스트레스 인지율이 높을수록 조사 대상 학생의 스트레스 인지율은 높았다.

다섯째, 우울감의 경우 스트레스 인지율과 마찬가지로 남학생보다는 여학생이, 부모와 동거하는 학생보다 동거하지 않는 학생이, 학교생활에 불만족할수록, 부모 지지와 친구의 금전적 지지가 있는 경우보다 없는 학생이, 성 관련 유해업소 출·입경험이 없는 학생보다 있는 학생이 우울감이 높게 나타났다.

여섯째, 자살 생각은 남학생보다는 여학생이, 고등학생보다는 중학생이, 학교생활에 불만족할수록, 친구의 금전적 지지가 없는 학생이, 지역변수 중 재정자립도가 높은 지역에서 자살 생각을 더 많이 하는 것으로 나타났다.

9 chapter

품행장애

품행장애[1]는 이후 범죄 등과 밀접한 관련이 있어 매우 유의하여야 할 장애에 해당한다. 흔히들 비행 청소년을 말할 때 품행이 바르지 못하다고 하나, 품행장애에 해당하기 위해서는 보다 면밀한 검토가 필요하다.

품행장애는 아동이 나이에 맞는 주요 기준이나 규칙을 지속해서 그리고 반복적으로 위반하는 장애이다. DSM-5에 의한 품행장애의 진단기준은 표 9.1과 같다.

표 9.1 품행장애 진단기준

품행장애 진단기준
A. 타인의 기본권을 침해하거나 연령에 맞는 사회적 규범이나 규칙을 위배하는 행동 양상이 다음 15개 기준 중 지난 12개월 이내에 적어도 3개 이상, 지난 6개월 이내에 적어도 1개 이상 반복적으로 그리고 지속해서 나타난다. 사람과 동물에 대한 공격성 1. 타인을 자주 괴롭히거나, 위협하거나 협박한다. 2. 신체적인 싸움을 빈번하게 건다.

1) 품행장애는 적대적 반항장애와 유사한 특징을 보이나, 그 예후가 좋지 않고 가족관계와 관련이 적다는 점에서 다르다.

3. 타인에게 심각한 신체적 해를 입힐 수 있는 무기를 사용한다(예; 방망이, 벽돌, 깨진 병, 칼, 총)
4. 사람을 신체적으로 잔인하게 대한다.
5. 동물을 신체적으로 잔인하게 대한다.
6. 피해자와 대면한 상태에서 도둑질한다(예; 강도[2], 날치기[3], 약탈[4], 무장 강도)
7. 타인에게 성행위를 강요한다.

재물파괴

8. 심각한 손해를 입힐 의도를 가지고 고의로 방화한다.
9. 고의로 타인의 재산을 파괴한다(방화로 인한 것은 제외).

사기 또는 절도

10. 타인의 집, 건물이나 자동차에 침입한다.
11. 재화나 호의를 얻으려고 또는 책임을 면하려고 자주 거짓말한다(타인을 속인다).
12. 피해자와 대면하지 않은 상태에서 귀중품을 훔친다(예; 부수거나 침입하지는 않고 가게에서 슬쩍하기; 문서위조[5])).

심각한 규칙 위반

13. 13세 이전에 부모의 허락 없이 밤에 자주 나 돌아다닌다.
14. 부모나 양육자와 같이 살면서 적어도 2번 이상 밤새도록 집에 들어오지 않았거나 장기 가출이 1회 이상 있다.
15. 13세 이전에 무단결석을 자주 한다.

B. 행동 문제로 인하여 사회기능, 학업 기능, 또는 직업기능에서 임상적으로 심한 손상이 초래되었다.

C. 18세 이상일 경우, 반사회적 인격장애에 부합되지 않아야 한다.

〈유형 1〉

아동기 발병형 :
    품행장애 증상 중 적어도 한 개 이상을 10세 이전에 보인 경우
청소년기 발병형 :
    품행장애의 증상이 10세 이전에는 없었을 경우

친사회적 정서 결여 형 :

- 후회나 죄책감 결여 형 : 잘못을 본인이 저질렀어도 기분 나쁘거나 죄책감을 느끼지 않는다(체포되거나 처벌받는 상황에서 양심의 가책을 보이는 경우는 제외). 예를 들면 타인을 다치게 하고도 자책하지 않거나, 규칙을 어겨 발생한 결과에 신경 쓰지 않는다.

- 냉담-공감 결여 형 : 타인의 감정에 대해서는 무시하거나 전혀 신경 쓰지 않는다. 다른 사람들은 이들을 냉정한 사람, 무관심한 사람으로 생각한다. 자신이 타인에게 피해를 준 경우에도 자신이 타인에게 미치는 영향보다는 자기 자신에게 미칠 영향에 더 신경을 쓴다.

- 성취 무관심형 : 학교나 직장 또는 기타 주요 활동에서 자신이 저조한/문제 있는 성적을 보인 것에 대하여 신경을 쓰지 않는다. 특히 예측 가능한 상황에서도 성과를 내는데 필요한 노력을 기울이지 않으며, 보통은 자신의 저조한 성적을 남의 탓으로 돌린다.

- 피상적이거나 결여된 정서 형 : 피상적[6]이거나 가식적이고 깊이가 없는 정서(예: 정서와는 상반되는 행동; 정서가 시시각각 바뀜)를 보일 뿐 타인에게 자신의 기분이나 정서를 드러내지 않는다. 혹은 얻고자 하는 것이 있을 때만 정서 표현을 사용한다(예: 다른 사람을 조정하거나 위협하고자 할 때 정서를 사용한다).

장애 정도

경도:
진단에 충족되는 품행 문제가 있더라도 품행 문제의 수가 적고 타인에게 가벼운 해를 입히는 경우(예: 거짓말, 무단결석, 허락 없이 밤에 나 돌아다니기, 규칙 위반 등)

중등도:
진단에 충족되는 품행 문제의 수와 타인에게 해를 입히는 정도가 경도와 중도의 중간에 해당하면(예: 피해자와 대면하지 않은 상태에서 훔치기, 공공기물 파손하기[7])

중도:
진단에 중복되는 품행 문제가 많거나 다른 사람에게 심각한 피해를 주는 경우(예: 성적 강요, 잔인한 신체 공격, 무기사용, 피해자와 대면한 상태에서 약탈, 파괴와 침입)

2) mugging
3) purse snatching
4) extortion
5) forgery

품행장애의 하위유형은 기물 파괴유형, 공격유형, 폭행유형, 적대 행동유형 등으로 구분한다. 또 장애는 10세를 기준으로 하여 아동기와 청년기 장애로 구분할 수 있다.

즉, 10세 이전에 나타나면 아동기 품행장애, 10세 이후에 나타나면 청소년기 품행장애에 해당한다. 장애의 심각성 정도는, 경도, 중등도 중도 등으로 구분한다.

제 1 절 진단/사정

품행장애[8] 아동을 평가할 때는 여러 가지 정보를 수집하여야 한다. 그 이유는 품행장애가 타인에게 부정적인 영향을 주거나 부정적인 상호작용이 종종 나타나기 때문이다.

표 9.2 사정 방법

방 법	내 용
자기보고	11세부터 18세까지의 청소년이 자기 자신 내부와 외현화하는 행동에 대하여 평가하는 것이다.
부모평가	보통 CBCL[9]이 이에 해당한다.
직접 관찰	해당 아동이 환경과 어울리는 모습을 직접 관찰하면 가족과 또래 상호작용, 산만한 행동의 전후 관계, 강화의 기회 등에 대하여 더 많은 정보를 얻을 수 있다.

또 평가는 행동의 심각성, 범위, 행동을 유지하는 변인, 행동에 대한 부모의 반응, 현재의 행동, 주의력 결핍/과잉행동장애와 같은 병리에 대하여 초점을 두어야 한다.

6) shallow
7) vandalism
8) conduct disorder.
9) Children Behavior Check List.

또 품행장애 아동을 사정하기 위해서는 다양한 방법으로 수집된 정보에 의하여, 다양한 사정 방법을 사용한다. 그와 같은 방법에는 아동 자신의 보고, 부모-교사의 보고, 수업과 위반기록 검토, 그리고 가능하다면, 직접 관찰 등이 있다.

1. 자기보고

아동 자기 보고의 경우에 품행장애 아동 사정에서 사용되는 일반적 방법은 두 가지가 있는데 이는 아동의 자기 보고와 우울 목록이다. 1) 아동 자기보고는 11세부터 18세까지의 청소년이 자기 자신 내부와 외현화하는 행동에 대하여 평가하는 것이다. 2) 우울 목록은 최근 우울증과 표출 행동(예; 싸움)에 대한 아동 자신의 평가이다.

2. 부모 평가

보통 부모의 평가도 진단에 사용되는데, 이는 보통 CBCL[10]이 이에 해당한다. 부모의 태도나 기대의 측정도 유용한데 그 이유는 부정적인 부모 태도나 부모의 비현실적인 기대가 때때로 장애아동의 문제를 일으키지 않았는가도 예측할 수 있도록 해주기 때문이다. 교사의 응답도 CBCL 등으로 사용할 수 있다.

3. 직접 관찰

마지막으로 직접행동 관찰은 가족 간의 교류를 사정하는 데 유용하다. 해당 아동이 환경과 어울리는 모습을 직접 관찰하면 가족과 또래 상호작용, 산만한 행동의 전후 관계, 강화의 기회 등에 대하여 더 많은 정보를 얻을 수 있다. 또 직접적인 관찰을 하게 되면 1) 아동의 행동이

10) 우리나라에서는 K-CBCL을 사용한다.

입원 치료를 할 만큼 심각한가, 2) 부모의 학대가 있었는가 등에 대한 정보를 얻을 수 있다. 또 직접적인 관찰을 통하여 가족의 희망과 능력에 대한 편차를 발견하여 행동 변화를 시키도록 해줄 수 있다.

제2절 원 인

행동장애는 복합되고 중복된 원인을 가지고 있다. 즉, 생물학적, 심리학적 변인이 이 장애와 관련된 것이다. 그러나 원인을 정확히 집어내기 어렵고, 생물학적인 요인과 조합된 환경 문제들 때문에 원인을 찾아내는 데 방해가 된다.

예를 들어 경우에 따라 가족 환경도 열악하면서 유전적, 신경학적 요인들이 상호작용되어 나타나기도 한다.

생물학적 원인에 관련하여 특정 유전인자가 품행장애나 공격성과 관련이 있다는 확실한 증거는 없다. 대신에, 어떤 유전인자 형태를 가진 사람이 반사회적으로 되는가에 대한 것보다는 가족 요인이 더 좋은 예측요인일 것이다.[11)]

표 9.3 품행장애의 원인

원 인	내 용
유전 요인	개인의 기질과 흥미 추구 신경전달물질인 세로토닌 수준 등이 바뀌어 품행장애가 일어날 수 있다.
생물학적 요인	특히 남자 아동에게는 도파민, 내분비 변화, 이상 두뇌 패턴 인지능력에 영향을 미치는 소 중추신경 시스템, 신체적 반응의 증가 자동자각 수준의 정상수준이하 등이 품행장애와 관련이 있다.
가족 요인	품행장애는 부부불화, 가족 역기능 그리고 아동 양육 소홀의 경우 대부분 나타난다.
심리적 요인	덜 공격적인 아동과 비교하여 더 공격적인 아동은 더 자기중심적이고, 미숙한 문제 해결력, 그리고, 미숙한 도덕 추리력을 보이는 경향이 있다.

11) 유전요인보다는 환경요인이 더 중요함을 의미한다.

1. 유전요인

유전요인에서 개인의 기질과 흥미 추구 신경전달물질인 세로토닌 수준 등이 바뀌어 품행장애가 일어날 수 있다. 실제로 순한 기질의 아동은 심각한 품행 문제보다는 일반적인 행동 문제와 관련이 있다.

그런데 세로토닌 수준이 낮으면 우울증을 보이는데 품행장애 청소년들 대부분 우울증을 보인다. 따라서 유전적으로 세로토닌 수준이 낮은 아동의 경우 품행장애의 위험군으로 볼 수 있는 것이다. 이 경우 약물을 통한 세로토닌 수준 관리를 하면 품행장애의 처장이 가능할 것이다. 품행 문제를 약물로 처방한다는 데 의문이 있을 수 있으나 실제로 약물 처방을 통한 연구가 진행되고 있다.[12)]

2. 생물학적 요인

특히 남자 아동의 경우 도파민, 내분비 변화, 이상 두뇌 패턴 인지능력에 영향을 미치는 소 중추신경 시스템, 신체 반응의 증가, 정상 수준 이하의 자동자각 수준 등은 품행장애와 관련이 있다.

자율 자각 신경에 관련하여 품행장애 청소년은 위험을 감수하고 긴장감을 추구하는 행동에 몰두하는데, 이는 생물학적 지각 수준을 증가시키려 하는 것이다.[13)] 그래서 계속된 벌에도 불구하고 어떤 사람이 불법적인 행동을 자꾸 하는 이유가 이와 같은 감각적 강화 때문일 수 있는 것이다.

12) 일본원숭이의 경우 매우 공격적인데 이 세로토닌 통제를 통하여 온순화시키는 연구가 성공을 거두고 있다.

13) ADHD도 그러하다.

3. 가족 요인

생물학적 요인이 품행장애에 있어 원인 역할을 담당한다고 할지라도, 가족이나 심리적 변인 역할이 더 크다. 실제로, 품행장애는 부부불화, 가족 역기능 그리고 아동 양육 소홀의 경우 대부분 나타난다. 예를 들면 품행장애아동 부모는 종종 반사회적 행동이나 알코올 중독 또는 기타문제를 가지고 있다.

이들 행동은 유전적인 요소를 가지고 있을 수도 있는데 아동이 어른에 의하여 모델화되거나 과잉행동을 나타내게 하는 조건을 만들어낼 수도 있다. 이와 같은 관계 메커니즘은 언뜻 보기에도 당연해 보인다. 즉, 부모의 붕괴에 대한 스트레스가 아동에게 어려움을 줄 것이다.

특히 남자 아동이면 부부싸움이나 이혼에 대하여 공격이나 반항으로 반응한다. 그러나 반대로 아동의 표출 행동이 먼저 나타나고 그 이후 부부간에 훈육과 다른 문제에 대하여 부부간에 양육상 의견 불일치가 생겨 부부싸움 등이 될 수도 있다. 또 인과 관계가 반대일 수도 있을 것이다. 예를 들어, 학대받지 않은 아동보다 학대받은 아동의 경우에 성인이 되어 범법으로 체포된 경우가 2배나 많았다.

학대가 아동에게 어떻게 영향을 미치는가에 대한 메커니즘은 아직 불분명하다. 그러나 모델링, 불협화음, 남용으로 인한 아동의 두뇌 심리의 심각한 변화 등의 가능성을 생각해 볼 수 있다.

4. 심리적 요인

아동의 심리적 요인도 품행장애에 공헌한다. 덜 공격적인 아동과 비교하여 더 공격적인 아동은 더 자기중심적이고, 미숙한 문제 해결력, 그리고, 미숙한 도덕 추리력을 보이는 경향이 있다. 청소년의 경우, 정신질환과 반사회적 행동과 관련이 있다.[14)]

아동이 품행장애를 계속해서 지속하는 이유는 생물학적 자극이 정상인보다 낮은 청소년들에게 감각적인 강화제[15]가 역할을 했을 수 있다. 이 경우에, 어떠한 행동으로 자극이 증가하여 약물, 속도위반, 성폭력, 싸움, 과잉행동 등을 보일 것이다. 또한 어떤 청소년은 학대 상황을 탈출하기 위해서 학교거부, 불복종, 가출, 사회적 위축 등의 반사회적 행동을 할 수 있다.

5. 종합

아동 행동 문제에 관련하여 가장 두드러지게 나타나는 요인은 공격성[16]과 비행[17]이다. 공격행동은 사회적 관심으로 행동장애가 일어날 수 있다. 왜냐하면 이는 대부분이 상호작용을 요구하고 있거나 부모, 교사 등으로부터 부정적인 관심을 요구하고 있기 때문이다.

또 비행은 가시적인 보상이 품행장애를 일으킬 수도 있다. 예를 들어 10대는 가시적인 보상을 얻기 위하여 가게에서 물건 훔치기, 주거 침입, 옷이나 음식 등을 사기 위해 거짓말하기 등을 하고 그 결과 이를 얻은 경우이다.

품행장애를 유지하는 원인을 알게 되면 최선의 치료 방법을 선택할 수 있다. 예를 들어 만일 공격적인 10대의 탈출 동기가 사회 관심을 유발하기 위한 것이었다면 그 처방은 청소년, 부모, 관련자에 대한 처방에 초점을 두어야 할 것이다.

그러나 만일 공격적인 10대가 감각 강화제나 가시적인 보상으로 동기를 받았다면 처방은 더 구체적인 해당 청소년에게 두어야 할 것이다. 물론 많은 청소년은 여러 가지 이유로 품행장애를 보인다. 이 때문에

14) 반사회적 인격장애로 발전할 가능성이 있다.
15) 품행 문제가 자극을 주어 점점 강화되었음을 의미함.
16) 논쟁, 허풍, 복종시키기, 싸움, 소리 지르기, 뽐내기, 수다, 놀리기, 기질 손상, 위협하기.
17) 반사회적인 행동으로서 거짓말하기, 사기 치기, 불 지르기, 도둑질, 술과 약물 사용, 주거 침입.

치료가 복잡해진다.

제3절 예 후

품행장애는 유아기에 시작하여 청소년기 성인기에 이르는 긴 시간 동안 지속될 수 있다.

표 9.4 품행장애의 예후

구 분	내 용
청소년기	아동은 쉽게 자기 이성을 잃으며, 분노하고 화를 내며 논쟁하고 타인을 괴롭히며, 자기 잘못에 대하여 남을 나무란다. 이와 같은 아동은 적대적이며 과잉으로 민감하다.
성인	품행장애 청소년이 어른이 되면 더 이상 공격성이나 범죄행위를 하지 않게 된다. 그러나 이들 중 심각한 장애를 가졌던 사람들의 50% 가까이는 반사회적 인격장애[18]증상을 보인다.
공격성과 범죄	공격성은 후에 청소년범죄의 좋은 예측변인이 된다.
성별차이	소녀의 범죄는 소년들보다 덜 공격적이지만 더 오래 지속되는 것으로 나타났다.

예를 들어 배타적인 기질이나 사회정보처리 결핍 등은 부모와의 애착에 손상을 줄 수 있고, 빈곤한 경제 조건이 지적 자극과 영양공급에 제한이 될 수도 있으며, 가족의 역기능이 아동의 관심 추구와 공격행동을 촉진할 수도 있고, 생활에 있어 스트레스와 또래 거부 등이 우울증 증상을 일으킬 수 있고, 교육을 제대로 받지 못한 점이 문제 해결력을 갖지 못하게 되는 원인이 될 수 있다.

이와 같은 아동 패턴은 반드시 품행장애를 일으키는 요인이 되지는 못하지만 이러한 것들이 있었다면, 그 증세는 더욱 심각하고 지속적일 것이다.

18) Antisocial Personality Disorder:: APD.

1. 청소년기

청소년기 품행장애 요인으로는 적대적 반항장애(oppositional defiant disorder)이다. 이 적대적 반항장애의 특징은 부정적이고 반항적이며 불순종하고, 어른에 대하여 적대행동을 하는데 이는 최소 6개월 이상 이와 같은 행동을 하는 경우에 해당한다. 또 이 아동은 쉽게 자기 이성을 잃으며, 분노하고 화를 내며 논쟁하고 타인을 괴롭히며, 자기 잘못에 대하여 남을 나무란다.

이와 같은 아동은 적대적이며 과잉으로 민감하다. 이와 같은 행동은 시간이 지남에 따라 더욱 악화하며, 이것이 공격성과 가족의 역기능들이 합쳐지게 되면 더 심하게 청소년기 범죄가 된다.

품행장애 부모/가족 변인과 불복종 공격성 간 관계에서, 청소년은 부모에 의하여 우연히 공격성과 불복종을 배우게 된다.[19] 이것이 어떻게 일어나는가에 대한 시나리오는 두 가지가 있을 수 있다.

하나는 정적 강화의 경우인데, 아동이 처음에 불복종이나 공격성을 보였을 때 부모는 그 아동에게 이를 하지 못하게 하려고 뇌물을 주거나 보상을 하게 된다. 또 부모는 그 아동 행동 문제에 대하여 타인(예: 학교 관계자)을 비난할 수도 있다.

또 하나는 부적 강화[20]의 경우인데, 아동이 1) 자기가 원하는 것을 얻기 위하여 또는 2) 그가 원치 않는 뭔가에서 벗어나기 위하여 불복종이나 공격성을 시작한다.

여러 번의 논쟁을 한 끝에 부모는 결국 아동의 잘못된 행동에 굴복하게 된다. 이 두 가지 경우로 아동은 성공적으로 불복종이나 공격성으로 가족 구성원을 지배하는 법을 배우게 된다. 이는 점점 아동이 나이를 먹어감에 따라 심하게 된다.

---

19) 우연한 강화라고 한다.
20) 부적 강화는 이전에 제공되고 있었던 혐오자극을 제거하여 주는 것이다.

2. 성인

품행장애 청소년이 어른이 되면 더 이상 공격성이나 범죄행위를 하지 않게 된다. 그러나 이들 중 심각한 장애를 가졌던 사람들의 50% 가까이는 반사회적 인격장애(Antisocial Personality Disorder : PAD)증상을 보인다.[21] 반사회적 인격장애는 극도의 사회부적응, 규칙 불순응, 속임수, 충동, 공격, 무책임, 반성 부족 등의 증세를 보인다. 이는 심각한 인격장애(personality disorder)인데 중년기에는 경감되지만, 노년기에 다시 나타난다.

아동의 반사회적 행동은 성인기 반사회적 행동과 부족한 심리·사회적 기능에 좋은 예측 변인이다. 또한 교사가 공격적이라고 한 아동은 그렇지 않은 아동과 비교하여 성인이 되어 더욱더 공격적이었으며, 더욱더 범죄행위를 하였다. 약물남용이나 실업문제와 같은 장기간 그리고 만성적인 문제들은 아동기 청소년 공격성과 관련이 있다. 소년원에서 추가적인 지원 서비스가 부족할 경우 결국 공격성을 부추기고 범죄행위를 증가시킨다.

3. 공격성과 범죄

아동의 공격성은 후에 청소년범죄의 좋은 예측 변인이 될 것으로 보인다. 물론 많은 다른 변인들도 문제에 영향을 미칠 것이다. 분명 공격성만이 있는 것이 청소년범죄로 갈 것이라고는 단정할 수는 없다. 권위적인 양육 태도, 공격성에 대한 적절한 벌, 긍정적인 사회행동에 대한 강화, 그리고 사회적 학습 적응력 등은 이와 같은 청소년 품행장애를 예방할 수 있을 것이다.

---

21) 품행장애는 성인기 반사회적 인격장애와 관련이 있는 것으로 밝혀지고 있다.

4. 성별 차이

소녀는 일반적으로 소년보다는 늦게 청소년범죄를 하는 것으로 알려져 있다. 그러나 소녀의 범죄는 소년들보다 덜 공격적이지만 더 오래 지속되는 것으로 나타났다. 소녀의 품행장애 증상은 성인기에 반사회적 행동보다는 불안(anxiety)과 우울증(depression)의 원인이 된다.

제 4 절 예방 및 처방

청소년범죄는 예방이 중요하다. 왜냐하면 품행장애 청소년을 처방하는 것은 매우 어렵고 성공하기가 쉽지 않기 때문이다. 이는 문제가 복잡하고 그 정도가 심하며 지속적이다. 그리고 종종 가족의 역기능을 가져온다. 그러나 만일 처방이 된다면 부모-가족 처방, 사회-인지 처방, 또래-학교 중심처방, 공공사회 중심(예; 거주지역)처방 등의 방법으로 한 경우 일 것이다.

부모 가족 중재는 일반적으로 상황관리나 집에서 아동의 행동을 변경시키기 위한 부모 훈육 등의 방법이다. 부모는 부적절하고 반사회적인 행동을 없애고 적절하고 사회적인 행동을 하도록 사회적, 가시적인 강화제를 제공하는 방법을 배운다. 여기서 사용될 수 있는 기법은 계약과 부모 지시의 재설정, 일상적인 일의 구성, 더욱 밀접하게 아동에 접근하여 통제하는 방법 등이다. 가족 구성원 간의 의사소통 기술훈련도 치료 방법으로 사용된다.

제 5 절 생각하는 연구

1. 자기표현 프로그램의 품행장애 효과

한숙종(2016)은 자기표현 프로그램이 품행장애 위험 청소년의 자아존중감과 대인관계에 미치는 영향을 연구하였는데, 그의 연구 결과를 요약하면 다음과 같다.

첫째, 자아존중감 전체 점수에 있어서 실험집단과 통제집단 간의 사전-사후검사 점수의 증가분에 대한 차이 검증을 시행 한 결과, 두 집단 간에 통계적으로 유의한 차이가 나타나지 않았다. 즉 자기표현 프로그램이 품행장애 위험 청소년들의 자아존중감 전체에는 긍정적인 영향을 미치지 못하였다.

그러나, 자아존중감의 하위영역별 점수를 살펴보면 학교 자아존중감[22]에서 실험집단과 통제집단 간의 사전-사후검사 점수의 차이 검증을 시행한 결과 학교 자아존중감은 유의한 차이를 나타냈다. 즉 자기표현 프로그램에 참여한 품행장애 위험 청소년들의 학교 자아존중감 자기표현 프로그램에 참여하지 않은 통제집단보다 유의하게 증가하였음을 알 수 있다.

둘째, 대인관계 전체 점수에 있어서 실험집단과 통제집단 간의 사전-사후검사 점수의 증가분에 대한 차이 검증을 시행 한 결과 두 집단 간에 통계적으로 유의한 차이가 있는 것으로 나타났다. 즉 자기표현 프로그램이 품행장애 위험 청소년들의 대인관계에 긍정적인 영향을 미쳤음을 알 수 있다.

---

22) 선생님의 설명을 이해하지 못할 때가 있다, 내가 원하는 만큼의 학교생활이 잘 되지 않는다, 나는 학교에서 가끔 화날 때가 있다, 선생님은 나를 착하지 않다고 생각하시는 것 같다, 나는 학교에서 실망한 적이 있다.

대인관계의 하위영역별 점수를 살펴보면 만족감, 의사소통, 신뢰감에서 실험집단과 통제집단 간의 사전-사후검사 점수의 차이 검증을 시행한 결과 통계적으로 유의한 차이를 나타냈다. 즉, 자기표현 프로그램에 참여한 품행장애 위험 청소년들의 대인관계가 자기표현 프로그램에 참여하지 않은 통제집단보다 유의하게 증가하였음을 알 수 있다.

친근감, 민감성, 개방성, 이해성 영역에서는 실험집단과 통제집단 간의 사전-사후검사 점수의 차이 검증을 시행한 결과 유의한 차이가 나타나지 않았다.

2. 토큰 강화와 품행장애

김소희(2015)는 토큰강화 체제가 품행장애 아동과 통합학급 아동의 행동 문제에 미치는 효과를 연구하였다. 그의 연구를 요약하면 아래와 같다.

첫째, 토큰강화 체제는 품행장애 아동의 욕설하기, 수업 중에 자리 이탈하기, 수업 중에 마음대로 말하기 행동 문제 개선에 효과가 있다.

둘째, 토큰강화 체제는 통합학급 아동의 욕설하기, 수업 중에 자리 이탈하기, 수업 중에 마음대로 말하기 행동 문제 개선에 효과가 있는 것으로 나타났다.

3. 품행장애에 대한 교사의 인식

박채진(2013)은 품행장애 아동에 대한 초등교사의 인식을 연구하였는데, 그의 연구를 요약하면 아래와 같다.

첫째, 품행장애 아동의 지도 시 가장 어려운 점은 또래에 대한 폭력 행동이었고, 다음으로 학급 규칙 위반, 교사에 대한 폭력 행동 순으로 나타났다.

둘째, 개인적 차원에서 품행장애 아동의 대처방안에 대한 교사들의 인식은 특수교육 연수 여부와 품행장애 아동의 지고경험 유무에 따라 유의미한 차이를 보였다. 특수교육 연수 경험이 있는 교사들은 강화, 보상, 자기관리, 가족 상담, 긍정적 행동 지원에 대한 인식이 높았다. 품행장애 아동의 지도 경험이 있는 교사들은 차별강화, 가족 상담, 긍정적 행동 지원에 대한 인식이 높았다.

셋째, 학교 차원에서 품행장애 아동의 대처방안에 대한 교사들의 인식은 특수교육 연수 여부와 품행장애 아동의 지고경험 유무에 따라 유의미한 차이를 보였다. 특수교육 연수 경험이 있는 교사들과 품행장애 아동의 지도 경험이 있는 교사들 모두 외부 전문기관 의뢰제도 마련, 전문적 지원체계 수립, 긍정적 행동 지원에 대한 인식이 높았다.

10
chapter

적대적 반항장애

적대적 반항장애 아동은 주로 가족 문제로 양산되는데 윗사람에 대한 부정적, 반항적, 불순종 등 적대행동을 보인다. 즉, 여러 가지 환경적인 요인에 의하여 발생한 행동상의 문제인 것이다. 이 장애는 품행장애 아동보다 훨씬 그 문제 수준이 낮다. 왜냐하면 품행장애는 많은 수가 반사회적 인격장애로 발전하지만, 적대적 반항장애는 그 비율이 낮기 때문이다. DSM-5에 의한 적대적 반항장애의 진단기준은 표 10.1과 같다.

표 10.1 적대적 반항장애의 진단기준

적대적 반항장애의 진단기준
A. 격노/격분한 기분이나 논쟁 행동/반항 행동 또는 복수심 등이 6개월 이상 지속되고, 다음 중에서 4개 이상 해당하며, 형제자매가 아닌 1명 이상의 사람과 상호작용할 때 나타난다.
격노/격분한 기분
1. 자주 성질을 부린다.
2. 종종 과민하거나 쉽게 짜증을 낸다.
3. 자주 화를 내며 원망을 한다.
논쟁 행동/반항 행동
4. 상급자와 잦은 논쟁을 한다(아동/청소년의 경우는 성인과).
5. 상급자의 지시나 규칙을 무시 또는 거부한다.

6. 고의로 타인을 자주 괴롭힌다.
7. 자신의 실수나 잘못을 자주 남의 탓으로 돌린다.

보복 행동

8. 6개월 이내에 적어도 두 번 이상 원한이나 보복 행동을 한다[1].

B. 이러한 행동 문제로 인하여 사회적 맥락(예: 가족, 또래집단, 직업 동료)에서 자신이나 타인의 고통과 관련이 있거나, 사회, 교육, 직업 또는 중요 기능 영역에 부정적 영향을 미친다.

C. 이 행동이 정신병, 약물 사용, 우울장애나 양극성장애[2]로 인하여 나타난 것이 아니어야 한다. 또한 이 기준은 파괴성 우울 기분 조절장애[3] 진단기준에 합당하지 않아야 한다.

장애 정도

* 경도 : 증상이 한 가지 상황에만 국한되어 있다(예: 가정, 학교, 일터, 또래)
* 중등도: 증상이 적어도 두 가지 상황 이상에서 나타난다.
* 중도 : 증상이 세 가지 상황 이상에서 나타난다.

적대적 반항장애 아동은 같은 또래 일반아동보다 반항 행동이 명백히 더 심하게 나타나고 이런 행동으로 상호작용 관계나 학교 수업과 같은 기능 영역에서 손상을 보인다.

적대적 반항장애 진단은 아동의 연령이나 발달학적 수준을 고려하여 진단을 내리는데 이는 행동상의 문제로서 정신병 상태나 기분장애[4]에 의한 것이 아니어야 한다.

1) 행동의 지속성이나 빈도 정도가 진단에 부합하기 위해서는 정상범위 내에 있는 행동과는 구별되어야 한다. 다른 언급이 없다면 5세 미만의 아동인 경우에는 최소 6개월간 거의 매일 위에 언급한 행동이 나타나야 하고(진단기준 8), 5세 이상의 아동인 경우에는 6개월 동안 1주일에 최소 1회 이상 위에 언급한 행동이 나타나야 한다(진단기준 8). 이 빈도에 대한 기술은 증상을 기술하기 위한 최소 기준을 제공한 것일 뿐, 반항적 행동이 동일 발달 수준에 있고, 성별이나 문화적 배경이 같은 다른 사람에게서 보통 관찰되는 것 보다 더 빈번하고 강도가 높은 것인지와 같은 기타의 요인들도 고려해야 한다.
2) bipolar disorder
3) disruptive mood dysregulation disorder
4) mood disorder: 기분장애.

또 아동기에는 이 진단기준이 품행장애의 진단기준에 합당하면 적대적 반항장애로 진단하지 않고 품행장애로 진단하며, 18세 이후에는 반사회적 인격장애의 진단기준에 합당할 예도 적대적 반항장애[5]로 진단하지 않고 반사회적 인격장애로 진단한다.

제 1 절 진단/사정

1. 상담

갈등과 반항으로 얼룩진 적대적 반항장애 아동과 그 가족을 사정할 때, 가장 먼저 고려할 것은 가족 상담이다. 가족 상담을 통하여 상담자는 가족 구성원들로부터 다음과 같은 사항을 파악한다.

1) 가정 내 문제 내용
2) 가족 구성원이 의사소통하고, 문제를 해결하며, 결론을 지어 가는 과정

상담자는 질문을 통하여 다른 가족 구성원에 대한 호불호(好不好), 주 다툼의 주제, 일에 동의하도록 가족을 강압적으로 하는 방법, 다툼이나 불복종 전후 상황, 현 가족 문제에 대한 각 가족 구성원의 인식 등을 알아낸다.

상담은 주로 과정질문에 초점을 두어야 하는데, 여기서 과정질문이란 다툼 방법, 타인과의 의사소통효과 가상시나리오에 의한 문제 전개 과정 등이다.[6] 예를 들어 가족 다툼, 분노를 의사소통하는 방법, 타인 분노에 대한 반응, 가족 구성원 행동에 대한 느낌, 문제해결 방법, 변화의 목표, 이상적인 상황, 싸움 예방, 가족의 역동성, 가족 규칙, 그리고 아

5) 적대적 반항장애는 가족 기능상의 문제로 본다.
6) 가족 역기능과정을 탐색하기 위한 과정이다.

동에 대한 부부간 논의방식 등을 알아낸다. 가족 스타일과 가족 역동성을 사정하는 데는 여러 가지 다양한 사정 도구를 사용할 수 있다.

2. 관찰

직접 관찰 방법 역시 가족 역동성과 의사소통 패턴을 사정하는 데 중요한 방법이다. 특히 서로 부정하는 사람을 사정하는 데 유익하다. 예를 들면 상담자는 역기능적인 가정을 직접 관찰하여 맹목적이고 의심스러운 의사소통을 하는 패턴을 확인할 수 있다.

직접 관찰은 기록표로 하는데, 후에 가족의 상호작용이나 의사소통(적대, 신경, 긍정적인 면 등)을 알아보기 위하여 오디오 테이프이나 비디오테이프를 부분적으로 사용할 수 있다.

이와 같은 직접 관찰은 보통 비공식적으로 가족 구성원을 관찰한다.[7)] 이 경우 관찰자는 특히 긍정적인 가족 상호작용을 저해하는 비 구어적 행동을 관찰한다. 이 과정을 통하여 역기능적인 가족 패턴을 확인하는 것이다.

제 2 절 전개 과정

1. 밀착 가족과 고립 가족

가족 패턴 중 밀착 가족은 가족 구성원 간의 기초가 혼란스럽고, 각 구성원이 전반적으로 다른 가족의 생활에 관여하는 모습이다. 이런 가족 유형에서는 분리불안, 긴장, 과잉 통제, 적대감 등이 나타난다.

7) 정해진 관찰 형식이 없이 자유로운 상태에서 가족 구성원의 상호작용을 관찰한다.

표 10.2 적대적 반항장애의 전개 과정

전개 과정	내용
밀착 가족과 고립 가족	밀착 가족은 다른 가족의 생활에 관여하는 모습이다. 이런 가족 유형은 분리불안, 긴장, 과잉 통제, 적대감 등이 나타난다. 또 고립된 가정은 외부 가족과의 접촉을 피하고 아동이 시간 대부분을 부모와 함께 보내고 다른 활동에는 거의 관여하지 않는다.
갈등 가족	갈등을 겪는 가족은 지속적인 다툼과 앙심을 보인다. 의사소통과 문제해결 전략이 손상되어 있으며, 가족 구성원 간에 인지가 왜곡된 것이 보통이다.
의사소통 문제 가족	의사소통 문제는 이해하기를 거부하거나 타인의 견해에 대하여 이해를 하지 않는 데서 나올 수 있다.
역기능 가족	역기능적인 가족은 과거, 해결될 수 없는 일, 복잡한 문제에 우선적인 초점을 두는 경향이 있다.
가족 시스템	가족 시스템이론에서는 가족 시스템의 역기능적 발달 모델을 제시한다.

또 고립 가정은 외부 가족과의 접촉을 피한다. 그래서 결과적으로 아동이 시간 대부분을 부모와 함께 보내고 다른 활동에는 거의 관여하지 않는다. 이런 가족 유형에서는 가족 간 의사소통이 거의 없으며, 상황이 절대적으로 필요할 때만 의사소통하게 된다.

2. 갈등 가족

갈등을 겪는 가족은 지속해서 다툼과 앙심을 보이는 특성이 있다. 그리고 의사소통과 문제해결 전략이 손상되어 있으며, 가족 구성원 간에 인지가 왜곡된 것이 보통이다.[8)]

행동 문제를 가진 가족 또한 다양한 가족 역기능 패턴을 보일 수 있다. 의사소통 문제는 한 가족 구성원이 다른 가족 구성원에게 말할 때 그 말을 한 가족이 왜곡하여 발생한다.

예를 들면 아버지는 가족의 정적 변화를 위하여 그의 바람을 말하는

8) 예: 해하려는 의도가 있다고 생각함.

습관이 있다. 즉 때때로 그는 한숨을 쉬며 허망하게 바라다본다. 그러나 가족 중에 누구도 그의 말을 믿지 않으며 모두는 그 결과로 좌절한다. 또 의사소통 문제는 수동적이고 거의 대화를 하지 않는 가족 구성원 때문에 발생할 수도 있다.

문제는 다른 가족 구성원 간의 연합에 대하여 거의 광적으로 과대하게 걱정을 하는 가족 구성원에 의하여 생겨날 수도 있다.

3. 의사소통 문제 가족

의사소통 문제는 이해하기를 거부하거나 타인의 견해에 대하여 이해를 하지 않는 데서 나올 수 있다. 예를 들어 한 가족 구성원이 다른 구성원에게 무슨 말을 하면 그 가족 구성원은 이 말을 곡해하였거나 무시하거나, 뭔가 다른 의미로 생각할 수 있다. 그래서 최종행동은 의사소통과 유추 의사소통 간의 차이를 보이거나 실제 메시지와 메시지 속에 숨어 있는 진짜로 말하려 한 것 사이의 차이를 보여주게 되는 것이다. 이런 문제는 의사소통과 유추 의사소통[9]의 차이가 크게 다를 때 쉽게 발전한다.

기타 가족 의사소통 문제는 고자질, 방해, 제3자를 통한 의사소통, 단순한 의사소통을 대신에 강의식이나 명령, 빗나간 대화, 과거 이야기, 지식, 위협, 놀리기, 대화 독점, 그리고 물론 침묵도 있다.

4. 역기능 가족

역기능적인 가족은 과거, 해결될 수 없는 일, 복잡한 문제에 우선적인 초점을 두는 경향이 있다. 예를 들면 과거 사건에 의한 옛날 상처, 학교에서의 과거사건 등은 문제해결에서 제기할 수 없는 일들이다. 그런데도 그런 일을 현재에 와서까지 벌주기 위하여 거론한다.

9) 말하고 있는 사람의 의도가 무엇이었는지를 듣는 사람의 처지에서 유추하는 것.

또 문제해결 전략을 마련하는 데 있어 아래와 같은 전략을 사용한다.

1) 가족 구성원이 다른 사람이 자신의 특정 해결책을 받아들이도록 강요.
2) 너무나 애매하고 자기중심적인 해결책 제시.
3) 유연성을 보여주지 않음.
4) 과정 중도에 좌절하고 포기.

역기능적인 가족 패턴은 부모와 아동이 가지고 있는 인지 왜곡으로 인하여 야기되고 악화한다고 한다. 부모 측면에서 이러한 인지 왜곡의 예는 파멸, 복종, 완벽주의, 자책, 악의 등이다.

1) 파멸 : 아동에게 자유를 주면 재앙이 오게 될 것이라는 믿음.
2) 복종 : 아동은 부모가 한 모든 지시에 따라야 한다는 신념(규준은 75~80%).
3) 완벽주의 : 아동은 언제나 모든 결정에 대하여 올바로 결정하고 알아야 한다고 믿는 신념.
4) 자책 : 아동이 실수하면 부모의 책임이라고 믿는 신념.
5) 악의 : 아동은 언제나 부모에게 화나게 하고 괴롭힌다고 믿는 신념.

인지 왜곡은 아동에게서도 나타날 수 있다. 이에는 공정성, 파멸, 자율, 승인 등이 포함된다.

1) 공정성 : 부모가 규칙을 적용하는 데 있어 공정치 못하다는 인지 왜곡.
2) 파멸 : 가족 규칙이 가족의 상태 자신의 생활, 자기 친구를 파멸시킨다는 믿음.
3) 자율 : 자기가 원하는 대로 하여야 한다는 신념.
4) 승인 : 부모를 화나게 하는 일은 하지 말아야 한다는 신념.

가족 역기능 패턴은 의사소통 상 어려움, 문제해결, 인지 등으로 야기되고 악화하기는 하지만, 이들 어려움은 하루아침에 발전되지는 않는다.

사실, 반항이나 심한 갈등을 일으키는 가정에서는 장기간의 부적절한 양육 패턴, 강요, 기타 역기능 등이 보통 나타난다. 불행하게도 일부 가정들은 이를 받아들이길 꺼리거나, 가족 구성원이 나쁘게 보이는 것을 드러내기를 꺼린다.

5. 강압 모델

강압 모델에 따르면 아동의 반항과 가족 갈등은 잘못된 정적, 부적 강화로 점차 발전된다고 한다. 예를 들어, 부모는 싫다는 아동에게 명령[10] 할 수 있다. 그 사람 다음엔 아동의 행동을 비난하고, 아동을 나무란다.[11] 또 아동에게 지시를 따르도록 하거나 과제를 따르도록 뇌물로 매수를 한다.[12] 여기에서 아동은 자신의 불복종에 대하여 정적으로 보상을 받고 반항 패턴이 계속되어 시간이 거듭되면서 악화한다.

또 부모는 아동이 거절하면 명령법을 사용한다. 그러나 이 경우에 부모가 아동에게 자기 의사를 따르도록 강요하기 때문에 아동과 부모 간에는 큰 소리가 나게 된다. 어떤 경우 부모가 순종을 강요하기 위하여 물리적인 벌을 사용하기도 한다. 그러나 이는 비효율적이다.

또 어떤 경우에는 아동이 순종하는 것을 포기하게도 된다. 그러면 아동은 불복종에 대하여 부적으로 강화된다.[13] 그러면 시간이 지나면서 아동은 모든 일에서 불복종이나 짜증을 계속 부리면 만사가 해결된다고 생각을 하게 된다.

10) 예; 학교에 가라.
11) 예; 학교에 가지 않는다고 나무란다.
12) 예; 아동 침실을 청소해 준다.
13) 아동에게 일을 경감시켜 준다; 예; 부모가 자신의 방을 청소한다.

6. 가족 시스템

가족 시스템이론에서는 가족 역기능 발달 모델을 제시한다. 이 이론에서는 행동 상황에 대한 초점 대신 가족 역기능에 대한 일련의 발달 단계를 거치는 데 초점을 둔다. 즉 아래와 같은 단계를 거치는 것이다.

1) 결혼.
2) 초산(가족 시작).
3) 자녀 학교 입학과 부모의 근로와 가사 노동에 대한 재협상(학령기 가정).
4) 청소년기 아동과 양육역할에 대한 도전(청소년 가정).
5) 아동이 집을 떠나고 대학에 다님(진출가정).
6) 부모은퇴와 손자와의 상호작용(양육 후 가정).

대부분 가정은 고통을 겪으면서 이 단계를 거친다. 그러나 가정 대부분은 이 고통의 단계를 스스로 해결하며 점차 앞으로 나아간다. 그러나 어떤 경우에는 한 단계에서 고착되어 있을 경우도 있고, 중요한 문제를 해결하지 못하는 경우도 있다.

따라서 가족 시스템이론에서는 가족에게 한 단계에서 다음 단계로 성장이 제한된 문제를 부분적으로 해결할 수 있도록 돕는다.

발달상 문제는 특별한 가정에서 발생할 수 있다. 이 경우 특별한 문제해결이 필요하다. 이에 대한 문제와 문제해결은 아래와 같다.

1) 별거와 이혼-슬픔, 친구 잃음, 가족 반응 자존심 등에 대하여 자세히 고려하여야 한다.
2) 편모, 편부-가족을 재구성하고, 새로운 사회지원 네트워크, 죄의식과 분노의 해결에 노력하여야 한다.

3) 전과자-새로운 친밀감 형성과 외부인과의 갈등 등을 고려할 필요가 있다.
4) 재혼-새로운 가족력을 구성하고 기초적인 시스템을 구축할 필요가 있다.

가족 시스템 치료에서는 갈등과 아동 행동 문제를 일으키는 요인을 해결하는 데 있어 가족 간의 다양한 동맹관계가 장기간 갈 경우 특히 문제가 된다고 한다. 이 중 하나가 삼각관계인데 가족 중 두 명이 서로 의견이 일치되지 않을 경우 가족의 제3자에게 물어서 중재하고 하나를 선택하게 하는 방법이다. 예를 들어 어머니와 딸 사이에 갈등의 관계가 있을 경우에 아버지에게 물어서 언쟁을 결정하도록 하는 방법이다.

삼각관계인 경우 아버지는 동요할 수도 있고, 지지를 한쪽에서 다른 한쪽으로 이동할 수도 있으며, 그 스스로 거절하고자 할 수도 있다.

또 하나의 문제 동맹은 제휴인데, 이는 둘 이상의 가족 구성원이 다른 사람에 대하여 연합으로 반대하는 것이다. 이는 두 아동이 다른 아동을 괴롭히거나, 대가족의 경우에, 조부모와 손자들이 부모에 대하여 제휴하는 것이다.[14)]

아동은 부모의 행동을 변화시키기 위하여 자신들끼리 제휴할 수도 있다. 예를 들면, 어떤 아동은 부모에게 부부싸움을 그만두게 하고자, 아동의 행동에 대하여 즉각적인 관심을 얻고자 학교에서 거친 행동을 할 수 있다. 물론 가족 간 제휴의 경우 부모가 아동을 양육하기 위하여 효과적으로 연합하였을 때는 그 효과가 매우 좋은 적절한 방법이다.

14) 예: 세대 간 동맹

제3절 처 방

문제 가족을 위하여 사용한 가족치료의 처방법은 1) 상황관리에 관련한 부모교육, 2) 가족 의사소통과 문제해결 훈련 3) 계약, 재구성, 역설적 중재 등이다.[15)]

표 10.3 가족치료 방법

방 법	내 용
상황관리	부모가 아동의 잘못된 행동을 다루는데 서로 지속적이며 효과적으로 다루는 방법을 가르치는 과정이다.
의사소통 훈련	가족 구성원이 서로 간에 이야기하는 것을 적절히 듣는 방법을 증진하기 위하여 사용.
재구축	치료자가 가족 구성원에게 부정적인 말을 바꾸도록 하여주고, 문제를 더 긍정적으로 보도록 바꾸어 주는 것이다.

1. 상황관리

상황관리는 부모가 아동의 잘못된 행동을 서로 지속적이며 효과적으로 다루는 방법을 가르치는 과정이다. 이 상황관리는 부부에게 매우 필요한 요소인데, 집안 규칙을 정하고 이들 규칙에 대하여 공동으로 강화하며, 결과통제를 부부가 같이하도록 하기 위한 것이다.

따라서 치료는 처음에 가족 구성원과 관련한 모든 집안 규칙의 윤곽을 잡아준다. 예를 들어 잠잘 시간, 숙제, 집안일 등에 대한 세분된 규칙을 정한다. 또 불복종 결과도 정한다. 모든 가족 구성원이 이에 동의하게 하며, 이 사본을 냉장고 등에 게시하게 한다.

15) 이와 같은 방법은 가족치료의 기본적인 수단이다.

또한 부모가 아동에게 지시하는 행동을 변화시키기 위한 것도 있다. 이 경우 치료는 부모가 아동에게 명령하는데 간단명료하게 한 번만 반복하는 것에 초점을 둔다.

치료는 정기적으로 집안 가족 규칙과 그로 인한 집안 문제에 대하여 다시 살펴본다. 예를 들어, 초기에 쓰레기 치우는 문제에 대하여 혼동이 있으면 치료는 각각 요일을 달리하여 남자에게 쓰레기 치우는 날을 정하여 줄 수 있다.

또 치료는 부모가 아침저녁에 정기적으로 할 일상생활을 정할 필요가 있다는 점을 지적하기도 한다.

2. 의사소통 훈련[16)]

의사소통 훈련은 가족 구성원이 서로 간에 이야기하는 것을 적절히 듣는 방법을 증진하기 위하여 사용되는 것이다.

처음에 치료사는 가족을 위한 기본 규칙을 정한다. 이의 예를 설명하면 아래와 같다.

1) 대화 시에 다른 사람의 이름을 부르지 않는다든지 타인을 방해하지 않는다.
2) 한 가족 구성원이 말을 하고 다른 가족 구성원들이 이를 듣는다.
3) 그가 말한 것을 가족 구성원들이 차례로 부연 설명한다. 이 과정은 집중과 듣기 기술을 향상하게 시켜, 한 사람의 의견을 모든 사람이 듣도록 하고, 모든 가족이 그 사람의 관점에 몰두할 수 있게 하는 것이다.
4) 듣고 해석하는 데 있어 발생하는 문제는 치료자가 중재하게 되는데, 치료자는 교정 피드백을 제공하기 위하여 일시적으로 과정을 중지시키거나 중재를 한다.

16) 가족치료 세션에서 흔히 사용되는 방법이다.

의사소통기술 훈련은 단기간의 대화기술을 개발시키는 데 초점을 둔다. 이 훈련은 아래와 같다.

1) 한 사람이 한두 가지 언급을 하고 다른 사람이 듣는다.
2) 그가 말한 것을 다른 사람들이 부연 설명하고, 처음에 말한 사람이 성실히 듣고 반응한다.
3) 이 과정 중에 치료자가 말의 내용과 말하는 방법에 대하여 피드백을 제공한다.
4) 두 사람이 서로 말하기를 원치 않을 경우, 치료자가 일방의 역할을 맡아서 그 일방이 보고 있는 가운데 그 사람과 대화한다.
5) 그 다음에 진보된 의사소통기술 훈련을 하게 되는데 이는 보다 광범위한 대화, 경의 찬사와 같은 정적인 말, 타인의 견해에 대한 이해의 표현에 대하여 초점을 둔다.

의사소통기술 훈련과 마찬가지로 문제해결 훈련도 매우 필요하다. 이 방법에는 아래와 같다.

1) 특정 문제를 가족이 제기한다.
2) 모든 가족 구성원이 이를 해결하기 위하여 가능한 한 많은 해를 적어 간다.[17)]
3) 해결책이 터무니없어도 이를 적어 둔다.[18)]
4) 해결할 문제의 선택은 먼저 쉽고 작은 문제를 다루어서 가족이 성공적으로 수행할 수 있게 한다.

17) 브레인스토밍(brainstorming)이라고 한다.
18) 예: 파출부를 고용한다.

3. 재구축

가족치료는 가족의 역동성을 향상하고 문제를 해결하는 데 다른 기법을 사용할 수도 있다. 이들 기법에는 유관계약, 재구축, 역설적 중재법 등이 있다.

1) 유관계약

유관계약[19]은 종종 아동과 부모 간의 갈등을 통제하는 데 사용되는데 치료사가 제공한 문서로 만들어진 계약서에 동의한다. 계약서에는 각각의 책임뿐만 아니라 이 조건에 따르거나 따르지 않을 경우 정적인 결과와 부적인 결과를 포함한다.

이 방법의 이점은 청소년에게 협상을 할 수 있게 하여 주고, 모든 가능한 견해가 고려된다는 점이다. 이 방법은 아래와 같다.

(1) 가족과 상황에 대해 충분한 대화를 한다.
(2) 서로 합의된 내용을 중심으로 계약서를 작성한다.
(3) 계약서를 구성원이 가장 잘 보이는 곳에 부착하고 이를 수행한다.
(4) 계약만료일에 이를 검토하고 상을 준다.

2) 재구축

재구축[20]은 치료자가 가족 구성원에게 부정적인 말을 바꾸도록 하여 주고, 문제를 더 긍정적으로 보도록 바꾸어 주는 것이다.

예를 들어, 학교를 빼먹은 아동이라고 말하는 것보다 부모와 더 많은 시간을 가지고 싶어 한다고 말하는 식으로 재구축하는 것이다. 이는 대화의 중요한 기술이 된다. 이는 마치 '긍정의 힘'이란 말과 유사하다.

---

19) contingency contract; 상황계약이다.
20) reconstruction.

3) 역설적 중재

역설적 중재[21]는 가족 구성원에게 가족의 역동성을 보여주기 위하여 종종 사용하는 방법이다. 예를 들어, 아동은 부모가 관심을 가질 수 있도록 가능한 한 짜증을 많이 부릴 수 있다. 그러면 짜증을 부리게 내버려 두는 것이다. 이 방법은 그리 바람직한 방법은 아니나 상황에 따라 물림[22] 처방법처럼 사용하는 방법이다.

제 4 절 생각하는 연구

1. 적대적 반항장애와 품행장애

문장원과 마소(2021)는 품행장애와 적대적 반항장애의 발달 경로 탐색에서 적대적 반항장애와 품행장애를 연구하였는데 그의 연구에 의하면, 적대적 반항장애는 종종 품행장애 발달의 초기 단계를 형성하는 가벼운 형태의 품행장애로 여겨져 왔다.

그러나 두 장애 사이의 연관성에 대한 현재 증거는 상당히 제한적이며 발달적 관계에 대한 혼합된 지원만 제공하며, 적대적 반항장애는 여전히 논란의 여지가 있는 진단이기도 하다.

품행장애와 적대적 반항장애 사이의 연관성은 적대적 반항장애 증상 내에서 명확한 차원을 확인함으로써 명확해질 수 있다.

연구자들은 품행장애와 적대적 반항장애에 대한 관련 연구를 통해 밝혀진 내용을 기초로, 적대적 반항장애에서 품행장애로 진행되는 데 관

21) paradoxical intervention; 가족 성원들이 저항하도록 하여 변화를 일으키는 치료기법이다. 대표적인 예를 들면, 이혼하겠다고 할 경우 "누가 이혼하지 말랬는가?"라는 중재를 통하여 이혼을 막는다.

22) satiation.

여하는 예측 인자에 대해 탐색하고, 품행장애와 적대적 반항장애의 발달 경로를 검토한 후, 품행 문제의 발현 시기와 품행장애의 위험 요인에 대해 알아보았다.

연구 결과, 적대적 반항장애는 품행장애의 전조증상이며, 적대적 반항장애가 품행장애로 진행되는 데 관여하는 요인들은 여러 가지가 있는데, 진행 과정에서 어떻게 그 요인들을 관리하느냐가 품행장애로 진행되는 데 많은 영향을 미치는 것으로 판단된다.

2. 미술 활동과 적대적 반항장애

권영미(2010)는 미술 활동이 적대적 반항장애아의 공격적 행동에 미치는 효과를 위하여, 초등학교 4학년에 재학 중인 적대적 반항장애아 2명을 선정하여 연구하였는데 그의 연구 결과를 요약하면 다음과 같다.

첫째, 미술 활동은 적대적 반항장애 아동의 언어적 공격행동을 감소시키는 데 효과적이다. 미술 활동을 하는 과정에서 아동의 흥미를 유발하고, 공격적 에너지를 발산하여 공격성을 감소시킴으로써, 조그만 일에도 말다툼을 하고, 욕설하거나 협박하고 따지는 행동이 현저히 줄어든 것으로 보아 언어적 공격행동이 감소한 것으로 보인다.

둘째, 미술 활동은 적대적 반항장애 아동의 신체적 공격행동을 감소시키는 데 효과적이다. 미술 활동을 통해 자유로운 감정 발산 및 해소로 억압된 감정을 표출함으로써, 아동의 정서를 안정시키고 스트레스를 해소할 수 있는 통로를 제공하여 주먹이나 손으로 때리고, 발로 차는 행동이 급격히 줄어든 것으로 보아 신체적 공격행동이 감소한 것으로 보인다.

셋째, 미술 활동은 적대적 반항장애 아동의 수동적 공격행동을 감소시키는 데 효과적이다. 미술 활동 과정을 통해 부정적인 감정을 표현하는 다른 대처 방법을 배우고, 성취감이 긍정적인 요소로 작용하여, 자신감과 함께 심리적인 여유를 갖게 됨으로써, 자신의 감정을 통제하고 조절하는 것으로 보아 수동적 공격행동이 감소한 것으로 보인다.

3. 적대적 반항장애와 모래 치료

김선영, 김장회(2013)는 반항장애 아동의 모래놀이치료 효과를 연구하였는데, 이들은 분노 조절이 힘들고, 산만하고 충동적이어서 학습에 어려움이 있으며, 아동의 어머니를 포함한 주요 성인과의 관계에서의 어려움을 주 호소로 심리치료를 요청한 초등학교 4학년 남자 아동을 대상으로 하였다.

모래 치료는 1년 동안 융의 분석심리학과 아동 중심 놀이치료를 기반으로 하는 모래 놀이치료를 주 1회를 기준으로 총 41회기를 진행하였다.

연구 결과, 아동은 자신의 억압되고 축적된 불안과 분노감 등의 정서를 통찰하고, 분노조절과 산만함 등 개인적인 정서적 부적응행동의 변화를 경험하였다.

아동의 어머니를 포함한 주요 성인과의 관계 호전을 보이는 등 주 호소 문제 전반에 걸친 긍정적인 변화가 나타났다.

그리고 사고력의 질적 발달을 통한 과제 및 학습 성취 결과에서도 유의미한 결과가 관찰되었다.

결론적으로 장기간의 모래 놀이치료가 정서적 부적응행동의 외현화를 나타내는 학령기 아동의 정서 및 행동 변화에 미치는 긍정적인 효과를 확인하였다.

4. 간헐적 폭발장애

DSM-5에서는 적대적 반항장애, 품행장애 외에도 간헐적 폭발장애(Intermittent Explosive Disorder)를 들고 있다. 이 장애는 ADHD, 품행장애, 적대적 반항장애, 자폐성장애들에서 보일 수 있는 증상보다 훨씬 심하게 충동적 공격 폭발을 보여 임상적 주의가 필요할 때는 간헐적 폭발장애 진단을 추가하여 내릴 수 있다.

DSM-5에 의한 간헐적 폭발장애의 진단기준은 아래와 같다.

표 10.4 간헐적 폭발장애 진단기준

간헐적 폭발장애 진단기준

A. 공격 충동을 통제하지 못하여 행동 폭발이 반복되는 경우로 다음 증상 중 하나에 해당한다.

1. 구어 공격(예: 분노발작[23], 장광설(長廣舌)[24], 말싸움이나 논쟁)이나 재물, 동물, 또는 타인에 대한 물리적 공격성이 3개월간 평균 1주일에 2회 이상 발생한다. 이때 물리적 공격으로 재물파괴나 손해를 입히지는 않으며, 동물이나 타인에 대한 신체 손상을 입히지는 않는다.

2. 재물파괴나 손해를 입히는 행동 폭발 및(또는) 동물이나 타인에 대한 신체 손상을 입히는 물리적 공격이 12개월 동안 3회 이상 발생한다.

B. 반복적인 행동 폭발 중에 나타나는 공격성 정도는 정신 사회적 스트레스 요인에 의하여 촉발되거나 나타나는 정도의 범위를 크게 벗어난다.

C. 반복적인 공격적 폭발 행동은 사전에 계획적인 것이 아니며(예: 충동적이거나 분노로 유발된 행동), 유형(有形)[25]의 대상에만 한정된 것은 아니다(예: 돈, 권력, 협박).

D. 반복적인 공격적 폭발로 인하여 폭발당사자에게 심한 고통을 주거나, 직업 혹은 대인 관계 기능에 손상을 주며 경제적 문제나 법적 문제로 연계된다.

E. 생활연령[26]은 적어도 6세(또는 동등 발달 수준) 이상이어야 한다.

F. 반복적인 공격 폭발이 다른 정신장애(예: 주요 우울장애, 양극성장애, 파괴적 기분 조절장애[27], 정신장애, 반사회적 인격장애, 경계성 인격장애) 및 다른 의학적 상태(예: 두뇌 손상, 알츠하이머병) 혹은 약물(예: 약물남용, 약물치료)의 생리적 효과에 의하지 않아야 한다. 6-18세 아동의 경우, 적응장애 일부로 발생하는 공격행동을 이 진단으로 봐서는 안 된다.

23) temper tantrum
24) tirades
25) tangible objective
26) chronological age
27) disruptive mood dysregulatuon disorder

11
chapter

섭식장애

섭식장애는 유아기에는 이식증, 반추(되새김)장애 등을 보이지만 청소년기의 경우에는 신경성 식욕부진증[1]이 나타나는데 이는 다이어트가 중요원인이다. 다이어트를 하는 사람은 신체 체중이나 신체 외모를 유지하기 위하여 특정 음식을 과도하게 피하고 칼로리 섭취를 줄여, 건강에 해로운 행위를 하는 것이다.

연구에 의하면, 다이어트를 한 10대 소녀 21%가 1년 후에 신경성 식욕부진증이 되었다는 보고도 있다. 그러나 다이어트를 하지 않은 10대 소녀는 불과 3%만이 신경성 식욕부진증이 되었다. 또 다이어트를 하면 신진대사율이 낮아져서 체중감소가 더욱 어렵게 되어 결과적으로 더 심하게 다이어트를 하게 되고 더 폭식할 가능성이 커진다. 신경성 식욕부진증에서는 체중이 평균 이하임에도 불구하고 자기 판단으로 살이 찐다고 걱정한다. 또 신경성 식욕부진증 여성은 적어도 3회 연속 월경이 없다.

여기에서는 기타의 섭식장애의 유형들을 살펴보고 나서, 청소년기 섭식 문제인 신경성 식욕부진증에 대하여 설명하고자 한다.

1) 섭식장애(Feeding and Eating disorders) 유형이다.

제 1 절 기타의 섭식장애

1. 이식증

이식증(異食症; Pica)은 글자 그대로 사람이 먹을 수 없는 물체를 먹는 증상이다. 예를 들어 먼지나 머리카락, 흙, 모래, 플라스틱 물건 등이 그 예이다. DSM-5에 의한 이식증 진단기준은 표 11.1과 같다.

이와 같은 것을 먹게 되면 소화기에 납중독과 같은 문제가 발생할 수도 있으나 다른 건강상 이상이 없을 수도 있다. 그러나 사회생활에서 문제가 될 수가 있을 것이다. 왜냐하면 사회적으로나 문화적으로 인정되지 않고 용납되지 않는 물체를 먹기 때문이다.

표 11.1 이식증 진단기준

이식증 진단기준
* 적어도 1개월 동안 영양가 없는 물질(이물질)을 지속해서 먹는다.
* 이물질을 먹는 것이 발달 수준에 비추어 부적절하다.
* 먹는 행동이 사회적으로나 문화적으로나 허용된 것이 아니다.
* 만일 먹는 행동이 다른 정신장애(예: 지적장애, 자폐성장애, 조현병)나, 의학적 상태(임신 포함) 기간 중에만 나타난다면, 별도의 주의를 기울여야 할 만큼 충분히 심각한 것이어야 한다.

이식증의 진단은 먹는 기간이 적어도 1개월 이상이면 진단을 하게 된다. 그러나 만 2세 이하 아동의 경우는 먹을 것과 먹지 못할 것에 대한 구분이 어려울 수 있으므로 이식증으로 진단하지 않는다.

이식증의 출현율은 불분명하다. 이식증을 보이는 아동 중 많은 수가 지적장애, 자폐성장애이며 성인의 경우에는 조현병을 보인다고 한다.
따라서 이식증을 보이는 경우 이들 장애가 혹시 있는 것은 아닌지를 자세히 살펴볼 필요가 있다.

또한 이식증의 원인은 심리적인 요인이 다분하므로 정서적인 지원을 통한 치료와 행동 수정법이 좋다.

2. 반추장애

반추(되새김)장애[2]는 음식을 씹어 위로 넘긴 다음에 다시 음식을 역류시키는 장애로써 때로는 되씹기도 하고, 뱉어내기도 한다. 이와 같은 반추장애는 소와 같은 초식동물이 되새김하는 것과 유사하다고 하여 되새김장애라고도 한다.

표 11.2는 DSM-5에 의한 반추장애 진단기준을 제시한 것이다.

표 11.2 반추장애 진단기준

반추장애 진단기준
* 적어도 1개월 동안 음식물의 반복적인 역류가 있다. 역류한 음식은 되씹기, 되삼키기, 뱉어낼 수 있다.
* 이 반추 행동은 관련 위장 문제 또는 기타 의학적 문제(예: 식도 역류, 유문 협착증[3])로 인한 것이 아니다.
* 이 증상은 신경성 식욕부진증, 폭식증[4], 폭식장애[5], 회피/제한적 섭취장애[6] 경과 중에만 발생하지는 않는다.
* 만일 증상이 다른 정신장애 유형(예; 지적장애 또는 기타 신경 발달장애[7])의 경과 중에만 발생한다면, 별도의 주의를 기울여야 할 만큼 충분히 심각한 것이어야 한다.
*완화(관해)[8]상태 표시 : 이전에는 반추장애 진단기준에 모두 합당하였으나, 지금 일정 기간은 진단기준에 맞지 않은 상태

2) Rumination disorder
3) hypertrophic pyloric, 위(胃)에는 음식물이 들어오는 분문(들문 :위의 입구로 음식물을 위 안으로 들여보내는 역할을 한다. 식도에서 위로 이어지는 부위)과 소화된 음식물이 십이지장으로 나가는 유문(날문; 나가는 문)이 있는데, 유문 협착증은 유문 벽 속에 있는 근육이 비정상적으로 두꺼워져서 유문이 거의, 혹은 완전히 막히는 위장관 병이다.
4) bulimia nervosa
5) binge-eating disorder
6) Avoidant/restrictive food intake disorder
7) neurodevelopmental disorder

반추장애는 이후 설명할 신경성 식욕부진증에서 먹은 음식을 강제로 토해내는 것 오해할 여지가 있는데, 이는 역류로 인하여 발생하는 치아 손상, 체중감량, 속쓰림 등 유사한 증상 때문이기도 하다.

반추장애의 원인은 신체기능에 이상이 없으면 대부분 스트레스, 애착 등 정서적인 문제에 의심을 둔다. 그래서 치료의 경우도 스트레스 덜 받기, 인지행동치료 등의 방법을 사용한다.

반추장애 유병률은 알려지지는 않았다. 그러나 일반적으로 지적장애인과 같은 특정 그룹에서 더 높은 것으로 나타나고 있다.

3. 회피/제한적 섭취장애

회피/제한적 섭취장애[9]는 어떤 원인에서든지 음식을 먹지 못하는 장애로서 음식 섭취에 대한 흥미를 잃고, 음식의 냄새, 모양, 색깔 등을 보고 먹기를 피하며, 이 음식을 먹으면 소화불량이 날것이라거나 복통이 날 것 같은 느낌 때문에 먹기를 거부한다. 그 결과 심각한 수준에 이르기까지 체중이 감소하고, 영양실조로 인하여 입원할 수도 있으며, 심할 때는 위장관 급식을 받아야 하는 경우도 발생한다. 이와 같은 섭취장애는 심리사회 기능에 크게 영향을 미친다.

DSM-5에 의한 회피/제한적 섭취장애 진단기준은 11.3과 같다.

회피/제한적 섭취장애는 초기에는 편식 정도로 보기 쉬우나 신체에 필요한 영양 섭취가 불가능하여 심각한 고통이 수반된다.

회피/제한적 섭취장애의 원인은 까다로운 식성을 가지 사람들이 위험군이겠으나 하나의 원인으로만 나타나지 않고, 다양한 생물학적, 환경적, 그리고 사회심리학적 요인에 의하여 나타난다.

이 장애와 동반되는 가장 일반적인 장애는 불안장애, 강박장애 및 신경 발달장애(특히 자폐성장애, 주의력 결핍/ 과잉행동장애, 지적장애)

8) remission
9) Avoid/Restrictive Food Intake Disorder

등이다.

표 11.3 회피/제한적 섭취장애

회피/제한적 섭취장애
* 섭취장애(예: 음식 섭취에 대한 명백한 흥미 결여, 음식의 감각적인 특성에 근거한 회피, 섭식 후 안 좋은 결과에 대한 걱정)로 인하여 적절한 영양 그리고/또는 에너지 공급에 지속해서 실패하며, 다음 중 한 가지 이상 증상을 보인다. 1. 심각한 체중감소(또는 아동기에 기대 체중에 미달하거나 더딘[10] 성장) 2. 심각한 영양실조 3. 위장관 급식[11] 혹은 경구 영양 보조제[12]에 의존 4. 현저한 심리·사회적 기능 방해
* 구할 수 있는 음식이 없기 때문이거나 문화적으로 허용되는 관습이기 때문으로 더 잘 설명되지 않는다. * 신경성 식욕부진증이나 신경성 폭식 중의 경과 중 나타나는 것이 아니고 체중이나 체형 유지를 위한 것이라는 증거가 없어야 한다. * 의학적 상태로 인한 것이 아니고 다른 정신 질환으로 더 잘 설명되지 않는다. 만일 이 섭식장애가 다른 상태나 질환과 관련하여 발생한다면 섭식장애의 심각도는 일반적으로 나타나는 것보다 더 심해야 하거나 별도의 주의를 기울여야 할 만큼 충분히 심각한 것이어야 한다.
*완화(관해)[13]상태 표시 : 이전에는 회피/제한적 섭취장애 진단기준에 모두 합당하였으나, 지금 일정 기간은 진단기준에 맞지 않은 상태

10) faltering growth
11) enteral feeding
12) oral nutritional supplements
13) remission

제 2 절 신경성 섭식장애

1. 신경성 식욕부진증[14)]

신경성 식욕부진증은 정상 체중 또는 그 이하 체중인데도 음식을 먹지 않고 살이 찔 것이라는 공포와 비만에 대한 극심한 두려움을 보이며 체중을 줄이려고 노력한다. 또한 통통한 몸매를 유지하면 사회적으로 인정받지 못할 것이라는 생각 때문에 계속하여 저체중을 유지하게 된다. 신경성 식욕부진증의 하위유형으로는 폭식이나 보상행동이 없는 경우와 폭식/보상행동이 있는 경우로 구분된다.

신경성 식욕 부진의 유병률은 여성의 경우는 대략 0.4%이다.

그러나 남성의 유병률에 대해서는 알려진 것은 없지만 여성보다 남성에서 임상 인구는 일반적으로 대략 여성과 남성의 비율은 10 : 1 정도 된다고 한다.

신경성 식욕 부진은 문화적 특성이 있는 것으로 알려져 있다. 소위 선진국병이라고도 한다. 즉, 산업화 후 선진국에서 가장 많이 발생하는 것이다. 그러나 저소득 국가의 경우는 그 출현율이 매우 제한적으로 나타난다. 표 11.4는 DSM-5에 의한 신경성 식욕부진증의 진단기준이다.

14) Anorexia Nervosa

표 11.4 신경성 식욕부진증

신경성 식욕부진증 진단기준
* 필요 에너지 섭취를 하지 않아 나이, 성별, 발달 과정[15] 및 신체 건강에 비추어 현저하게 낮은 체중을 유발한다. 현저하게 낮은 체중[16]이란 정상 수준에 미달한 체중 또는 아동 청소년의 경우는 기대 체중보다 낮은 체중을 의미한다.
* 현저하게 낮은 체중임에도 체중증가나 비만에 대한 극심한 두려움, 혹은 지속해서 체중증가를 막으려고 행동한다.
* 자신의 체중이나 몸매를 받아들이는 방식에 문제가 있어, 자기평가를 할 때 과도하게 체중과 몸매에 의존하는 경향을 보이거나, 계속하여 현재 존재하는 저체중의 심각성을 인식하지 못한다.
세분화 유형: 제한형(Restricting type): 지난 3개월 동안 폭식 또는 보상행동[17](자기유도 구토 또는 완하제[18], 이뇨제[19] 또는 관장제[20] 남용)이 반복적으로 나타나지 않은 경우. 이 하위유형은 주로 다이어트, 단식(fasting) 및 / 또는 과도한 운동을 통하여 체중을 줄인 경우에 해당한다. 폭식/보상행동 유형(Binge-eating/purging type): 지난 3개월 동안 폭식 또는 보상행동 에피소드(자기유도 구토 또는 완하제, 이뇨제 또는 관장제 남용)를 반복적으로 보인 경우

2. 신경성 폭식증[21]

신경성 폭식증은 보통 신경성 식욕부진증 증상으로 음식을 먹지 않다가 어느 순간부터 보통 사람이 먹는 양보다 훨씬 많은 양의 음식을 한꺼번에 먹는 경우이다. 이때, 먹는 것에 대한 자제력을 잃고 한꺼번에 많은 양의 음식을 먹게 된다.

15) developmental trajectory
16) Significantly low weight
17) purging behavior
18) laxatives : 변을 부드럽게 하여 배설시키는 약제: 변비약
19) diuretics
20) enemas
21) Bulimia Nervosa

그러나 이후 자신이 먹은 음식이 모두 체중으로 늘어날 것을 염려하여 자기유도에 의한 구토, 완하제, 이뇨제를 통한 배설, 또는 과도한 운동 등 부적절한 보상행동을 반복적으로 하게 된다.

여성의 경우 신경성 폭식증의 출현율은 1%~1.5%이다. 특히 청소년기에 최고조에 달하며 젊은 성인에서 가장 높게 나타난다.

남자의 경우 신경성 폭식증은 매우 드믄데, 10 : 1 비율 정도라고 한다. 표 11.5는 DSM-5에 의한 신경성 폭식증의 진단기준이다.

표 11.5 신경성 폭식증

신경성 폭식증 진단기준
⊙ 폭식 에피소드를 반복적으로 보인다. 이때 폭식 에피소드는 다음 두 가지로 형태이다. 1. 일정 시간 동안(예: 두 시간 이내) 대부분의 사람이 유사한 상황과 시간 동안 먹는 양보다 훨씬 많은 양의 음식을 먹는다. 2. 에피소드 중에는 먹는 것에 대한 통제력을 상실한 것 같은 느낌이다(예: 먹는 것을 멈출 수 없거나, 무엇을 혹은 얼마나 많이 먹어야 할 것인지를 통제할 수 없는 느낌) * 체중증가를 막기 위하여, 예를 들면 자기유도 구토, 완하제, 이뇨제, 기타 약물 남용; 금식 혹은 과도한 운동 등 부적절한 보상행동을 반복적으로 한다. * 폭식과 부적절한 보상행동이 둘 다 적어도 3개월 동안 평균적으로 일주일에 1회 이상 일어난다. * 체중과 몸매가 자기평가에 과도하게 영향을 미친다. * 이 장애가 신경성 식욕부진증 에피소드 중에만 발생하지 않는다. 장애 정도: 장애 정도 수준은 부적절한 보상행동의 빈도를 기반으로 한다. 이 수준은 다른 증상 및 기능 장애 정도를 반영하여 높일 수 있다. - 경도 : 평균 주 1~3회 부적절한 보상행동 에피소드. - 중등도: 평균 주 4~7회 부적절한 보상행동 에피소드. - 중 도 : 평균 주 8~13회 부적절한 보상행동 에피소드. - 최중도: 평균 주 14회 이상 부적절한 보상행동 에피소드.

신경성 폭식증이 있는 경우 대부분은 적어도 하나의 다른 정신장애를 경험하고 많은 사람들이 여러 가지 동반 질환을 경험한다고 한다. 동반 질환은 정신장애. 우울증 증상이다.

낮은 자존감으로 인한 우울증 또는 양극성 및 우울장애가 있을 수 있으며 불안 증상도 증가할 수 있다

3. 폭식장애[22)]

표 11.6 폭식장애

폭식장애 진단기준
* 폭식의 반복적인 폭식 에피소드가 특징이다. 여기서 폭식 에피소드란 다음 두 가지에 해당한다. 1. 일정 시간 동안(예: 두 시간 이내) 대부분의 사람이 유사한 상황과 시간 동안 먹는 양보다 훨씬 많은 양의 음식을 먹는다. 2. 에피소드 중에는 먹는 것에 대한 통제력을 상실한 것 같은 느낌이다(예: 먹는 것을 멈출 수 없거나, 무엇을 혹은 얼마나 많이 먹어야 할 것인지를 통제할 수 없는 느낌) * 폭식 에피소드는 다음 중 세 가지(또는 그 이상)에 해당한다. 1. 평소보다 훨씬 더 빨리 먹는다. 2. 불편할 정도로 포만감을 느낄 때까지 먹는다. 3. 육체적으로 배가 고프지 않을 때 다량의 음식을 먹는다. 4. 먹는 양이 부끄러워서 혼자 먹는다. 5. 자신에 대해 혐오감을 느끼거나 우울하거나 나중에 매우 죄책감을 느낀다. * 폭식과 관련하여 현저한 고통이 있다. * 폭식은 3개월 동안 적어도 평균 일주일에 한 번 이상 발생한다. * 폭식은 신경성 폭식증에서와 같이 부적절한 보상행동의 반복적인 사용과 관련이 없으며 신경성 폭식증 또는 신경성 식욕 부진이 진행되는 동안에만 발생하지 않는다. 장애 정도 경도 : 주 1~3회 폭식 에피소드. 중등도 : 주 4~7회 폭식 에피소드. 중도 : 주 8-13회 폭식 에피소드. 최중도 : 주 14회 이상의 폭식 에피소드.

22) Binge-Eating Disorder

폭식장애는 신경성 폭식장애와 유사하나 보상행동을 하지 않는다는 차이점이 있다. 표 11.6은 DSM-5에 의한 폭식장애의 진단기준이다. 폭식장애는 일정 시간 동안(예: 두 시간 이내) 사람 대부분이 유사한 상황과 시간 동안 먹는 양보다 훨씬 많은 양의 음식을 먹는다. 에피소드 중에는 먹는 것에 대한 통제력을 상실한 것 같은 느낌이다(예: 먹는 것을 멈출 수 없거나, 무엇을 혹은 얼마나 많이 먹어야 할 것인지를 통제할 수 없는 느낌) 등은 앞서 신경성 폭식증과 같다.

그러나 평소보다 훨씬 더 빨리 먹는다, 불편할 정도로 포만감을 느낄 때까지 먹는다, 육체적으로 배가 고프지 않을 때 다량의 음식을 먹는다, 먹는 양이 부끄러워서 혼자 먹는다, 자신에 대해 혐오감을 느끼거나 우울하거나 나중에 매우 죄책감을 느낀다 등의 특징이 있다.

장애 정도는 경도, 증등도, 중도, 최중도로 구분한다.

제 3 절 진단/사정

섭식장애 진단은 먼저 의학적 검사가 필요한데 그 이유는 섭식장애는 신체적인 문제를 유발할 수 있으며 심각하면 죽음에 이를 수도 있기 때문이다.

섭식장애가 불러올 수 있는 신체적 문제에는 위장병, 피부건조증, 고창증(鼓脹症),[23] 부종(edema),[24] 어지럼증, 빈혈증, 탈수증, 심장혈관 이상, 전해질 불균형, 신장 역기능, 혼수상태, 부정형 신경 패턴 등이 있다. 그리고 섭식장애 중 먹은 것을 토해내는 사람은 이빨 표면에 마모가 일어난다.[25]

섭식장애에 관련한 심리적 사정과 면담에서 살펴보아야 할 문제는 아래와 같다.

1) 체중과 신체상(身體象)에 대한 태도.
2) 폭식과 완하제 등의 특징.
3) 통제 상실에 의한 감정, 피로, 불안과 우울.
4) 충동적 행동.
5) 과거 학대에 대한 경험.
6) 부정적인 인성의 특징.
7) 사회와 가족의 기능.
8) 치료를 찾은 이유와 변화에 대한 동기.

---

23) 위 내용물이 이상 발효하여 다량의 가스가 발생하거나 트림을 통한 가스 배출이 원활하지 못하면 위 내에 가스가 충만 되어 배가 부풀어 오르는 질병이다.
24) 조직 내에 림프액이나 조직의 삼출물 등의 액체가 과잉 존재하는 상태를 의미하는 용어로 피부와 연부 조직이 부풀어 오르고, 푸석푸석한 느낌이 들게 되며, 누르면 피부가 일시적으로 움푹 들어간다.
25) 위액 분비 때문에 이와 같은 현상이 발생한다.

섭식장애 상담은 사회기술과 성적 행동, 월경주기 등에 초점을 둔다. 또 섭식장애 평가는 섭식 태도검사, 가족 환경 척도와 같은 가족사의 같은 검사를 하게 된다. 그리고 먹은 것을 토해내는 경우 문화적 요인에 관한 고려를 한다.

제4절 원 인

섭식장애의 원인은 신체적 심리적 그리고 사회문화적 요인들이 복합적으로 혼합되어 있다. 그리고 우울증과 중복되어 나타나기도 한다.

표 11.7 섭식장애의 원인

원 인	내 용
생물학적 원인	섭식장애와 우울은 코티솔과 신경전달물질인 세로토닌과 노르에피네프린(부신수질호르몬)의 변화와 관련이 있다.
가족 요인	섭식장애가 있는 가족 구성원을 가진 경우에 일반가정보다 섭식장애가 있을 가능성이 크다.
사회문화적 요인	미디어를 통하여 많은 젊은 여성들이 다이어트에 대해 광적으로 관심이 있으며 마른 것을 선호한다.

1. 생물학적 요인

예를 들어 신체적 요인의 경우 섭식장애와 우울은 코티솔과 신경전달물질인 세로토닌과 노르에피네프린(부신수질호르몬)의 변화와 관련이 있다.

기타의 생물학적 요인으로 유전과 선호음식의 차이도 있다. 연구에 의하면 일란성 쌍생아에게서의 섭식장애 증상은 이란성 쌍생아의 경우보다 8배가 높았다.[26)]

2. 가족 요인

섭식장애가 있는 가족 구성원을 가진 경우에 일반가정보다 섭식장애가 있을 가능성이 크다. 그리고 폭식을 하는 사람들은 일반적으로 칼로리가 높은 음식에 더 잘 반응한다. 또 개인의 심리적 특성도 섭식장애와 관련이 있다.

예를 들어 식욕부진 청소년들은 유순, 규칙준수, 강박관념, 냉정한 성격 등을 지녔다.

폭식이나 완하제를 사용하는 사람은 타인으로부터 승인을 받으려 하고, 기분이 자주 변화하며, 충동적이고 소설 같은 자극을 좋아한다. 특히 폭식과 같은 섭식장애에서 인지행동 이론은 정서와 강박적인 생각의 순환에 초점을 맞춘다. 예를 들면, 스트레스 상황, 낮은 자존감, 그리고 몸매로 다른 사람으로부터 관심을 얻고자 함, 체중에 대한 걱정은 이러한 시나리오를 가능하게 한다. 이때 폭식은 일시적으로 이러한 불안과 긴장을 줄일 것이다. 그러나 폭식을 한 후에 죄의식과 부끄러움이 생겨서, 이 사람은 이 감정을 줄이기 위하여 토한다. 그리고 이런 사이클이 반복된다.

섭식장애에 대한 다른 심리학적 이론에서는 가족 변인을 또한 강조한다. 정신분석이론에서는 섭식장애를 내적인 갈등의 표출이라는 견해다. 즉 섭식장애는 프로이트의 발달단계인 구강기에 만족스럽지 못한 경험에 대한 보상으로 나타나는데, 이는 주로 어머니와 아동 간의 애착 문제로 나타난다. 이때 아동은 불안정과 거부감을 느끼고 우울과 섭식장애에 취약해지게 된다.

섭식장애에 관련한 다른 가족 이론은 가족 구성원 간의 상호작용에 초점을 둔다. 예를 들어 식욕부진을 보이는 청소년 가족이 이 청소년에게 말려든다는 것이다. 다시 말하면, 가족 구성원이 다른 사람의 생활

26) 유전적 요인의 증거에 해당한다.

에 너무 관여하게 되어 사소한 일까지 관여하게 되고 큰 관심을 끌게 된다.

이 경우에 아마도 청소년은 부모에 의하여 통제받는다고 느끼게 될 것이고, 매우 개인적인 면까지도 통제받는다고 반항할 것이다. 그래서 청소년은 관심을 끌어내는 수단으로 체중감소나 그에 관련한 의학적인 처방을 이용할 수 있을 것이다.

섭식장애 청소년 가족을 살펴보면 과보호, 갈등 회피, 문제해결 기술 부족, 부정적인 의사소통과 적대성 등을 보이기도 한다.

3. 사회문화적 요인

섭식장애 원인에 관련하여 사회문화적 모델에서는 미디어를 통하여 많은 젊은 여성들이 다이어트에 대해 광적으로 관심이 있으며 마른 것을 선호한다는 것이다. 사실 인기 있는 매체에서 이상적인 여성 신체 크기는 과거 수십 년간 점점 말라만 갔다.

이와 같은 결과로 첫째는 많은 젊은 여인이 다이어트에 대한 압박을 느끼면서 섭식장애이란 생물학적 유전인자를 갖게 되었고, 두 번째는 마른 것에 대한 사회적 요구에 실패하여 우울, 낮은 자존감, 이상한 식습관을 불러왔다.

이와 같은 사회문화적 견해는 왜 이상한 식습관이 서구사회에서 고소득층 가족에서의 청소년에게 더 많이 나타나는지를 설명해 준다.

신체 발달적 변인도 청소년 섭식장애의 발생, 과정, 치료와 관련이 깊다. 즉, 왜 여자가 남자보다 더 섭식장애를 더 겪는가에 대한 설명이다. 여성은 청소년기 성장을 하면서 남성보다 더 많은 지방질 양을 증가시키는 경향이 있다.

그리고 이는 매체에서 나오는 이상적인 신체 크기와 다른 모습이 된다. 이것이 바로 왜 아동보다는 청소년기에 더 식욕부진이 나타나는가에 대한 이유이다. 섭식장애를 유발하는 다른 신체 요인은 초경과 유방의 발달을 들 수 있다. 따라서 이러한 사건에 대한 양육반응이 매우 중요한 것이다.

이와 같은 행동으로 섭식장애에 대한 생물학적 심리적 취약성이 촉발되는 것이다. 또 다이어트를 하는 사람은 점차 통제할 수 없게 느껴진다.

그래서 폭식 효과를 완화하기 위하여 완하제[27]를 쓰기로 한다. 거듭된 섭식장애로 우울증이 동반되어 영향을 미칠 수 있다. 섭식장애만을 보이는 여성과 섭식장애와 우울을 동시에 보인 여성을 비교한 결과 2년 후 섭식장애와 우울을 보였던 여성은 섭식장애만을 보인 여성보다 더 신경질환을 보이고, 회복이 미약하였다. 따라서 우울증 동반 여부가 효과적인 처방에 중요한 요인이 된다.

제5절 예 후

섭식장애의 예후는 다양한데 일부는 한번 체중감소 경험을 한 뒤 곧 정상적인 식습관과 체중으로 돌아오고 일부는 점진적으로 체중이 감소하면서 심각한 증상은 나타나지 않는다.

그러나 일부는 심각한 체중감소가 이루어지고 처방을 하여야 할 수준에 이르기도 하고, 그 처방으로 결과가 좋거나 좋지 않기도 한다. 그러나 섭식장애 중 약 10~15%는 심장질환, 전해질 불균형, 자살 등으로 결국 죽을 수도 있다.

섭식장애 패턴은 이 장애가 후에 전개되는 방향에 따라 약간 다르게 나타난다. 대부분의 모습은 이 장애가 더 심화하거나 호전되는 것 중 하나이다.

이 장애의 진행 과정은 처방 후에 비교적 좋은 예후를 보인다. 그러나 재발률은 매우 높다. 섭식장애 대부분은 계속해서 넓은 의미의 다이

27) 설사 또는 구토.

어트, 하(설사)제 사용, 운동 등과 같은 낮은 수준의 섭식 문제를 보인다. 섭식장애 예후가 나쁠 경우의 요인은 약물 남용, 낮은 수준의 인격장애, 심각한 몸매에 대한 지각적 인식 문제, 불안과 우울 등이다.

따라서 좋은 예후를 보이기 위해서는 인지행동치료와 고립감을 줄여가는 방법이 좋다.

제6절 처 방

섭식장애 처방은 입원 치료와 통원 치료가 있다. 입원 치료는 식욕부진에 대한 의료상의 처방이 바람직하거나 그 사람의 행동이 생명에 위협을 줄 때 실시한다. 의학적 처방은 체중 회복(25% 이하일 경우), 전해물질 불균형 처방, 심장 문제해결, 심각한 탈수 방지 등이다. 또 심각한 우울 증상과 자살 행동 등도 처방될 수 있다. 입원 중 치료의 주목적은 그 사람의 건강회복, 체중 회복, 영양증가이다. 특히 의사는 가장 적절한 목표체중을 설정하여 시행하여야 한다. 이 경우 중재 방법은 아래와 같다.

1) 의사와 가족이 함께하는 구조화된 섭식.
2) 섭식장애에 대한 교육.
3) 적절한 식습관과 영양 습관 재설정.
4) 그룹 치료.
5) 신체 문제나 우울증에 대한 의학 처방.

통원 치료는 약물과 그룹, 개인, 가족치료를 하게 된다. 약물치료는 항우울제 치료인데 이는 아미트립티린, 또는 풀루옥세틴(프로잭) 등이다. 이 약물은 식욕부진을 촉발할 수 있는 강박관념이나 우울 행동을 줄일 수 있어 효과를 본다. 또 항불안제 역시 긴장을 줄여서 폭식 및 완하제 사용의 유혹을 줄일 수 있다.

그러나 약물치료는 낮은 수준부터 시작하여야 하며 관련 가족 구성원이 이 약물 사용에 대하여 교육을 받아야 한다. 그리고 부작용도 보고되어 있다. 섭식장애 개별 치료의 목표는 아래와 같다.

1) 환자와의 신뢰감 형성.
2) 행동 변화에 대한 환자의 동기 증진.
3) 체중을 평균치에 도달시키고, 폭식이나 완하제 등을 없앰.
4) 체중과 몸매에 대한 인지 왜곡 수정.
5) 우울 등과 같은 다른 요인 고려.

인지행동 이론에 의한 치료 방법은 먼저 치료자가 정적인 치료관계를 형성하는데 많은 시간을 사용한다. 처음 3번의 세션은 정적인 관계를 유지하고, 적절한 식습관에 대하여 교육하는 데 중점을 둔다. 예를 들어 치료사와 함께 크게 살이 찌지는 않으나 영양이 공급될 수 있는 일일식단을 설계한다. 또 현재의 체중이 좌절할 정도로 높은 체중이 아니라는 점에 동의하도록 한다. 특히 스스로 치료사 앞에서 체중을 달게 한다.

신경성 식욕부진 개별 치료에서 어려운 점은 폭식과 완하제 그리고 신체에 대한 왜곡된 인지의 수정이다. 폭식과 완하제를 줄이는 방법은 이 행동이 밖으로 나왔을 때, 주위 사람이 적극적으로 통제하는 방법이다. 폭식과 완하제에 대한 치료법은 치료실에서 그 사람에게 높은 칼로리 음식을 먹게 하고 토하지 못하도록 하는 방법이다. 이 접근법은 강박관념을 갖는 사람의 경우와 유사하다. 즉 토하지 못하게 하여[28] 결국 불안이 줄어들게 하는 것이다. 그와 같은 방법으로 그 사람에게 폭식이나 토하는 사이클이 스트레스를 줄이는 데 불필요한 것임을 알게 한다.

예를 들어 치료사는 동의를 얻고 30분 만에 많은 아이스크림, 캔디바, 컵라면 등을 먹게 한다. 그리고 화장실에 가지 못하도록 하고 마음의

28) 완하제 사용을 억제하여.

평정을 갖는 법을 가르친다. 또 일단 먹으면 칼로리가 신체에 빨리 흡수되어 버리기 때문에, 고의로 토하고 폭식을 하는 것은 좋지 못한 방법이라는 점을 가르쳐 준다.

섭식장애 개별 치료에서는 인지 왜곡을 다루어 줄 필요가 있다. 이와 같은 인지 왜곡은 음식, 체중, 몸매뿐만 아니라 자포자기, 죄의식 등에서 나타난다. 치료사는 아래와 같은 사항에 대하여 현실적인 생각하도록 돕는다.

1) 체중증가 영향.
2) 이상과 실제 몸매.
3) 타인으로부터의 고립감.

먼저 치료사는 체중감소와 증가에 대하여 체중이 약간 증가하였다고 하여 친구들이 신경을 쓰지 않을 것이라는 점을 알려준다. 또 신체에 대하여 생각하는 방식에 대하여 피드백을 제공하고, 부정적인 생각이 사회관계에 미치는 효과를 피드백하도록 한다.

예를 들어, 타인으로부터 무시당할 것이라는 걱정이 자신을 위축시켜 더 큰 고립감을 느끼게 된다는 점을 알게 하는 것이다. 그래서 이러한 생각을 버리고, 사회적 교류를 증가시키며, 우울증을 줄이기 위한 일련의 활동을 함께 계획한다.

가족치료에서는 섭식 치료에 주안점을 둔다. 특히 치료사는 가족의 패턴을 알아본다. 여기에서는 어머니가 딸의 외모, 사회생활에 대하여 과잉 통제하는 경향은 없는지 자세히 살펴본다.

제7절 생각하는 연구

1. 신체 불만 수정훈련 효과

최유리(2021)는 신체에 대한 불만족을 수정하는 훈련을 통한 섭식장애 증상 효과를 연구하였는데, 그는 신체 불만족 수준이 높은 20대 여성 참가자를 선별하여 실험집단과 통제집단에 무선 할당하고, 실험집단은 신체상에 대한 부정 해석 편향을 줄이고 긍정 해석 경향을 촉진하는 피드백을 제공하는 훈련 프로그램을 시행하였고, 통제집단은 반응에 따른 피드백을 제공하지 않는 활성화 위약 프로그램을 시행하였다.

그 결과 실험집단은 통제집단에 비해 부정 해석편향이 유의하게 감소하였고, 긍정 해석편향이 증가하였으며, 신체 불만족 및 이상섭식 행동 수준이 감소하였다. 그리고 사후 검증 결과, 부정 해석편향 및 신체 불만족에 대한 훈련의 효과는 추후까지 유지되었다.

2. 남성 섭식장애 인의 특성

임수근(2017)은 한국 남성 섭식장애인 특성을 주로 발병 나이, 이환기간[29], 동반 정신병리, 신체적 손상을 알아보고자 하였다. 연구 방법은 병원에서 섭식장애 클리닉에서 진료받은 18~50세 사이의 한국인 남성 환자 27명의 자료를 분석하였다.

그 결과 남성 환자 중 신경성 식욕부진증은 9명(33.3%), 신경성 폭식증은 15명(55.6%), 폭식장애는 3명(11.1%)이었다. 평균 발병 나이는 전체 21.67±6.97세, 각 질환 군별로 23.44±9.68, 20.27±4.65, 23.33±8.51세였

29) 지속 기간(duration)

으며, 평균 이환 기간은 전체 48.19±59.25개월, 각 질환 군별로 62.68±82.66, 46.60±46.84, 12.67±9.82개월이었다.

전체 남성 환자들의 한국어판 벡 우울증 척도 점수는 22.15±8.03점으로 한국인에서의 평균 10.62±7.00점보다 높았고, 남성 섭식장애 환자 중 55.6%(15명)은 유의한 수준의 우울감을 보였다.

또한 스필버그 상태 불안 척도 점수는 58.12±10.04점, 스필버그 특성 불안 척도 점수는 58.96±9.84점으로 한국 남성에서의 불안 척도 평균인 43.98±10.26점, 43.25±9.66점보다 높았으며, 남성 섭식장애인 중 55.6%(15명)은 유의한 수준의 불안을 보였다.

남성의 섭식장애 병리에 대해 평가한 결과 식사 제한, 먹는 것에 대한 걱정, 체중에 대한 걱정, 체형에 대한 걱정 및 전반적인 섭식장애의 병리 정도는 여성 섭식장애인의 기준 값과 유사한 범위였다.

3. 비만과 경제

조민혜(2021)는 비만과 체중 관리에 대한 경제적 고찰이라는 논문에서 비만과 체중 관리의 소비 · 생산 · 사회적 측면의 영향을 연구하였는데, 소비적 측면에서는 체중 관리가 의료비 지출 및 의료서비스 이용에 미치는 영향을, 생산 측면에서는 비만이 노동시장에서 임금과의 관계, 사회적 측면에서는 부모 교육 수준과 가구소득별 비만의 세대 간 전이 현황을 살펴보았다. 그 결과는 다음과 같다.

첫째, 비만이 지속된 집단에 비해 정상 체중 경험이 있는 집단은 약 10여 년 후 의료비 지출액, 요양일수, 입 · 위원방문 날짜 수, 외래진료 일수가 감소하였다. 일부 집단에서는 입원율, 응급실 이용률과 수술 횟수에도 영향을 미치는 것으로 나타났다. 특히, 40~50대의 경우 초기검진 연도 비만 경험은 이후 정상 체중으로 회귀하더라도 의료지표 이용의 감소를 가져오지 않는 것으로 나타났다.

둘째, 남성은 35세 이상 연령의 저체중에서, 여성은 49세 미만 연령의 비만 집단에서 임금이 감소하는 것으로 나타났다. 또한 여성은 34세 이하 저체중에서 임금이 증가하였다. 직종별 분석에서도 정상 체중 대비 남성 저체중과 여성 비만에서 임금 소득의 감소가 관찰되었다. 또한 여성은 비만일 경우 남성보다 근로소득이 감소하고 저체중일 경우 증가하며, 이탈률은 반대로 나타나, 임금과 직종 이탈률이 성별과 연관을 가짐을 알 수 있다.

셋째, 성장이 완료된 성인 자녀를 대상으로 부모의 사회경제적 지위를 고려한 BMI[30) 지수와 비만의 연관성에 대해 분석에서 유전적 요인(부모 BMI 지표), 거주 환경의 영향(동거 여부), 생활 습관(부모와 자녀의 흡연, 음주, 운동 지표), 기타 요인(자녀 소득 활동, 학생 여부, 결혼, 자녀 연령, 거주지 특성 등)을 모두 통제한 이후에도 부모의 체중 지표가 영향을 미치는 것으로 나타났다.

분석 결과, 자녀는 동성 부모의 체중 지표의 영향을 더 크게 받으며, 연령이 높고 학력이 높을수록 영향 정도는 감소하는 것으로 나타났다. 이는 해당 집단에서 부모의 유전 및 환경의 요인보다 다른 요인의 영향이 증가할 수 있음을 의미한다.

자녀 비만에 미치는 부모 지표의 영향 정도는 대체로 아들보다 딸에게 더 크게 나타나고 있는데, 이는 일반적으로 여성이 남성보다 체중과 관련한 사회적 요인의 영향에 민감하기 때문일 수 있다. 또한 자녀 본인의 학력과 아버지 교육 수준이 낮을 때 비만 확률이 높아지는데, 이는 학력과 체중 증가 요인 간 연관성이 있음을 의미한다. 이는 교육 수준이 높을수록 비만 체중의 위험성과 정상 체중 유지에 대한 자각률이 높아지며, 체중 증가가 비만으로 이어지지 않도록 예방하는 역할을 할 수 있음을 시사한다.

30) Body Mass Index: 체질량지수

4. 폭식 결정요인

이연희(2010)는 폭식 행동 결정요인을 연구하였는데 그는 남녀 대학생 527명을 대상으로 폭식을 결정하는 요인들을 추출하였다. 그 결과 정서적 섭식[31])이 폭식을 결정하는 가장 중요한 요인으로 확인되었으며, 그 외에 신체 불만족, 불안 및 우울과 같은 부정적 정동, 감정표현 불능증, 아동기 정서 학대, 충동성, 사회부가 완벽주의, 식이 절제, 신체 불만족, 현재 체중에 관한 생각, 회피 대처, 자존감과 가족의 사회적 지지 등이 확인되었다.

31) 부정적 정서에 대한 반응으로 섭식하고자 하는 경향

12 chapter

약물 남용

약물남용[1]은 약물의 남용, 오용 등으로 인하며 개인 건강이나 사회적 응상 문제가 있는 경우에 해당한다. 약물남용과 관련하여 DSM-5에서는 물질관련 장애(Substance-Related Disorders)라는 이름으로 각각의 약물 사용으로 인한 문제를 다루고 있어 약물 남용 전반적인 사항을 설명하기 어렵다.

따라서 여기에서는 DSM-IV에 의한 약물 남용을 설명하고 필요할 경우 DSM-5를 언급하기로 한다.

표 12.1은 DSM-IV에 의한 약물남용을 요약 제시한 것이다.

1) 일반적으로 약물이라 하면 단순한 약을 의미하기도 하지만, 마역류를 우의미하기도 한다. 영어로는 '마약류'(narcotics), '물질'(substance)이라는 용어로도 사용된다. 여기에서는 이들 모두를 통칭하여 약물이라고 부르고자 한다.

표 12.1 약물남용 진단기준

약물남용진단기준
* 직장, 학교, 집에서 약물남용에 대한 주요 임무를 수행하지 못하고 약물남용이 재발한 경우
* 신체적으로 위험한 상황에서 약물사용을 다시 한 경우
* 법적 문제와 관련한 약물사용재발의 경우
* 저지하였거나 사회적으로 또는 개인적으로 문제가 계속 발생함에도 불구하고 계속약물을 사용하는 경우 또는 약물사용으로 계속 악화되는 경우 등의 특징이 지속적으로 나타나는 경우

제 1 절 진단/사정

약물남용 사정은 여러 가지 방법이 있을 수 있으나 가장 먼저 고려하여야 할 것은 약물사용으로 인한 위험요인과 생활을 위협하는 요인이다.

진단에 앞서 간단한 질문(이름, 지위, 시간, 현재의 사건에 대한 질문)을 하면 그 사람이 흥분상태에 있는지 또는 착란상태에 있는지에 대하여 알 수 있다.[2] 이후에 보다 상세한 사정으로 자해나 타인을 해칠 수 있는지를 알아본다.

검사는 약물을 사용하였는지를 알아보는 검사로 소변검사, 피검사, 머리카락검사 등을 한다.[3] 소변검사와 피검사는 여러 가지 약물 신진대사를 탐지하기 위한 것이고 호흡기를 이용하여 알코올함유량을 검사하는 등 호흡검사를 할 수도 있다. 음주량 측정은 적혈구세포의 세포크기를 검사하여 조사할 수도 있다.

헤로인과 같은 마약, 코카인, 각성제, 신경안정제, 마리화나와 같은 약물을 최근에 사용하였는지 여부에 대한 검사를 위하여 소변검사를 유용하게 사용할 수 있다. 또 머리카락 검사는 과거 수개월이내 약물사용여

2) 약물중독 기초질문에 해당한다.
3) 마약이나 약물을 투여한 경험이 있는지를 검사하기 위한 정밀한 검사법에 해당한다.

부를 검사하는데 유용하다. 청소년의 약물사용 여부에 대한 초기 판별 기법은 질문지나 상담을 통할 수 있다.

예를 들어, 알코올 상담은 기본적으로 4가지 질문을 하게 되는데 이는 아래와 같다.[4)]

1) 술을 끊을 필요가 있다고 생각한 적이 있습니까?
2) 음주한다고 비판받아 고통스러웠던 적이 있습니까?
3) 음주에 대하여 죄의식을 느꼈거나 기분 나쁘게 느낀 적이 있습니까?
4) 아침에 술을 먹은 적이 있습니까?

약물을 사용하는 청소년을 상담할 때, 청소년이 초기에 약물을 사용한 이유와 계속 사용하는 이유에 관심의 초점을 두어야 한다.

또 청소년이 약물을 중단하는데 동기가 될 만한 것이 무엇인지 알아내는 것이 중요하다.

제2절 원 인

약물관련 장애 요인에는 유전적인 요인과 생물학적 요인, 환경과 사회 정신적 스트레스, 문화사회적 요인, 병적 요인, 그리고 개인요인 등이 있다.

4) 알코올 중독 여부 검사 방법.

1. 유전요인

알코올중독은 특히 남자의 경우 매우 유전적 요소를 가지고 있다.[5] 또 일반적인 약물남용에 대한 일치도에서 이란성 쌍생아보다 일란성 쌍생아에게서 일치도가 두 배나 높았다. 따라서 유전요인은 약물장애에 강력한 잠재요인이 될 수 있다.

2. 생물학적 요인

약물남용과 관련한 생물학적 요인은 도파민, 세로토닌, 산화효소, 내인성 아편계 물질 등의 변화를 의미한다. 또 알코올중독 가족력을 가진 10대는 알코올중독 가족력을 갖지 않은 10대보다 더 신경학적 문제를 가지는 경향이 높고, 뇌파와 선택적인 관심에 장애를 보이는 경향이 있다. 그러나 이들 생물학적 요인은 환경요인에 의하여 상당 수준 중재될 수 있다.

만일 어떤 사람이 약물남용 생물학적 보유인자를 가지고 있다면, 물론 스트레스를 많이 받고 혐오적인 환경적 사건으로 인하여 약물남용이 발생할 수 있다.

3. 환경요인

약물남용에 대한 환경적 위험 요인은 다른 사람으로부터 모델링이나 교육, 약물사용에 대한 사회적 강화, 약물의 접근용이성 등이 해당한다.

가족과 부모요인 역시 약물남용에 대하여 생물학적 잠재요인 될 수 있다. 가족요인에는 갈등, 관심부족, 일관성 없는 훈육, 비전통적 가치

---

5) 여성의 경우는 유전적 요소는 약하나, 남성보다 알코올 분해능력이 떨어져 알코올 중독가능성이 더 높다.

등이 해당된다.

부모요인에는 반사회적 행동, 약물의 사용, 약물사용에 대한 허용적 태도, 아동생활에 대한 무관심 등이 해당된다. 기타 일반적 환경요인들에는 약물사용을 허용하는 지역의 규준, 이웃의 무관심 등이 해당된다.[6)]

병적정신장애도 청소년들에게 약물관련 문제를 야기할 수 있다. 이는 우울, 이중인격장애, 불안, 식습관, 행동, 반항, 주의결핍/과잉행동, 경계성 인격장애 등이 해당 된다.

4. 개인요인

마지막으로 청소년이 약물사용에 빠지기 쉬운 개인특성은 독립에 대한 열망, 호기심, 전통적 사회 규준과 가치에 대한 반항심, 고상함과 높은 감각 추구, 낮은 성적, 남성, 범법자 또는 위법행위자, 분노, 낮은 자존감 약물사용이 긍정적으로 사회적 감각적 결과를 보일 것이라는 기대 등이다.

성격관련 요인은 사회적 소외, 약한 신앙심, 약물유혹에 대한 참을성 부족, 힘든 기질 등이 해당한다.

청소년 약물사용 예방요인을 통하여 약물사용을 줄일 수 있는데, 예를 들면 높은 자기인정, 부모애착, 지식, 타인 간에 있어 따뜻한 사회교류 등의 예방요인은 약물사용을 줄일 수 있다. 예방요인은 단위시간당 약물사용량을 줄이는 것이 아니라 초기약물사용의 위험을 줄이고 약물사용으로 가는 속도를 늦추는 것이다.

6) 약물남용은 사회문화적 환경요인에 의한 경우가 많다.

제 3 절 약물단계

아동과 청소년의 약물사용발달과정은 주로 알코올에 관한 것이다. 미국의 경우 고등학교 3학년 알코올 보급률은 80.7%라고 한다. 또 고3학생은 고2 때(73.5%) 술을 마셨으며 지난 달에도 51.3%가 마셨다. 그리고 매일 먹는 학생도 3.5%나 되었다.

미국의 경우 지난달 약물을 사용한 비율은 담배(33.5%), 마리화나(21.2%), 환각제(4.4%), 각성제(4.0%), 본드흡입(3.2%), 코카인(1.8%) 등이었다.

약물사용 확산과정 모델은 약물을 사용하지 않는 것부터 시험 삼아, 그냥, 습관적으로, 중독에 이르기까지 단계별로 볼 수 있다. 예를 들어 비 사용자는 약물을 부적절하게 한 번도 사용하지 않는 사람이 해당되고, 시험 삼아 사용한 사람은 약을 호기심, 동료의 강요, 높은 자극에 대한 욕구로 수회 사용한 사람을 의미한다. 그러나 이 같은 사람은 약물 사용 상 문제가 없는 사람이다.

그냥이나 사회상황에 따라 무심결에 사용한 사람은 정기적으로 약물을 사용하는 사람으로 볼 수 있으며(일주일에 1-2회), 지속적으로 통제가 필요한 사람이다. 정기적으로 술을 마시고 이를 부모나 학교에 숨기고자 하는 학생이 있을 경우 이 학생은 일반적으로 학교성적이 떨어지고 이상한 행동을 보인다. 예를 들면 이전에 즐겼던 행동에 대한 관심이 줄어드는 등의 행동을 한다. 이 단계 청소년 감정 상태는 흥분 되어 있는 상태로 설명할 수 있다.

습관적 사용자는 약물을 매일 사용하는 사람으로 보통 특정 친구그룹을 가지고 있다. 이 사람은 통제를 잃은 것은 아니나 이 문제로 학교나 가족에게서 심각한 문제를 겪은 적이 있다. 이 경우 청소년의 감정 상태는 충동적이고, 엉뚱하며, 죄의식이 있으며, 우울하다. 마지막으로 중독에 이른 사람은 약물사용에 대하여 통제력을 잃은 사람이며 이는 매일 여러 회 발생한다. 이 단계에서 행동은 주로 조달, 유지보관, 사용에 휩싸인다. 생명을 위협하는 행동도 이상한 일이 아니다. 이들 청소년의 감정 상태는 조직화되지 못한 상태가 된다. 마지막 세 가지 부류에 속하는 사람(그냥, 습관적으로, 중독)은 약물남용이나 중독으로 진단될 수 있는 사람이다.

단계적 관점에서 약물사용단계모델은 아래와 같이 요약할 수 있다.

1) 어떤 약물도 사용하지 않는다.
2) 맥주와 술 같은 약한 것을 마신다.
3) 담배를 피우고 약간 독한 술을 마신다.
4) 술을 심하게 먹는다.
5) 마리화나를 피운다.
6) 각성제와 바루비트루산염 등을 사용한다.
7) 코카인, 환각제, 아편 등과 같은 강력한 약물을 사용한다.

특히 마리화나는 더 심한 약물로 가는 주요 문이며 보다 약물이 코카인이라면 더 강력하다. 그러나 약물을 사용하는 사람 모두가 이런 단계를 거치는 것도 아니고 이와 같은 순서로 하는 것도 아니다.

약물사용 성장 이론에서는 청소년의 행동에 초점을 두고 있는데, 이 행동은 생물학적 내재요인, 기질, 동료영향, 부모/가족요인, 학교관련문제, 왜곡된 인식, 스트레스 등에 관련한 생활 전반적인 라이프스타일 부분에 관련한 것이다. 예를 들어 순응하는 청소년이 경우에 따라서 약물을 사용하는 길로 가기도 하고, 가족스트레스가 있거나 약물공급이 준비된 호기심 많은 10대도 심한 약물을 사용할 수 있다.

제4절 예 후

약물을 사용하고 남용하는 청소년의 장기적인 예후는 다양하다. 그러나 술이나 담배와 같은 약한 약물을 경험한 청소년은 후에 인생에서 비교적 잘 적응한다고 한다. 심지어는 청소년기에 아예 약물에 손대지 않은 10대보다 더 잘 적응한다고 한다. 대체로, 술이나 다른 약물을 사용한 대부분의 청소년은 후의 인생에서 어떤 사람은 더 이상 약물을 남용하지 않는 사람도 있고 어떤 사람은 중대한 문제를 경험하게 되는 경우도 있다. 그러나 청소년은 약간의 술이나 약물에 민감하여 결국 중독될 수 있다.

분명한 것은 약물을 심하게 사용한 청소년은 성인기에 다양한 문제 위험에 봉착할 가능성이 높다. 예를 들어, 청소년기에 약물을 사용하면 할수록 공부, 일과 직업선택조건, 정서건강, 사회적응, 범죄행위, 가족구성과 안정 등에서 문제가 더욱 커질 수 있다. 이는 특히 여러 약물을 사용한 청소년이나 과다한 약물을 사용한 청소년에게 더욱 해당한다.

제5절 처 방

약물남용이나 약물중독 청소년 처방은 보통 두 가지 목표를 가지고 있다. 이는 1) 약물 끊음과 2) 약물관련문제와 관련이 있는 가족문제와 기타 문제를 바꾸어주는 것이다. 약물 중독에게 가장 좋은 처방프로그램방법은 끊도록 하는 방법인데 이는 저변에 입원치료를 깔고 있다.

입원치료는 심각한 약물중독인 경우 즉 1) 통원치료가 듣지 않을 때, 2) 당사자나 타인에게 심각한 위험을 보일 때, 3) 신체·정서에 해를 보이는 위축증상을 보일 때, 4) 기타 약물남용을 심각하게 부추길 다른 문제(우울 등)가 있을 때 사용한다.

입원은 소위 미네소타모델이라는 세팅을 사용하는데 이 세팅에서는 약물남용에 대한 의료/질병처리 모델을 채택하여, 약물 끊는 것을 전제로 구조적인 접근을 시도하며 가족 및 해당 청소년 교육과 지원을 하고, 단기(최소 2개월 이하)적으로 한다. 퇴원 후에는 통원치료를 하게 되는데, 이는 보통 일일치료 프로그램으로 한다.

입원치료는 단기간에는 효과가 있지만 장기적으로는 효과가 없다. 입원치료가 성공하는 경우는 여성인 경우, 한 약물만 사용한 경우, 중독상태가 낮은 경우, 높은 지능을 가진 경우이다.

약물남용이나 약물중독 청소년에 대한 통원치료는 아래와 같은 과정을 통한다.[7)]

1) 자신의 문제에 대한 통찰력증진.
2) 변화에 대한 동기유발 증진.
3) 치료사와의 라포형성 증진.
4) 특정 또래 그룹과의 관계형성 증진.
5) 문제 해결력 증진.

또한, 가족치료, 약속, 상황관리, 또래에게 거절하는 기술훈련, 적절한 레저기술, 우울증과 같은 동반 우울증세 문제해결방법 등에 초점을 둔다. 처방에서 최우선 목표는 아마도 청소년자신이 문제가 있음을 부정하지 않고 인정하는 것이다.

가족치료는 약물남용을 보이는 사람에 대한 통원치료에서 치료결과에 결정적으로 영향을 미친다. 가족치료에서 하는 활동내용은 아래와 같다.

7) 약물중독처방에 관련하여 사회적으로 용인하고, 가족구성원이 허용적인 태도를 보일 경우 성인기에 더 큰 위험을 보일 수 있어 청소년기에 보다 세심한 치료가 중요하다.

1) 가족 간의 역기능적인 의사소통방법 변경.
2) 청소년 행동에 대한 부모통제 증진.
3) 미해결된 문제 해결.
4) 해당약물문제와 관련하여 가족교육 및 지원.
5) 해당 청소년이 약물을 멀리할 수 있도록 지원.

제6절 예 방

약물에 중독된 청소년에 대한 치료는 여러 가지 장애에 부딪히기 때문에 예방이 최선의 치료이다. 이 분야에 대한 예방프로그램은 1) 언론매체와 법적 강화 그리고 반 마약태도와 마약금지를 위한 중재, 2) 약물남용위험이 있는 아동과 청소년에 대한 조기중재 등이다. 예를 들면 아동들에게 약물을 거절하는 기술제공, 사회기술을 증강시키는 기술제공, 적절한 레크리에이션 기회 제공, 약물의 해에 대한 정보제공, 그리고 개인, 부모, 가족, 공동사회에서의 약물위험 줄이기 등이다.

예방프로그램은 약물에 대한 아동의 태도를 바꾸어줄 수 있으며, 약물에 대한 지식을 증진시켜 주는데, 특히 또래와 또래관계형성기술에 기초한 프로그램과 적절한 레크리에이션 활동을 제공하는 프로그램 등은 특히 예방프로그램에서 중요하다. 그러나 실제로 약물을 사용하는 청소년을 긍정적으로 바꾸기란 매우 어렵다.

제 7 절 생각하는 연구

1. 약물남용장애[8)]

약물남용장애의 본질적인 특징은 인지, 행동 및 생리적 증상을 보인다. 여기에서 약물이란 알코올, 카페인, 대마, 환각제(펜시클리딘 등), 흡입제, 아편계(진정제, 수면제, 항불안제), 자극제(암페타민류 물질, 코카인 등), 담배, 기타 등이 해당한다.

이들 약물은 일부는 증상이 덜 할 수도 있고 더 나타날 수도 있다.

약물남용장애의 중요한 특징은 뇌 회로가 근본적으로 변화된다는 것이다. 특히 심각한 경우 해독을 하였어도 문제가 지속될 수 있다. 이로 인하여 반복적인 재발이 나타나게 된다.

따라서, 이들을 치료하기 위해서는 단기적 치료법보다는 장기적인 접근 방식으로 치료하는 것이 바람직하다.

보통 약물남용장애의 진단[9)]은 다음과 같다.

* 개인차원

- 원래 의도했던 것 보다 많은 량의 약물을 장기간에 걸쳐 복용한다.
- 지속적으로 약물남용을 원하고 약물을 줄이거나 규제하는데 거듭 실패한 적이 있다.
- 일상생활을 거의 약물을 얻고 남용하는데 사용한다.
- 이전에 약물을 구했던 환경에 있을 때 약물에 대한 강한 갈망이 있다.

8) Substance - Related Disorders

9) DSM-5요약

* 사회 차원
- 약물남용으로 인하여 직장, 학교 또는 가정에서 주요 역할 의무를 이행하지 못할 수 있다.
- 약물남용으로 사회적 또는 대인 관계가 악화 된다. 중요한 사회적, 직업적 또는 여가 활동을 포기하거나 줄일 수 있다.
- 약물남용으로 가족과 함께 살지 못할 수 있다.

*건강차원
- 건강상 위험한 상황에서 반복적으로 약물을 사용한다. 약물이 위험하다는 것을 알고 있음에도 불구하고 약물을 계속 남용한다.
- 약물사용으로 인하여 신체적 또는 심리적 문제가 악화된다.

*과다 사용
- 투여량과 복용속도가 많고 빠르다.
- 금단 현상이 나타난다.

2. 약물유발장애[10)]

약물유발장애는 중독(intoxication), 금단(withdrawal), 및 기타 약물유발 정신장애(예 : 약물 유발 정신장애[11)], 약물 유발성 우울장애[12)])가 있다. 이 특징을 설명하면 아래와 같다.

- 복용한 약물로 인한 가역적 특정 약물 증후군(a reversible substance-specific syndrome)을 보인다.
- 약물 사용 중 또는 직후에 중독으로 인하여 중추신경 시스템에 약물 효과를 미쳐 문제 행동이나 심리적인 변화(호전적, 기분 불안정,

10) Substance-Induced Disorders
11) substance-induced psychotic disorder
12) substance-induced depressive disorder

판단력 손상)가 나타난다.
- 이 증상이 다른 정신장애로 더 잘 설명되지 않는다.

3. 알코올 관련 장애

DSM-5에 의하면 알코올 관련장애[13]는 음주장애[14], 알코올중독[15], 알코올 금단[16] 등이 있다. 이들에 대하여 살펴보면 아래와 같다.

1) 음주장애

DSM-5에 의한 음주장애 진단기준은 표 12.2와 같다. 특이한 것은 알코올 중독은 아니면서도 음주로 인하여 음주장애(알코올 사용장애)가 된다는 점이다.

표 12.2 음주(알코올 사용)장애 진단기준

음주(알코올 사용)장애 진단기준
A. 임상적으로 심한 손상(impairment)이나 고통(distress)을 유발하는 문제가 있는 음주[17] 패턴을 지난 12개월 이내에 아래 사항 중에서 적어도 2가지 이상 보인다. 1. 의도한 것 보다 더 많이, 더 오랜 시간 술을 마심. 2. 지속적으로 단주(斷酒; cut down alcohol use)나 절주(節酒; control alcohol use)하려는 욕구가 있음. 이런 욕구가 계속 있거나 노력에 실패하고 있음. 3. 술을 구하는데, 술 마시는 데, 또는 술 깨는 데 많은 시간을 보냄. 4. 음주 갈망(Craving), 강한 바람(desire) 또는 충동(urge)이 있음. 5. 반복적인 음주(Recurrent alcohol use)로 인하여 직장, 학교, 가정에서 역할 상 주요 의무 수행 실패. 6. 지속적(persistent)으로 또는 반복적(recurrent)으로 사회적으로 또는 대인관계에 문제가 발생하거나 악화 됨에도 불구하고 계속 음주를 함. 7. 음주로 인하여 중요한 사회적, 직업적, 여가활동을 포기하거나 줄임. 8. 신체적으로 해로운 상황에서 음주를 계속 함.

13) Alcohol-Related Disorders
14) Alcohol Use Disorder
15) Alcohol Intoxication
16) Alcohol Withdrawal

9. 음주가 신체적으로나 정신적으로 문제를 지속적으로 또는 반복적으로 일으키거나 악화시키는 원인이라는 것을 알고 있음에도 불구하고 음주를 계속 함.
10. 내성(Tolerance): 다음 중 하나에 해당 할 것
    a. 중독 또는 취하는 정도에 도달하기 위한 술의 량이 현저히 증가함
    b. 같은 량의 술을 마신 경우 취하는 효과가 현저히 줄어 듦.
11. 금단(Withdrawal): 다음 중 하나에 해당할 것.
    a. 알코올 금단증상에 해당할 것(Alcohol Withdrawal 참조)
    b. 금단 증상(withdrawal symptoms)을 완화하거나 피하려고 술을 마심(또는 벤조디아제핀[18] 같은 물질을 사용함)

중증정도
경증 : 위 증상 중 2-3개 증상
중등도 :위 증상 중 4-5개 증상
중도 : 위 증상 중 6개 이상 증상

2) 알코올중독

DSM-5에 의한 알코올 중독 진단기준은 표 12.3과 같다. 진단기준에서 보듯이 알코올 중독은 우리나라의 경우 음주를 즐기는 누구나 예외일 수 없는 중독에 해당할 수 있다.

표 12.3 알코올 중독 진단기준

알코올 중독 진단기준
A. 근래 음주(ingestion of alcohol)를 한다.
B. 음주 중, 음주 직후 임상적으로 심각하게 문제 있는 행동변화 또는 심리변화가 나타난다(예, 부적절한 성적 행동이나 공격행동, 기분 불안정(mood lability), 판단력 부족).
C. 음주중 또는 음주 직후 다음 중 한 가지 이상의 징조(sign) 또는 증상(symptoms),
1. 혀꼬부라진 언어(Slurred speech).
2. 운동실조(Incoordination).
3. 비틀거리는 걸음걸이(Unsteady gait).
4. 눈풀림(Nystagmus).
5. 집중 또는 기억 손상.

17) 직역하면 알코올 사용이 되겠으나 여기서는 음주로 의역하기로 한다.
18) benzodiazepine

6. 혼미 또는 혼수.

D. 이런 징조나 증상이 다른 의학적 상태에 의한 것이 아니고, 다른 약물 중독, 정신장애로 더 잘 설명할 수 있는 것이 아니어야 함.

3) 알코올 금단

DSM-5에 의한 알코올 금단 진단기준은 표 12.4와 같다. 알코올 금단은 용어에서 알 수 있듯이 술을 마시지 않았을 때 금단 현상이 발생하는 경우이다.

표 12.4 알코올 금단 진단기준

알코올 금단 진단기준
A. 음주를 오랫동안 많이 하다가 금주(Cessation) 또는 절주(reduction) 함. B. 위 A에 해당하는 금주 또는 절주 이후 수시간에서 수일내에 다음 증상 중 두가지 이상 나타난다. 1. 자율신경계 과다(Autonomic hyperactivity) (예 : 땀이 나고, 100회 이상 맥박수). 2. 손떨림(hand tremor)증가. 3. 불면(Insomnia). 4. 메스꺼움(Nausea) 또는 구토(vomiting). 5. 일시적으로 시각, 촉각, 청각적인 환각(hallucinations) 또는 환상(illusions). 6. 정신적으로 초조함(Psychomotor agitation). 7. 불안(Anxiety). 8. 전신긴장간대발작(Generalized tonic-clonic seizures). C. 위 B에 나타난 징조나 증상이 사회, 직업적, 다른 중요한 기능 영역에서 임상적으로 심각한 고통이나 손상을 유발한다. D. 이 징조나 증상이 이런 징조나 증상이 다른 의학적 상태에 의한 것이 아니고, 다른 약물 금단, 정신장애로 더 잘 설명할 수 있는 것이 아니어야 한다.

4. 카페인관련장애

DSM-5에서 카페인관련장애[19]는 카페인중독, 카페인금단 기타 등으로 구분되는데 여기서는 카페인 중독[20]과 카페인 금단[21]에 대하여 언급하기로 한다.

1) 카페인 중독

표 12.5는 DSM-5에 의한 카페인 중독 진단기준을 제시한 것이다.

표 12.5 카페인 중독

카페인 중독 진단기준
A. 최근에 카페인을 투약[22] 함(보통 250mg 이상의 고용량) B. 카페인 투약 중 또는 투약직후 다음 징조나 증상 중 5가지 이상 나타남. 1. 안정부절(Restlessness). 2. 신경과민(Nervousness). 3. 흥분(Excitement). 4. 불면(Insomnia). 5. 안면홍조(Flushed face). 6. 이뇨(Diuresis). 7. 위장장애(Gastrointestinal disturbance). 8. 근육경련(Muscle twitching). 9. 사고와 언어가 두서없음(Rambling flow). 10. 빠른 맥박(Tachycardia; 빈맥) 또는 심장 부정맥(cardiac arrhythmia). 11. 무진장(無盡藏) 시간(Periods of inexhaustibility[23])). 12. 정신적 초조(Psychomotor agitation). C. 위 B에서 나타난 조짐이나 증상으로 사회, 직업적, 다른 중요한 기능 영역에서 임상적으로 심각한 고통이나 손상을 유발한다. D. 이 징조나 증상이 이런 징조나 증상이 다른 의학적 상태에 의한 것이 아니고, 다른 약물 중독, 정신장애로 더 잘 설명할 수 있는 것이 아니어야 한다.

19) Caffeine-Related Disorders
20) Caffeine Intoxication
21) Caffeine Withdrawal

2) 카페인 금단

표 12.6은 DSM-5에 의한 카페인 금단 진단기준을 제시한 것이다.

표 12.6 카페인 금단

카페인 금단 진단기준
A. 매일 장기적으로 카페인 투약. B. 갑작스런 투약중지 또는 투약 감소 뒤에 24시간 이내에 다음 징조나 증상이 세가지 이상 나타난다. 1. 두통(Headache). 2. 현저하게 피로하거나 졸림. 3. 불쾌한 기분(Dysphoric mood), 우울감(depressed mood), 또는 과민성(irritability). 4. 집중력 저하(Difficulty concentrating). 5. 독감에 걸린 듯한 증상(Flu-like symptoms; 구역질(nausea), 구토(vomiting) 또는 근육통/경직) C. 위 B에서 나타난 조짐이나 증상으로 사회, 직업적, 다른 중요한 기능 영역에서 임상적으로 심각한 고통이나 손상을 유발한다. D. 이 징조나 증상은 다른 의학적 상태(예: 편두통, 바이러스성 질환)에 의한 것이 아니고, 다른 약물 금단, 정신장애로 더 잘 설명할 수 있는 것이 아니어야 한다.

5. 대마관련장애

DSM-5에서는 대마관련장애[24]를 대마사용장애[25], 대마중독[26], 대마 금단[27] 등으로 설명하고 있다. 이를 각각 설명하면 아래와 같다.

---

22) caffeine use
23) 지침이 없는 행동이 나타나는 기간이 있다는 의미
24) Cannabis-Related Disorders
25) Cannabis Use Disorder
26) Cannabis Intoxication
27) Cannabis Withdrawal

1) 대마사용장애

표 12.7은 DSM-5에 의한 대마사용장애 진단기준을 제시한 것이다.

표 12.7 대마사용장애

대마사용장애 진단기준
A. 임상적으로 심한 손상(impairment)이나 고통(distress)을 유발하는 문제가 있는 대마흡연[28] 패턴을 지난 12개월 이내에 아래 사항 중에서 적어도 2가지 이상 보인다. 1. 의도한 것 보다 더 많이, 더 오랜 시간 대마 흡입. 2. 지속적으로 대마를 끊거나 줄이려는 욕구가 있지만 이런 욕구가 계속 있거나 노력에 실패하고 있음. 3. 대마를 구하는데, 흡입하는데, 또는 대마에서 깨어나는 데 많은 시간을 보냄. 4. 대마흡입 갈망(Craving), 강한 바람(desire) 또는 충동(urge)이 있음. 5. 반복적인 대마 흡입으로 인하여 직장, 학교, 가정에서 역할 상 주요 의무 수행 실패. 6. 지속적(persistent)으로 또는 반복적(recurrent)으로 사회적으로 또는 대인관계에 문제가 발생하거나 악화 됨에도 불구하고 계속 대마 흡입을 함. 7. 대마 흡입으로 인하여 중요한 사회적, 직업적, 여가활동을 포기하거나 줄임. 8. 신체적으로 해로운 상황에서 대마흡입을 계속 함. 9. 대마흡입이 신체적으로나 정신적으로 문제를 지속적으로 또는 반복적으로 일으키거나 악화시키는 원인이라는 것을 알고 있음에도 불구하고 대마흡입을 계속 함. 10. 내성(Tolerance): 다음 중 하나에 해당 할 것 a. 중독 또는 취하는 정도에 도달하기 위한 대마흡입 량이 현저히 증가함 b. 같은 량의 대마를 흡입한 경우 취하는 효과가 현저히 줄어 듦. 11. 금단(Withdrawal): 다음 중 하나에 해당할 것. a. 대마 금단증상에 해당할 것(대마금단 진단기준 참조) b. 금단 증상(withdrawal symptoms)을 완화하거나 피하려고 대마를 흡입함(또는 유사한 물질을 사용함) 중증정도 경증 : 위 증상 중 2-3개 증상 중등도 :위 증상 중 4-5개 증상 중도 : 위 증상 중 6개 이상 증상

28) cannabis use

2) 대마중독

표 12.8은 DSM-5에 의한 대마중독 진단기준을 제시한 것이다.

표 12.8 대마중독

대마중독 진단기준
A. 최근 대마를 흡입함. B. 카페인 투약 중 또는 투약직후 임상적으로 심각한 문제행동이나 정신적인 변화 가 나타남 (예; 손상된 운동조절, 행복감, 불안, 느린시간 감각, 판단력 손상, 사회적 위축). C. 대마흡입후 2시간 이내에 다음중 2가지 이상의 징조나 증상이 나타남. 1. 결막충혈(Conjunctival injection). 2. 식욕증가. 3. 입마름(Dry mouth). 4. 빠른 맥박(Tachycardia; 빈맥). D. 이런 징조나 증상이 다른 의학적 상태에 의한 것이 아니고, 다른 약물 중독, 정신장애로 더 잘 설명할 수 있는 것이 아니어야 한다.

3) 대마금단

표 12.9는 DSM-5에 의한 대마 금단 진단기준을 제시한 것이다.

표 12.9 대마금단

대마금단 진단기준
A. 대마를 장기적으로 많이 흡입하다가 중단한 상태(보통 매일 또는 거의 적어도 수개월간 거의 매일 흡입) B. 위 A 이후에 약 1주일 이내에 다음 징조나 증상중 적어도 3가지 이상 히당함. 1. 과민(Irritability), 분노(anger), 또는 공격(aggression). 2. 신경과민(Nervousness) 또는 불안(anxiety). 3. 수면문제 (예; 불면, 악몽). 4. 식욕감퇴 또는 체중감소 5. 안절부절(Restlessness). 6. 우울한 기분

7. 다음 신체증상 중 최소 한가지 이상 나타나 심각한 불편감을 줌

 복통(abdominal pain),
 흔들림/ 떨림(shakiness/tremors),
 진땀(sweating; 발한),
 열(fever),
 오한(chills),
 두통(headache).

C. 위 B에서 나타난 조짐이나 증상으로 사회, 직업적, 다른 중요한 기능 영역에서 임상적으로 심각한 고통이나 손상을 유발한다.

D. 이들 징조나 증상은 다른 의학적 상태에 의한 것이 아니고, 다른 약물 금단, 정신장애로 더 잘 설명할 수 있는 것이 아니어야 한다.

6. 흡연관련장애

DSM-5에서는 흡연관련장애[29])를 흡연장애[30]), 흡연금단[31]) 등으로 설명하고 있다. 이를 각각 설명하면 아래와 같다.

1) 흡연장애

표 12.10은 DSM-5에 의한 흡연장애 진단기준을 제시한 것이다.

29) Tobacco-Related Disorders
30) Tobacco use Disorder
31) Tobacco withdrawal

표 12.10 흡연장애

흡연장애 진단기준
A. 흡연문제가 임상적으로 중대한 손상과 고통을 유발하며, 12개월 이내에 다음 중 적어도 2가지 이상 해당할 것. 1. 종종 흡연을 의도한 것 보다 더 오래, 더 많이 한다. 2. 흡연을 끊거나 줄이려고지속적인 노력을 하고 있거나 실패한적이 있다. 3. 담배를 얻거나 피우기 위한 활동에 많은 시간을 보낸다. 4. 흡연을 하고 싶은 열망, 강한 욕구, 충동이 있다. 5. 흡연으로 인하여 일, 학교, 집에서 중요한 역할 수행에 실패한다(예: 작업 방해). 6. 흡연으로 인하여 사회적문제, 인간관계 문제가 계속하여 야기되거나 심화되어도 계속 흡연(예: 흡연으로 타인과 다툼). 7. 흡연 때문에 중요한 사회활동 직업활동, 여가활동을 포기하거나 줄어들게 된다. 8. 신체적으로 해로운 상황에서 흡연을 계속함(예: 침대에서 흡연) 9. 담배가 신체적으로나 정신적으로 문제를 야기하거나 악화시킬것이라는 것을 알고 있음에도 흡연을 계속 함. 10. 다음중 하나에 해당하면 중독(Tolerance)임. a. 원하는 효과를 얻기위하여 상당히 많은 량의 담배를 피움 b. 같은 량의 담배를 피울 경우 효과가 상당히 줄어 듦 11. 다음중 하나에 해당하면 금단(Withdrawal)현상임 a. 흡연금단 기준 A, B에 해당함. b. 담배 금단 현상을 줄이려고 흡연(혹은 니코틴과 같은 그와 유사한 물질)을 함 장애정도 : 경도: 2-3개 증상 중등도 : 4-5개 증상 중도 : 6개 이상 증상

2) 흡연금단

표 12.11은 DSM-5에 의한 흡연장애 진단기준을 제시한 것이다.

표 12.11　흡연금단

흡연금단 진단기준
A. 적어도 수주일동안 매일 흡연. B. 갑작스런 금연 또는 흡연을 줄인 후 24시간 이내에 다음 징조나 증상 중 4가지 이상 해당함. 1. 과민(Irritability), 좌절(frustration), 또는 분노(anger). 2. 불안(Anxiety). 3. 집중하기 어려움(Difficulty concentrating). 4. 식욕증가(Increased appetite). 5. 안절부절하지 못함(Restlessness). 6. 우울감(Depressed mood). 7. 불면(Insomnia). C. 기준 B의 징조나 증상으로 사회적, 직업적 또는 기타 중요한 기능 영역에서 임상 적으로 심각한 고통이나장애를 유발한다. D. 징조나 증상은 다른 의학적 상태에 의하지 않으며 중독 또는 다른 약물 금단을 포함한 다른 정신장애로 더 잘 설명되지 않는다.

13
chapter

우울증

우울증은 정신기능이 지속적으로 저하되어 늘 우울한 기분을 보이거나 거의 모든 활동에서 흥미나 즐거움을 잃어버리는 증상이다. 이 증상이 아동이나 청소년에게 나타날 때는 우울한 기분보다는 신경과민이나 흥분으로 나타날 수도 있다.

DSM-5에서는 우울장애[1] 유형을 파괴적 기분 조절장애[2], 주 우울장애(주 우울에피소드 포함)[3], 지속적 우울장애(기분저하증)[4], 월경 전 불쾌장애[5], 물질/약물로 인한 우울장애[6], 다른 의학적 상태로 인한 우울장애[7], 기타 특정 우울장애 및 불특정 우울장애[8]등으로 분류하였다.

여기서는 유형을 파괴적 기분 조절장애, 주 우울장애(주 우울에피소드[9] 포함), 지속적 우울장애(감각장애)만을 살펴보기로 한다.

---

1) Depressive Disorders
2) disruptive mood dysregulation disorder
3) major depressive disorder (including major depressive episode)
4) persistent depressive disorder(dysthymia)
5) premenstrual dysphoric disorder
6) substance/medication-induced depressive disorder
7) depressive disorder due to another medical condition
8) other specified depressive disorder and imspecified depressive disorder
9) 에피소드를 '삽화'라고 번역하기도 하는데 저자 입장에서는 이 용어가 익숙지 못하여 그냥 에피소드라고 하였음

DSM-5에 의한 파괴적 기분조절장애의 진단기준은 표 13.1과 같다.

표 13.1 파괴적 기분 조절장애 진단기준

파괴적 기분조절장애 진단기준
A. 반복적으로 심한 분노발작(temper outbursts)이 언어적(예, 폭언) 그리고/또는 행동적(예, 사람이나 기물을 향한 공격)으로 나타나며, 상황이나 유발 자극에 비하여 그 강도나 지속시간이 매우 비정상적(grossly out of proportion)이다.
B. 분노발작이 발달 수준에 맞지 않는다.
C. 분노발작은 일주일에 평균 3회 이상 발생한다.
D. 분노발작 중 기분은 지속적으로 과민하거나 거의 매일, 종일 화가 나 있으며, 이것이 타인(부모, 선생님, 또래)들에 의하여 관찰이 가능하다.
E. 위 기준 A-D가 12개월 이상 지속되며, 그 기간 중 진단기준 A~D에 해당하는 증상이 없는 기간이 연속 3개월 이상 되지 않는다.
F. 진단기준 A와 D가 세 가지 환경(예; 가정, 학교, 또래) 중 최소 두 군데 이상에서 나타나며 최소 한 군데에서는 심한(severe) 증상을 보인다.
G. 이 진단은 6세 이전 또는 18세 이후에 처음으로 진단될 수 없다[10].
H. 발달력이나 관찰 결과 A-E 발생 연령은 10세 이전이다.
I. 진단기준 A를 만족하는 기간을 제외하고 양극성장애의 조증(manic) 또는 경도 조증(hypomanie) 에피소드 진단기준의 모든 증상을 만족하는 기간이 명백히 1일 이상 있지 않아야 한다.
J. 이 행동이 주 우울 에피소드(major depressive disorder) 중에만 나타나서는 안 되며, 다른 정신질환(예; 자폐성장애, 외상후스트레스장애, 분리불안장애, 지속적 우울장애(기분저하증))으로 더 잘 설명되지 않는다.
K. 증상이 약물의 생리적 효과나 다른 의학적 또는 신경학적 상태로 인한 것이 아니다.

DSM-5에 의한 주 우울장애의 진단기준은 표 13.2과 같다.

표 13.2 주 우울장애 진단기준

주 우울장애 진단기준
A. 다음의 증상 가운데 5가지 이상의 증상이 2주 연속으로 진행되며, 이전에 있던 기능의 변화를 (1) 우울 기분이거나 (2) 흥미나 기쁨의 상실 중 적어도 하나는 해당하여야 한다. 다른 의학적인 조건에 합당한 경우 제외한다.
1. 하루 중 대부분 그리고 거의 매일 지속되는 우울 기분을 보이는데, 주관적 보고(예; 슬픔, 공허함, 절망감) 또는 타인(예; 눈물을 보임)에 의하여 확인된다.

10) 6세부터 17세 사이에 발병한다는 의미

2. 주관적인 보고나 관찰에 의하면, 거의 매일, 하루 중 대부분, 거의 모든 일상 활동에 대해 흥미나 즐거움이 뚜렷이 저하된다.
3. 체중조절을 하지 않은 상태에서 의미 있는 체중이 감소하거나 증가(예: 1개월에 체중의 5% 이상 변화) 또는 거의 매일 식욕이 줄거나 증가한다.
4. 거의 매일 불면이나 과다수면(Insomnia or hypersomnia)
5. 거의 매일 나타나는 정신운동 초조나 지연(Psychomotor agitation or retardation; 주관적인 안절부절 증 또는 느려짐 뿐만이 아니라 타인에 의하여 관찰이 가능하다)
6. 거의 매일 피로감이나 활력의 상실(loss of energy).
7. 거의 매일 무가치감(Feelings of worthlessness) 또는 거의 매일 과잉이거나 부적절한 죄의식(환상에 의한 것일 수도 있다).
8. 거의 매일 사고력, 집중력의 감소, 우유부단(주관적 보고나 타인의 관찰에 의함)
9. 죽음에 대한 반복적인 생각 (단순히 죽음에 대한 두려움이 아닌), 구체적인 계획 없이 반복되는 자살사고, 또는 자살 시도나 자살 수행에 대한 구체적인 계획

B. 증상이 사회적, 직업적 또는 다른 주요 기능 영역에서 임상적으로 현저한 고통이나 손상을 초래한다.

C. 에피소드가 약물의 생리적 효과나 다른 의학적 상태로 인한 것이 아니다.

D. 주 우울에피소드가 분열형 정동장애(schizoaffective disorder), 조현병(schizophrenia), 분열형장애(schizophreniform disorder), 환각장애(delusional disorder), 또는 달리 명시된 또는 명시되지 않는 조현병 스펙트럼 및 기타 정신병적장애(other specified or unspecified schizophrenia spectrum and other psychotic disorder)에 의하여 더 잘 설명되지 않는다.

E. 조증(manic), 경도 조증(hypomanie) 에피소드가 없었다.

DSM-5에 의한 지속적 우울장애의 진단기준은 표 13.3과 같다.

표 13.3 지속적 우울장애 진단기준

지속적 우울장애 진단기준
이 장애는 DSM-IV에서 정의한 만성적 주 우울장애(chronic major depressive disorder)와 기분저하장애(dysthymic disorder)를 합친 것이다. A. 적어도 2년 동안, 하루의 대부분 우울하며, 우울한 날이 없는 날 보다 많으며, 주관적 보고나 객관적인 객관적 관찰로 확인된다. 아동, 청소년의 경우는 기분이 과민한 상태로 나타나기도 하며, 기간은 최소 1년이 되어야 한다. B. 우울 기간 동안 다음의 2가지 이상의 증상을 보인다. 1. 식욕부진(Poor appetite) 또는 과식(overeating). 2. 불면(Insomnia) 또는 과다수면(hypersomnia).

3. 무기력(Low energy) 또는 피로(fatigue).
4. 낮은 자존감(Low self-esteem).
5. 집중력 감소(Poor concentration) 또는 우유부단(優柔不斷; difficulty making decisions).
6. 절망감(Feelings of hopelessness).

C. 장애가 있는 2년 동안(아동, 청소년은 1년) 연속적으로 2개월 이상, 진단기준 A, B의 증상이 존재하지 않았던 경우가 없다.
D. 주 우울장애의 진단기준을 만족하는 증상이 2년간 지속해서 나타날 수 있다.
E. 조증(manic), 경도 조증(hypomanie) 에피소드가 없어야 하고, 순환성기분장애(cyclothymic disorder) 진단기준을 충족하지 않아야 한다.
F. 장애가 지속적인 조현정동장애(persistent schizoaffective disorder), 조현병(schizophrenia), 망상장애(delusional disorder), 달리 명시된 또는 명시되지 않는 조현병 스펙트럼 및 기타 정신병적 장애(other specified or unspecified schizophrenia spectrum and other psychotic disorder)와 겹쳐서 나타나는 것이 아니다.
G. 증상이 약물의 생리적 효과(예; 약물남용, 약물 처방)나, 다른 의학적 상태(예; 갑상샘 저하증, hypothyroidism)로 인한 것이 아니다.
H. 증상이 사회적, 직업적 또는 다른 주요 기능 영역에서 임상적으로 현저한 고통이나 손상을 초래한다.

제 1 절 진단/사정

청소년기 우울증 진단법은 여러 가지 방법으로 택할 수 있다. 즉, 호르몬 분비 검사, 상담, 자기보고, 직접적인 관찰 등이다. 우울증과 관련한 몇 가지 신경학적, 의학적 문제들 예를 들면, 불면증, 애디슨병,[11] 당뇨병, 부갑상샘 이상[12], 전염병 감염, 납중독, 기타 질병을 등도 우울 증상을 유발할 수 있다.

성인에게는 사용하지만, 청소년에게는 덜 사용하는 특수 호르몬 분비 능력 검사는 DST(dexamethasone suppression test)[13]인데, 이 방법은

11) Addison; 갈색세포증.
12) 척추동물 갑상샘의 등 쪽에 붙어 있는 2쌍의 작은 내분비샘

코티솔 호르몬 분비를 억압하는 능력을 평가하는 방법이다. 우울증은 높은 수준의 코티솔 호르몬을 보이는데 이 코티솔 호르몬은 스트레스를 유인하는 호르몬이다. 그러나 청소년에게는 이 정보가 신뢰할만하지 못하여 아동이 이 검사에서 이상을 보였더라도 모두 우울증이라고 단정할 수는 없다.

상담에 의한 방법은 아동을 개별적으로 사정할 때 매우 중요한 방법이다. 이는 정보획득뿐만 아니라 관계를 맺고 싶지 않은 사람과 상호 라포를 형성해 갈 수 있는 기회이기도 하다.

우울증을 상담에서는 증상의 설명, 증상의 발달력, 가족력, 불안 관련 문제, 약물사용, 돌출행동 등 여러 가지 주제를 사용할 수 있다. 물론 상담은 우울증을 보이는 사람이 자해에 대한 생각을 하고 있는지도 사정하여야 한다.

자살을 시도하는 사람은 대부분 자살시도 전에 자신의 의도를 남에게 알려 주고 싶어 한다. 일반적으로 자살계획이 구체적이면 구체적일수록 자살 성공 위험이 크다. 또한 행동에 있어 갑작스러운 변화나 최근 환경의 스트레스 요인 등(예: 관계형성을 잃음)을 포함한 중요한 단서 등을 잘 살펴보아야 한다.

우울증[14]을 사정하는데 직접 행동을 관찰하는 방법도 사용할 수 있다. 이때 사정자가 살펴보아야 할 사항들에는 다음과 같은 것들이 있다.

1) 슬픈 얼굴 표정.
2) 감소한 사회활동 정도나 운동 정도.[15]
3) 고독한 행동 모습(혼자 책이나 TV를 봄).
4) 느린 말투.
5) 눈 맞춤 정도.
6) 언쟁.

13) 성인 우울증 검사법.
14) 우울증은 항상 우울한 것이 아니라, 즐거운 것이 없는 것이다.
15) 말이 적고, 게임 놀이를 잘 하지 않고, 다른 사람과 상호작용을 잘 하지 않음

7) 찡그린다든지 불평하며 잘 웃지 않는 모습.

제2절 원 인

표 13.4는 우울증의 원인을 요약한 것이다. 이들을 각각 살펴보면 다음과 같다.

1. 생물학적인 요인

대부분 우울증은 생물학적인 요인, 심리학적 요인이 복합적으로 작용한다. 앞서 언급한 바와 같이 우울증은 코티솔[16] 조절이상이나 성장호르몬 분비 감소와 같은 신경내분비에서 변화를 보인다.

또 우울증은 신경전달물질인 노르에피네프린[17]과 세로틴산[18]의 변화가 낮은 수준으로 나타나는 것이 특징인데 이를 증가시키는 약물을 사용하면 우울증상이 완화된다. 즉, 항우울제가 되는 것이다. 멜라토닌[19]이나 아세틸콜린[20] 역할에서도 청소년의 우울 원인을 찾을 수 있다. 따라서 청소년의 경우 우울증 사전 보유인자를 가지고 있을 수 있다.

16) 사람이 받는 스트레스에 반응하여 분비되는 물질로서, 스트레스에 대항하여 문제를 해결하여주도록 하는 물질이다.
17) 노르아드레날린(noradrenaline)이라고도 한다.
18) 백색(白色)의 비(非)수용성 결정. 냄새가 없으며 밀랍의 성분임.
19) melatonin: 호르몬으로 밤과 낮의 길이나 계절에 따른 일조시간의 변화 등과 같은 광주기를 감지하여 생체리듬에 관여한다.
20) acetylcholine: 신경조직에 존재하고, 신경의 말단에서 분비되며, 신경의 자극을 근육에 전달하는 화학물질이다.

표 13.4 우울증의 원인

원 인	내 용
생물학적 요인	신경전달물질인 노르에피네프린과 세로틴의 변화가 낮은 수준으로 나타나는 것이 특징.
유전요인	일란성 쌍생아는 이란성 쌍생아보다 우울증 공유율이 약 두 배 정도이다.
심리적 요인	능동적인 사회적 행동에 대한 강화 부족, 우울 행동 강화로 기분장애가 초래된다.
행동주의 이론	낮은 사회기술이 장애의 주요 요인이다.
인지 요인	자기 자신, 세상, 미래를 역기능적으로 본다.
종합적 요인	유전인 요인, 가족관계 갈등, 낮은 인간관계기술과 대처 스타일, 부적절한 감정 등에 의하여 발생할 수 있다.

2. 유전요인

일란성 쌍생아는 이란성 쌍생아보다 우울증 공유율[21]이 약 두 배 정도이다. 또한 생(生)부모가 우울증인 아동은 입양아나 우울증을 가지지 않은 아동보다 더 많은 우울 증상을 보였다.

또 우울증 청소년 가족에 관한 연구에서 우울증 청소년 가족은 일반가족보다 더 우울해하는 것으로 나타났다. 이는 청소년이 조기 우울증일 경우, 그리고 친족이 알코올 중독일 경우 더욱 그러하다.

그러나 명심하여야 할 것은 청소년 우울증이 유전요인으로 모두 설명할 수 있는 것은 아니라는 점이다. 환경요인 역시 우울증 생물학적 보유 인자를 만들어낼 수도 있는 것이다.

3. 심리적 요인

우울증을 보다 더 넓게 보면 기분장애[22]인데 심리학적 모델에서는

21) 쌍생아 간 우울증을 동반하는 정도.

기분장애가 1) 능동적인 사회적 행동에 대한 강화 부족, 2) 우울 행동 강화로 초래된다고 한다.

예를 들어, 청소년은 보통 기대에 부응하는 일을 하는데 학교 가는 일, 설거지하는 일, 숙제하는 일, 시간제 하는 일 등이 그러하다. 만일 이러한 행동이 다른 사람에게 당연한 일로 받아들여진다면, 청소년은 긍정적인 관심을 덜 받게 될 것이다.

반대로, 청소년이 우울해지고 활동에서 성과가 떨어진 경우, 다른 사람이 신경을 써서 동정이나 지원을 제공할 경우 이 청소년은 무의식적으로 우울증상에 대한 보상을 받을 것이다.

4. 행동주의적 요인

행동주의 이론에서는 우울증에 대하여 낮은 사회기술이 장애의 주요 요인이라고 본다. 우울증은 사회생활에 대하여 선택적으로 부정적으로 관여하고 자신을 과잉 비하하게 한다. 그리고 비현실적인 목표와 단기간의 결과에 중점을 둔다.

5. 인지요인

심리학적 우울이론 중 가장 대표적인 것이 Beck의 인지이론인데 이 이론에서는 우울증은 자기 자신, 세상, 미래를 역기능적으로 본다는 점을 강조한다. 예를 들어, 어떤 우울 청소년은 주변 일에 대하여 인지적 왜곡을 하여 실제보다 그 일을 더 나쁘게 생각한다.

어떤 청소년은 그가 발표하고 있을 때 분명히 그렇지 않다는 증거가 있음에도 불구하고 다른 청소년들이 그를 비웃는다고 생각한다.

우울 관련 인지이론은 어쩔 수 없다는 생각이 학습되는 것이며 이는 다른 생활사에서도 공연히 슬픔으로 연계된다. 특히 우울증은 부정적인

22) mood disorder

사건 원인을 자기자신에게 돌리고, 확대해석하며, 어쩔 수 없는 것 등의 탓으로 돌린다.

예를 들면, 시험을 망친 것을 자기 자신(그게 내 결점이야), 확대해석(나는 아무것도 할 수 없어), 어쩔 수 없는 것(나는 시험은 늘 못 봐)이라고 생각한다. 이와 같은 생각은 종종 과거에 느꼈거나 환경 사건에 대하여 통제를 거의 하지 못했던 경험의 결과로 생겨난다.

6. 기타 요인

기타의 우울증 발생과 유지요인은 주장을 펴지 못함, 비효율적인 대처능력, 충동성, 부진한 학업성적, 불안, 부모와의 관계형성 부족, 낮은 또래애착, 조직적이지 못하고 적대적인 가족, 낮은 사회적지지, 생활스트레스에 부정적인 반응, 인기가 없음, 경제적 손실, 문제해결능력 부족 등이 해당한다.

7. 종합적 요인

우울증은 유전요인, 가족관계 갈등, 낮은 인간관계기술과 대처 스타일, 부적절한 감정 등에 의하여 발생할 수 있다. 우울증은 스트레스가 많은 생활사를 겪으면서 유발될 수 있는 것이다.

그러나 우울증 심각성 정도는 스트레스 호르몬 조절, 사람의 성격, 사회 접촉과 지지, 절망 관리 등의 요인을 통하여 심각해질 수도 있고 약해질 수도 있다.

제3절 예 후

표 13.5는 우울증의 예후를 간단히 요약한 것이다. 이들을 중심으로 우울증의 예후를 살펴보면 다음과 같다.

표 13.5 우울증의 예후

구 분	내 용
유아	유아의 우울증은 사회적 위축이나 무분별한 애착과 같은 더 행동적인 증상을 보일 수 있다.
취학 전 아동	위축, 느린 움직임, 울음, 성장지체, 복통과 같은 신체화로 나타난다.
학령기 아동	두통이나 복통과 같은 신체화, 성적부진, 집중력 부족, 울음, 민감함, 불행한 기분, 피로, 불면, 증가 또는 감소된 운동 활동, 불안, 낮은 자존감, 자살충동이나 시도 등으로 나타난다.
청소년과 성인	우울한 모습이나 신체적인 불만, 낮은 자존감 등 증세를 보이나 성인은 청소년기의 우울증처럼 현저하게 나타나지는 않는다.

1. 유아

일부 연구자들은 우울증이 청소년과 성인에게만 경험할 수 있는 것으로 보기도 한다. 그러나 우울 증상은 유치원생, 어린 아동에게서도 나타난다. 그런데 매우 어린 아동의 우울증은 사회적 위축이나 무분별한 애착과 같은 더 행동적인 증상일 수 있다(반응성 애착장애).

2. 취학전 아동

취학 전 아동의 경우 우울증은 운동이나 기본감정에 대하여 이야기할 수 있기 때문에 확인하기가 쉽다. 일반적으로 이들의 우울증은 위축, 느린 움직임, 울음, 성장정체, 복통과 같은 신체화로 나타난다. 그러나 이러한 증상은 다른 장애에 기인한 것일 수도 있으므로 유의하여야 한다.

그리고 이들의 우울증상은 종종 정반대의 행동으로 나타나는 일도 있다. 따라서 이들에 대한 우울증 진단은 매우 어렵다.

3. 학령기아동

학령기 아동은 정서적으로 괴로움을 느낄 때 이를 스스로 표현한다. 6-12세 아동의 전형적인 우울증상은 두통이나 복통과 같은 신체화 문제, 성적부진, 집중력 부족, 울음, 민감함, 불행한 기분, 피로, 불면증, 증가 또는 감소된 운동 활동, 불안, 낮은 자존감, 자살충동이나 시도 등으로 나타난다.

자살 충동이나 시도는 이 무렵 출현율이 더 높다. 그러나 이러한 증상은 다른 요인에 기인하기도 한다. 또 학령기 학생이 우울증이라도 뚜렷한 증상을 나타내지 않을 수도 있다.

4. 청소년과 성인

청소년과 성인의 우울증은 전형적인 우울증에 가깝다. 특히 이들은 유치원생이나 학령기 학생보다 더 우울한 기분, 정신운동 지체, 수면문제를 나타내는 경향이 있다.

이들 청소년이나 성인의 증상은 심리적 특징으로 더 나타나는 반면 어린 아동의 우울증은 분리불안장애로 더 구분될 가능성이 있다.

성인의 경우는 우울한 모습이나 신체화, 낮은 자존감 등 증세를 보이나 청소년기의 우울증처럼 현저하게 나타나지는 않는다.

우울증 청소년들에게 일반적으로 나타날 수 있는 다른 요인을 보면 사회적 위축이다. 특히 이사한 후에, 우울증을 보이는 사람은 종종 새로운 자극에 부끄러워하거나 새로운 대인관계 상황에 대처할 에너지가 부족하다.

실제로 걱정이나 불안증상은 청소년 우울증에 일반적으로 나타나는 증상이다. 특히 우울증 청소년에게 보편적으로 나타나는 다른 증상에는 산만한 행동, 신체화, 신체이미지에 관련한 낮은 자존감, 자살충동 등이 있다.

일반적으로 청소년기 우울증 기간은 16~36주 정도 걸린다. 하나의 에피소드의 길이는 심각성 정도, 자살충동의 정도, 장애의 복합성 정도와 관련이 있다. 예를 들어 만일, 우울증이 식욕부진, 적대적 반항 또는 품행장애, 불안장애, 약물남용과 같이 복합된 경우에는 그 에피소드의 길이는 길어진다.

특히 높은 수준의 감정표출, 가족 구성원 간의 공개적인 적대행위 등은 청소년기에 우울증을 악화시킨다. 낮은 자존감과 낮은 자기 확신 등도 우울증 기간을 심각하게 할 수 있다.

제 4 절 재 발

우울에피소드를 경험한 40%가 결국 2년 이내에 두 번째 에피소드를 경험한다. 그리고 약 70%가 5년 이내에 두 번째 에피소드를 경험한다. 우울에피소드를 경험한 대부분의 사람들은 계속해서 우울증상을 보이거나 일상생활에는 방해가 되지 않으나 우울한 기분을 계속해서 느끼게 된다.

청소년기 주요 우울에피소드로부터 회복되는 기간은 평균 7~9개월 정도인데 회복에 도움이 되는 요인은 조기치료와 최초 주요 에피소드의 발병 연령이다. 즉, 조기치료는 회복을 쉽게 하고 늦은 발병이 우울증 치료에 유리하다.

따라서 초기치료를 위한 지속적인 사정과 가족 및 사회적 지원은 그 청소년이 우울증을 계속 유지할 것인지 아닌지를 결정하게 될 중요한 열쇠가 되는 것이다.

제5절 처 방

우울증 청소년을 위한 처방은 입원치료와 외래치료 두 가지 방법이 있다. 입원치료는 보통 심각한 우울 증상, 자살충동, 자해행동 등이 있을 경우 사용한다.

이 처방에서는 개인과 가족치료를 하는데, 항우울제 투여, 그룹치료, 환경치료 등을 한다. 환경치료는 환자자신의 치료에 대하여 책임감을 느끼도록 하고 치료활동에 적극적으로 참여하도록 격려한다. 그룹치료는 전형적으로 사회적 지원뿐만 아니라 사회적 문제해결, 대화로 푸는 문제해결 기술을 확립하는 데 초점을 둔다.

항우울제는 효과가 아주 좋은데 우울증의 근본적인 처방이 아니라 일시적인 처방에 불과하였다. 그리고 일부 부작용이 있었다. 따라서 이 약물은 매우 조심하여 사용하여야 한다.

우울증 환자를 위한 인지행동치료는 활동계획, 정적강화, 사회기술확립, 다른 세팅에서 사회기술 실천 등의 방법을 사용한다. 인지행동치료 단계는 아래와 같다.

1) 자기 생각에 대한 자기 모니터링.
2) 생각과 행동간 관계 이해.
3) 각 생각에 대한 정확한 평가.
4) 잘못된 생각에는 더 긍정적이고 실질적인 생각으로 대체.

앞서 언급한 바와 같이, 우울증 환자의 지속적인 인지왜곡 중의 하나는 다른 사람이 고의적으로 자신에 적대적이라는 신념이다. 따라서 이런 사람에게는 치료초기에 다른 사람이 나쁜 말을 하고 있거나, 그에게 무례한 짓을 하고 있다고 느낄 때마다 그날그날 시간 메모를 하여 두도록 한다. 그리고 이를 보고 치료사는 그의 생각이 어떻게 우울증과 관련이 있는지를 찾아낸다.

다음으로 치료사는 그에게 부정적인 생각에 직접 도전하여 보도록 한다. 이때 증거가 있는지를 확인하여 보게 하고 그 생각을 바꾸어 보도록 한다. 만일 증거를 발견하지 못하였다면, 더 논리적이고 현실적인 설명을 하도록 한다(예: 애들이 다른 이야기를 하고 있다).

또 치료사는 그에게 만일 어떤 사람들이 그에게 무례하게 행동한다면 어떻게 할 것인가에 대하여 생각하도록 한다. 이와 같은 과정이 거듭되면 의심과 우울 증상은 점차 줄어든다.

제 6 절 생각하는 연구

1. 우울증과 미용프로그램

공미진(2020)은 미용 프로그램이 양육 스트레스 및 우울증에 미치는 효과를 연구하였는데, 그는 우리나라의 기혼여성의 자녀 양육 스트레스와 우울증을 줄이는데 미용프로그램이 도움이 될 수 있는지를 연구한 것이다.

연구 결과, 미용 프로그램 참여 전에 비해 미용 프로그램 참여 후 양육 스트레스와 우울증은 유의미하게 감소하는 것으로 나타났다. 따라서 여성의 정신건강증진과 자존감을 향상시킬 수 있는 하나의 방안으로 미용관리 행동이 도움이 될 것이라고 하였다.

2. 문화예술 관람과 우울증

박정선(2020)은 명화감상을 통한 우울증 청소년의 치료 가능성을 연구하였는데 그의 연구결과는 우울증치료 가능성이 있는 것이었다.

한편, 김준(2019)은 문화예술 관람이 우울증에 어떤 영향을 미치는지를 연구하였는데 그의 연구 결과에 의하면, 문화예술 관람을 많이 하는 사람일수록 우울증은 낮은 것으로 나타났다.

3. 행동활성화[23]와 우울증

허정선(2019)은 우울증에 대한 행동활성화 치료의 효과를 연구하였는데, 행동활성화는 인지를 먼저하고 행동하게 하는 인지행동치료기법과 달리 일단 행동을 먼제하게 하는 치료방법이다.

행동활성화 치료 집단은 사전 평가에 비해 중간 평가부터 긍정적 자동적 사고, 부정적 자동적 사고뿐 아니라, 우울 및 긍정 정서가 유의하게 변화하였으며, 사후와 추후 평가까지 치료의 효과가 지속되었다.

아울러, 매개 분석에서는 긍정적 자동적 사고와 부정적 자동적 사고가 우울 및 긍정 정서를 모두 유의하게 매개하였다.

4. 이혈요법과 우울증

고태정(2018)은 우울증 중년여성의 이혈요법[24] 효과를 연구하였는데, 중년기 우울 여성의 삶을 이해하고 이혈요법을 할 경우 우울증 정신건강 회복에 도움을 줄 수 있다고 하였다.

23) 인지라는 매개없이 일단 행동을 먼저 활성화 시키는 치료법

24) 신체의 다른 부위에 나타나는 증상을 이혈(耳穴)의 상태를 보고 자극하여 개선하는 것뿐만 아니라 총체적 치유 접근방법으로 심신의 건강을 위한 전인적 치유를 목적으로 하는 치료법.

제 3 편

성인정신건강

14 chapter 성인정신건강 입문

제 1 절 잔존치아와 정신건강

윤지현(2021)은 우리나라 지역사회 성인을 대상으로 잔존치아 수에 따른 정신건강 지표들과의 관련성을 알아보고자 하였다. 그는 만 50세 이상 성인 중 구강검진과 정신건강 설문조사 문항에 모두 응답한 4,324명을 분석대상으로 하여 치아상태를 '양호군(20개 이상)', '보통군(11~19개)', '불량군(10개 이하)'으로 분류하였다.

연구결과 대상자의 잔존치아 수 분류에 따라 양호군 72.1%, 보통군 13.7%, 불량군 14.2%이었다. 그리고 양호군 보다 보통군의 우울증상이 더 유의하게 높게 나타났다. 또한 보통군인 경우 '자살계획 유경험' 정도도 양호군에 비하여 높게 나타났다.

결론적으로 우리나라 성인에서 잔존치아 수가 적은 경우에 우울 증상과 자살계획 유경험이 유의하게 높았다.

따라서 연구자는 적절한 구강 기능이 가능한 잔존치아의 관리를 통해 정신건강 문제를 예방하고 건강 관련 삶의 질 향상을 추구할 수 있도록 적극적인 구강건강 관리 노력이 필요하다고 하였다.

제 2 절 스트레스와 정신건강

김경아(2019)는 일상적 스트레스가 정신건강문제와 정신적 웰빙에 어떻게 영향을 미치는지를 연구하였다. 그는 20~50대 남녀 일반성인 673명을 대상으로 일상적 스트레스 척도, 심리적 강인성[1] 척도, 일반 정신건강 척도, 정신적 웰빙척도를 사용하여 자기 보고식 설문을 실시하여 분석하였다. 그의 연구결과는 다음과 같다.

첫째, 일상적 스트레스가 정신건강문제(정신건강의 부정적 측면)에 미치는 영향은 통계적으로 유의하였고 심리적 강인성의 조절효과는 통계적으로 유의하지 않았다.

둘째, 일상적 스트레스가 정신적 웰빙(정신건강의 긍정적 측면)에 미치는 영향은 통계적으로 유의하였고 심리적 강인성의 조절효과는 통계적으로 유의하였다.

셋째, 심리적 강인성 하위요인에 따른 조절효과를 살펴본 결과, 정신건강문제의 경우 통제의 조절효과가 통계적으로 유의하였고, 정신적 웰빙의 경우 관여와 통제의 조절효과가 통계적으로 유의하였다.

1) 심리적 강인성이란 자신을 통제하고 적극적으로 관여(몰입)하며 변화를 성장의 계기로 삼는 스트레스에 대한 도전적이고 적극적인 태도라 할 수 있고 강인성이 높을수록 스트레스 상황을 잘 견디고 질병에 덜 시달리며 긍정적일 수 있다.

제 3 절 빈곤과 정신건강

김지은(2021)은 청년 1인 가구의 주거 빈곤이 우울에 미치는 영향이라는 논문에서 주거빈곤이 우울에 영향을 미친다고 하였고, 또한, 최성수(2021)는 주거빈곤이 장애인의 우울에 미치는 영향이라는 논문에서 주거빈곤의 상태를 경험하는 경우 장애인의 우울이 심화하는 것으로 파악되었으며, 주거빈곤의 하위차원 중 구조·성능·환경 기준이 미충족일 경우 장애인의 우울이 심화하는 것으로 확인되었다고 하였다.

한편, 김홍진(2020)은 지역별 사회경제적 특성을 연구하였는데 그의 연구 결과는 다음과 같다.

첫째, 인구구조 특성에서 유소년인구 비율이나 생산연령 인구비율이 높은 지역은 절대적 빈곤율이 낮은 지역에 속할 가능성이 높은 반면에 이 변수가 낮은 지역은 절대적 빈곤율이 높은 지역에 속할 가능성이 있고, 고령인구 비율이 낮은 지역은 절대적 빈곤율이 낮은 지역에 속할 가능성이 높은 반면에 이 변수가 높은 지역은 절대적 빈곤율이 높은 지역에 속할 가능성이 있다.

둘째, 도시수준 특성에서 인구밀도나 사업체당 종사자수가 높은 지역은 절대적 빈곤율이 낮은 지역에 속할 가능성이 높은 반면에 이 변수가 낮은 지역은 절대적 빈곤율이 높은 지역에 속할 가능성이 있고, 1인당 지역내총생산은 지역구분과 연관성이 없었다.

셋째, 기초지방자치단체의 역량 특성에서 재정자주도가 높은 지역은 절대적 빈곤율이 낮은 저 빈곤지역에 속할 가능성이 높은 반면에 이 변수가 낮은 지역은 절대적 빈곤율이 높은 지역에 속할 가능성이 있으나 그 강도는 그리 높지 않았다.

제 4 절 녹지와 정신건강

강신우(2020)는 녹지와 주관적 정신건강의 연관성을 연구하였는데 그는 한국의 전국단위에서 녹지가 정신건강 지표와 각각 어떠한 연관성을 가지는지 살펴보고, 이러한 연관성이 도시 지역과 농촌 지역에서 어떻게 차이를 보이는지를 확인하고자 하였다.

그가 사용한 정신건강지표는 강한 주관적 스트레스 인지율, 약한 주관적 스트레스 인지율, 우울감 경험률, 강한 수면 박탈률, 약한 수면 박탈률, 주관적 행복인지율이었다.

연구결과, 녹지 수준의 증가는 부정적 정신건강 지표와는 음의 연관성을 보였고, 긍정적 정신건강지표와는 양의 연관성을 보였다.

이러한 결과는 65세 미만과 도시 지역에서 더욱 뚜렷하게 나타나는 반면, 농촌 지역의 경우 녹지와 주관적 정신건강은 유의미한 연관성을 보이지 않았다.

15
chapter

인격장애[1)]

제 1 절 인격장애의 구분

1. 이상행동의 정의

우리는 흔히 '누구누구가 이상하다'라고 말한다. 하지만 그 누구누구는 우리를 '이상하다'라고 말할지도 모른다. 이상의 반대말은 정상이니 이상은 정상이 아님을 의미한다. 그런데 누가 정상이고 누가 이상일까? 누구도 전상과 이상을 구분하여 설명하기란 매우 어려운 것이다.

따라서 이상행동[2)]을 말하기 위해서는 정상과 이상간의 차이를 명백히 구분할 수 있어야 한다. 그런데 이 구분은 매우 힘든 구분이다. 그러나 분명한 것은 이상행동은 존재한다. 사람들이 말하는 정상과 이상은 존재하지만, 그 정의가 어렵다는 것이다.

이와 같은 배경에서 이상과 정상 간의 구분을 아래 몇 가지 측면에서

1) 성격장애라고도 한다.
2) Abnormal Behavior로서 그 반대의 의미는 Normal Behavior이다.

설명하고자 한다.

1) 고통

신체적으로나 정서적으로 겪는 고통(distress)은 생활과정에서 흔한 일이다. 그런데 때로 이 고통의 수준이 너무 높아서 고통을 당하는 사람이 이를 감당할 수 없을 정도가 되기도 한다. 앞으로 설명하게 될 심각한 우울이나 심한 불안 등과 같은 심리적 고통이 너무나 커서 한 개인의 일상생활을 제대로 영위할 수 없게 만든다면 이는 이상으로 볼 수 있을 것이다.

2) 손상

대부분의 경우 강력한 고통이 수반되면 그 사람 능력 기능이 감소한다. 손상(impairment)은 어떤 사람의 능력기능이 평균수준 또는 적정수준 이하로 능력이 떨어지는 것을 의미한다.

예를 들어, 어떤 사람이 만취하면, 인지기능이 손상되어 자동차에 치일 위험이 커지게 된다. 만취한 자신은 기쁜 모습을 보이고 자랑스럽게 말을 하지만 이를 보는 다른 사람은 그가 인지기능 저하[3]로 부적절하게 기능하고 있다고 생각하게 된다. 이것이 바로 이상행동이다.

3) 자신이나 타인에 대한 위험

어떤 사람은 자신이나 타인에게 위협이 될 수 있는 행동을 한다. 여기서 위험(risk)이란 어떤 사람에 대한 안녕에 대한 위험이나 위협을 의미한다. 예를 들어 중증 우울증은 자살을 기도하기도 한다. 또 어떤 사람의 생각이나 행동이 타인의 신체적, 심리적인 위협이 될 수 있다. 즉, 아동을 학대하거나 타인을 이용하는 사람은 사회에 위험한 사람이 되어 이상행동을 하는 사람으로 볼 수 있는 것이다.

---

3) 만취로 인하여 인지기능에 중대한 저하가 일어남

4) 사회·문화적으로 용인되지 않는 행동

사회, 문화적 상황에서 규준(norms)[4]을 벗어나는 행동을 이상행동으로 본다. 예를 들어 농구장이나 월드컵 경기장에서 얼굴 등에 보디페인팅 하는 행동은 이상행동이 아니다. 그러나 그런 행동이 업무를 보는 사무실에서 발생한다면 이상행동이다. 이처럼 용인될 수 있는 행동은 그 상황이나 문화에 따라 매우 다양하다. 즉, 규준(norms)에서 벗어나는 행동이라 할 수 있는 행동의 정의에서도 그 차이는 사회상황에 따라, 문화에 따라 매우 편차가 크게 나타난다.

2. 이상행동의 원인

이상행동의 원인을 학자들은 세 가지 차원에서 본다. 즉, 생물학적 원인, 심리적 원인, 그리고 사회 문화적 원인이 그것이다. 다시 말하면 이상행동 원인을 신체적인 문제로 보는 시각과 마음에서 발생한다는 시각과 개개인이 처한 사회적 맥락 속에서 이상행동이 발생한다는 시각이다.

물론 이 세 가지가 서로 복합되어 이상행동이 나타나는 것이겠지만 중요한 것은 이들이 중요한 이상행동의 결정 변인에 해당한다는 것이다.

1) 생물학적인 원인

다른 장애와 마찬가지로, 심리적인 장애도 역시 가족력의 영향을 받는다. 예를 들어 중증 우울증이 그 대표적인 예이다. 우울증 부모에게서 태어난 아이는 그렇지 않은 부모로부터 태어난 아이보다 훨씬 높은 우울증을 보인다. 유전요인 외에 신체 기능상 역기능도 이상행동을 유발할 수 있다. 이와 같은 신체 기능상의 문제에는 건강문제, 두뇌 손상 문

4) 바람직한 성질이나 수준

제, 일정 종류의 환경자극제(화학물질)에 의한 노출 등이 해당한다. 또한 건강문제로 인하여 정서나 행동이 이상행동으로 변화할 수 있다. 예를 들어 갑상샘 분비(thyroid gland)에 이상이 발생하면 무드나 정서에 여러 가지 영향을 미친다. 또 두뇌손상이 있었을 경우 그 손상이 미미한 경우라도 부적절한 행동이나 강한 정서문제를 유발하기도 한다.

또한 약물복용도 그 약물이 처방전에 의한 약물이든 불법 약물이든 간에 정서적 행동변화를 유발하여 심리장애를 일으킬 수 있다. 환경 자극 물질, 예를 들면 중복물질이나 알레르기 물질 등도 정서변화와 행동문제 유발에 영향을 미칠 수 있다.

2) 심리적 원인

만일 생물학적 요인으로 심리장애의 원인 모두를 설명할 수 있다면 정신문제는 생물학적인 요인으로 볼 수 있을 것이다. 그러나 생물학적인 요인이 전부가 아니라는 사실이다. 대부분 문제발생은 일상생활 속에서 갈등을 겪으며 발생한다. 이 갈등이 한 시간 전의 일이었든, 지난해의 일이었든, 어린 시절의 일이었든 간에, 그 일이 어느 순간에 감정이나 행동을 극적으로 변화시킨다.

예를 들어 한 학생이 선생님으로부터 받은 꾸지람을 받았으면 이는 수 시간 동안 상처를 주거나 우울하게 만들 수 있다. 또 친밀 관계를 유지했던 사람에게 실망감을 가지게 되면 수개월간 정서적인 문제를 일으키게 될 수 있다.

수년 전에 겪은 손상으로 한 사람의 생각이나 행동을 바꾸어 버릴 수 있다. 그리고 한 사람이 겪었던 부정적인 자극경험으로 그 자극에 대해 언제나 부정적인 행동을 보일 수 있다. 예를 들어 어떤 사람이 엘리베이터에 갇힌 경험을 한 경우, 그 사람은 이후 작은 공간에 대하여 이상공포를 느낄 수 있다.

따라서, 이상행동의 원인을 심리적 원인에서 찾는 학자들은 그 사람이 겪은 경험을 중시한다. 물론 한 사람이 겪는 경험은 사람에 따라 다르다. 같은 경험이라 할지라도 그 사람이 받아들이는 방식에 따라 다른 것이다. 또 이 경험은 반드시 경험에 의한 것뿐만 아니라 선험적인 생각이나 느낌도 해당한다.

정서적인 문제에는 인지왜곡, 사고방식 문제도 있다. 예를 들면 자신의 이성친구가 응답전화를 해주지 않아 화를 내는 청소년과 장시간 대화를 하여보면, 이와 같은 곡해[5]가 어린 시절 부모님이 자신에게 비현실적인 행동요구를 수없이 많이 하여 상처를 받았고 이로 인하여 부모에 대해 실망을 하고 있었던 이력 때문에 발생한 것임을 알 수도 있다.

결론적으로 생물학적인 요인도 심리적인 문제에 영향을 미치는 중요한 변인이기는 하나 심리적 요인 역시 중요한 심리장애요인이 될 수 있다는 것이다.

3) 사회 문화적 요인

사람들은 일상생활을 하면서 여러 가지 다양한 사회적인 집단에서 생활한다. 이것이 바로 사회문화라는 용어이다. 가장 직접적인 사회 집단은 우리가 살고 있는 지역이다. 대학생의 경우 룸메이트, 급우, 같은 팀원이 될 것이다. 직접적인 집단을 벗어나 보면, 고등학교 때 친구나 고향에 살고 있는 가족 등의 사람이 해당한다. 범위를 더 넓힌다면 우리가 환경에서 최소한으로 상호작용하는 사람이 해당할 것이다. 더 넓게 보면, 한국사회라는 것과 같은 보다 광범위한 집단이 해당할 것이다.

이와 같은 사회상황 속에서 발생한 사건으로 이상행동이 야기될 수 있다. 예를 들면 룸메이트나 가족 구성원과 사이가 좋지 않을 경우, 심한 우울증을 불러올 수 있다. 애인과의 관계형성에 실패한 경우도 우울증으로 자살을 불러올 수도 있다. 학대를 받고 있는 사람의 경우는 대인관계에 문제를 보일 수 있으며 계속하여 학대하는 사람에 사로잡혀 있을 수 있다. 자녀가 사디즘(sadism)[6] 부모로부터 양육된 경우 정서

5) 인지왜곡.
6) 성적 대상에게 고통을 줌으로써 성적인 쾌감을 얻는 이상 성행위. 마조히즘(masochism;이성으로부터 육체적 또는 정신적으로 학대를 받고 고통을 받음으

적인 상처를 입을 가능성이 높다. 정치적인 이념문제-지역에서의 경우라도-도 불안과 공포를 불러올 수 있다.

일부의 경우 문화적인 문제와 같은 광범위한 문제로 인하여 이상행동을 보일 수도 있다. 예를 들어, 차별을 경험한 적이 있는 사람은 종족, 문화, 성 또는 장애 등에 의한 소그룹에 있는 사람에게서 많은 영향을 받을 수 있다.

3. 인격장애의 의의

인격장애[7]는 사회생활에서 장기간 부적응 패턴을 보이는 것을 의미하는데, 청소년기나 청년기부터 발생한다. 이 장애는 인지, 애착, 상호작용, 충동 통제 등에서 문제를 보인다.

이 장애는 대부분 여러 가지 개인적, 사회적 상황에서 유연하지 못한 패턴을 보이는 것이 보통이다. 이로 인하여 갈등이나 손상을 야기한다. 따라서 인격장애는 여러 가지 행동 패턴을 보면 알 수 있다. 이때 개개인이 보이는 심리적 갈등 표출방법은 사람에 따라 다르지만, 인격장애인은 매일같이 문제를 나타내며, 타인과의 상호작용에서 언제나 문제를 보이다. 이 문제가 개인에 따라 과잉의존, 친밀감 상실에 대한 두려움, 불안, 타인을 이용하려는 행동, 통제 불가능한 분노 등과 같이 다양한 양상을 보이지만, 그 양상으로부터 만족감을 얻는 것이 아니라 이들은 언제나 불행하고, 부적응적 모습을 보이다.

이들은 집단에 소속되어 있기는 하나 그 집단에서 따돌림을 받는 인간관계를 유지하게 되어 관계형성 상 문제를 더욱 악화시킨다. 인격장애는 개인에 관련한 문제이기 때문에 심리장애 중에서도 가장 처방받아야 할 장애이다.

로써 성적 만족을 느끼는 병적인 심리상태)과 대조된다.

7) 인격장애는 생물학적으로 문제가 없으나, 정신적으로 건강하지 못한 경우로서, 21세기 건강에서는 가장 심각한 장애 중 하나이다.

1) 인격장애 진단/사정

DSM-5에서 정의한 인격장애 유형은 아래와 같이 12가지 유형으로 구분한다. 이를 간단히 설명하면 다음과 같다.

- 편집성 인격장애(Paranoid personality disorder) : 불신과 의심하는 패턴으로 다른 사람들의 동기를 악의적인 것으로 본다.
- 분열성 인격장애(Schizoid personality disorder): 사회적 관계와 제한된 범위의 감정 표현을 보인다.
- 분열형 인격장애(Schizotypal personality disorder) : 친밀한 관계 형성 문제, 인지 왜곡, 행동의 편향 등의 행동패턴을 보인다.
- 반사회적 인격장애(Antisocial personality disorder) : 타인의 권리를 무시하고 침해하는 행동패턴을 보인다.
- 경계성 인격장애(Borderline personality disorder): 안정적이지 못한 대인관계, 자아상, 정서 그리고 현저한 충동성을 보이는 행동패턴을 보인다.
- 히스테리성 성격장애(Histrionic personality disorder) : 과도한 감정과 관심을 추구하는 행동패턴을 보인다.
- 자기애성 성격장애(Narcissistic personality disorder): 비현실적인 자기 중요성, 찬탄의 대상이 되고자 함, 공감 부족 행동 패턴을 보인다.
- 회피성 인격장애(Avoidant personality disorder): 사회활동 참여 억제, 부족감, 부정적인 평가에 대한 두려움을 보이는 행동 패턴을 보인다.
- 의존성 인격장애(Dependent personality disorder): 심할 정도로 타인에게 의존하여 매달리고, 복종적이고 집착하는 행동패턴을 보인다.
- 강박성 인격장애(Obsessive-compulsive personality disorder): 질서,

완벽 및 통제에 집착하는 행동 패턴이다.

- 다른 의학적 상태로 인한 성격 변화(Personality change due to another medical condition) : 의학적 상태(예 : 전두엽 병변)로 인한 생리적 영향으로 나타나는 지속적인 성격장애이다.
- 기타 특정 인격장애 및 불특정 인격장애(Other specified personality disorder and unspecified personality disorder):

1) 성격패턴이 인격장애 일반기준에 충족하고 인격장애 특성에 해당하지만, 구체적인 인격장애에 합당하지는 않는 경우
2) 성격패턴이 성격장애 일반기준에는 충족하지만, DSM-5 분류에 포함되지 않은 인격장애를 지닌 경우(예 : 수동 공격 인격장애[8])

인격장애 여부를 평가하기 위하여, 먼저 그 사람의 생활력(生活歷)을 살펴본다. 문제가 장기간에 걸친 문제인지 또는 전반적인 것인지, 아니면 특성 사건이나 특성 관계형성에서만 문제가 있는 것인지를 먼저 살펴본다. 만일 이 문제가 감정이나 행동 성격상 장기간 계속된 문제라면 이 사람은 인격장애에 해당할 것이다.[9]

예를 들어, 같이 근무하는 사람이 자신을 좋아할지 여부에 대하여 걱정을 하고 있는 민감한 여성이 있다고 하자. 그녀는 자기가 밖에 있을 때, 같이 일하는 사람이 자신에 대하여 험담을 하지 않을까 걱정을 하고 있다고 생각하고 있다. 이와 같은 현상이 일시적인 것이라면 그녀는 인격장애에 해당하지 않지만 반대로 타인이 자신에 대하여 험담하고 조롱하며 자신을 해치고 자신의 성공을 가로막을 것이라는 생각을 장기간 하고 있을 경우에 이는 심각한 부적응 패턴으로서 인격장애의 징조로 볼 수 있는 것이다.

인격장애 중 어느 유형에 속하는지에 관련한 진단은 매우 어렵다. 왜냐하면, 여러 가지 인격장애가 유사한 특징을 지니고 있기 때문이다.

8) passive-aggressive personality disorder
9) 인격장애(성격장애)는 그 진단이 매우 어렵다.

DSM-5에서는 장기간의 실증연구를 통하여 진단변인을 정한 것이기는 하나, 진단 신뢰성과 타당성 면에서 아직도 미진한 점이 많이 있다. 인격장애의 출현율에 관해서도 특정 변인을 정하고 측정하는 과정 때문에 매우 다양하게 나타나고 있다. 예를 들어, DSM-5에서는 부적절한 분노나, 통제하기 힘든 분노를 인격장애 진단 변인으로 정하고 있다. 이와 같은 진단변인 규정은 독자도 예상할 수 있는 바와 같이 치료사가 매우 자의적으로 해석할 수 있는 여지를 남겨두고 있다. 어떤 치료사는 문제 있는 분노로 볼 수도 있을 것이고 어떤 치료사는 문제없는 분노로 볼 수 있을 것이다.

2) 일반적인 인격장애

일반적인 인격장애는 인격장애 하위유형 구분에 앞서 인격장애에 해당하는지를 선별하는 기준이 될 것이다. DSM-5에서는 이 기준을 15.1과 같이 제시하고 있다.

표 15.1 일반적 인격장애 진단기준

일반적 인격장애 진단기준
A. 그 사람이 살고 있는 문화적 기대를 현저하게 벗어난 내적 경험[10]과 행동패턴을 지속적으로 보이는 경우. 이 행동 패턴은 다음 영역 중 두 개 이상에서 나타난다. 1. 인지 (자신, 타인 및 사건을 인식하고 해석하는 방법). 2. 감성 (정서적 반응의 범위, 강도, 안정성 및 적절성). 3. 대인관계 기능. 4. 임펄스 제어.
B. 이런 행동 패턴은 지속적으로 융통성이 없고 다양한 개인 및 사회적 상황에서 계속 나타난다.
C. 이런 행동 패턴은 사회적, 직업적 또는 기타 중요한 기능 영역에서 임상적으로 심각한 고통이나 손상을 초래한다.
D. 이 행동 패턴은 꾸준히 장기간 지속되며, 발병은 적어도 청소년기 또는 초기 성인기까지

거슬러 올라갈 수 있다.

E. 이런 행동 패턴은 다른 정신장애의 징후 또는 결과로 더 잘 설명되지 않는다.

F. 이런 행동 패턴은 약물(약물남용, 마약) 또는 다른 의학적 상태 (두부 외상)의 생리적 영향에 기인하지 않는다.

3) 인격장애 하위유형

또 한 가지 진단 상 중요한 사실은 사람이라면 누구나 인격장애 진단 증상을 지니고 있다는 사실이다. 또한 사람은 인생을 살아가면서 변화된 사회적 상황에 따라 성격이 변화된다는 사실이다. 예를 들어, 청소년기에는 남을 이용하고 충동적인 모습을 보였지만 성인이 되면서 즉, 보다 행동이 성숙해지면서 부정적인 인지방식으로 바뀔 수 있는 것이다.

DSM-5에서는 인격장애를 3가지 하위 그룹으로 분리하여 진단한다. 하위유형(cluster)A는 행동이 이상하고 별난 행동특성을 보이는 유형으로서 편집성(paranoid)인격장애, 분열성(schizoid)인격장애, 분열형(schizotypal)인격장애 등이 해당한다.

하위유형(cluster)B는 행동이 감정적, 산만한 행동 특성을 보이는 유형으로서 반사회적(antisocial)인격장애, 경계성(borderline)인격장애, 히스테리성(histrionic)인격장애, 자기애성(narcissistic)인격장애 등이 이에 해당한다. 이들 집단은 감정이 불안정하여 변덕이 심하고 연극적이며 정서적으로 예측할 수 없는 모습을 보인다.

하위유형(cluster)C는 걱정과 두려움, 강박적인 행동특성을 보이는 유형으로서 모든 일에 지나치게 불안하고 걱정하고 두려워하는 성향을 보이는 유형이다. 여기에는 회피성(avoidant)인격장애, 의존성(dependent)인격장애, 강박성(obsessive-compulsive)인격장애 등이 해당한다.

---

10) inner experience

표 15. 2 인격장애의 하위유형

하위유형	기본특성	유형
하위유형 (cluster) A	행동이 별나고 이상한 행동 특성을 보이는 유형	편집성(paranoid)인격장애 분열성(schizoid)인격장애 분열형(schizotypal)인격장애
하위유형 (cluster) B	행동이 극적, 감정적이고 산만한 행동 특성을 보이는 유형으로 감정이 불안하여 변덕이 심하고 연극적이며 예측할 수 없는 모습을 보인다.	반사회적(antisocial)인격장애 경계성(borderline)인격장애 히스테리성(histrionic)인격장애 자기애성(narcissistic)인격장애
하위유형 (cluster) C	행동이 걱정과 두려움, 강박적인 행동특성을 보이는 유형으로, 모든 일에 지나치게 불안하고 걱정하고 두려워하는 성향을 보이는 유형이다.	회피성(avoidant)인격장애 의존성(dependent)인격장애 강박성(obsessive-compulsive)인격장애

제 2 절 특이, 이상 행동형 인격장애[11)]

1. 편집성 인격장애

편집증(paranoia)이라는 말은 타인이 자신을 해칠 것이라는 신념으로 타인에 대한 의심, 경계, 적대감을 보이는 것을 의미한다. 편집증적인 사고를 하게 되면 여러 가지 심리적인 장애를 보이게 되는데 여기에서는 편집성을 지닌 인격장애에 관하여 살펴보고자 한다.

1) 특성

DSM-5에 의한 편집성 인격장애[12)]의 특징은 표 15.3과 같다.

표 15.3 편집성 인격장애 진단기준

편집성 인격장애 진단기준
A. 타인의 동기를 악의적인 것으로 해석하는 것과 같은 공공연한 불신(pervasive distrust)과 의심을 보이는데 성인기 초기부터 다양한 상황에서 시작한다. 이는 다음 중 4가지 이상 해당하여야 한다. 1) 근거도 없이 타인이 자신을 이용하고, 해치며, 속인다고 의심한다. 2) 친구나 친지의 충성심이나 신뢰감에 대하여 잘못된 의심에 사로잡혀 있다. 3) 정보가 잘못 사용될 것이라고 쓸데없이 걱정하여 타인에게 털어놓지 못한다. 4) 말이나 사건에 대하여 저의(hidden demeaning)나 위협적인 뜻(threatening meanings)이 있다고 생각한다. 5) 계속하여 원한을 품는다(예; 모욕, 부상, 사소한 일 등을 용서하지 않는다). 6) 분명하지 않은데도 자신의 성격이나 명성을 공격한다고 생각하고 즉시, 분노로 반응하거나 역공격을 한다. 7) 이유 없이 배우자나 이성을 반복적으로 의심(의처/의부)한다.

11) Cluster A Personality Disorders
12) Paranoid Personality Disorder

B. 조현병(schizophrenia), 양극성장애(bipolar disorder), 또는 정신병적 특징에 있는 우울장애(depressive disorder with psychotic features) 중에 나타나지 않아야 하며, 기타의 약물효과에 의한 것이 아니어야 한다.

편집성 인격장애는 극도로 타인을 의심하고, 잠재적인 위험이나 해에 대하여 언제나 경계를 보인다. 이들의 세계관은 타인이 자신을 이용하고 있다는 증거를 찾아내려는데 온 신경을 쓴다. 이로 인하여 친구나 친지까지도 실제로 믿을 수 없게 된다. 그들은 실제 증거가 없음에도 불구하고 배우자나 부모를 신뢰할 수 없는 사람이라고 비난할 수도 있다.

예를 들어 전화요금이 지난달과 조금만 달라도 외도의 증거라고 우기기도 한다. 이들은 실수에 대한 책임은 지려 하지 않으려는 대신에 자신에 대한 비난을 타인에게 투사한다.

그리고 다른 사람이 자신을 비난하면, 적대적인 감정을 갖는다. 그들은 또한 미미한 언급이나 작은 사건에도 오해를 하여 숨겨진 위협적인 의미를 담고 있다고 생각한다. 그들은 또한 다른 사람의 사소한 일로도 수년 동안 악의를 품고 잊지 않는다.

편집성장애인은 인간관계에서 문제를 보인다. 그들은 타인이 자신을 해칠 것이라는 잘못된 두려움으로 인하여 다른 사람과 밀접한 관계를 형성하지 못한다. 그리고 그들은 특히 지위를 가지고 있는 사람에 대하여 민감하다.

보통 사람들은 정치상황 문제와 같은 경우 상황으로 인하여 편집증적인 행동을 보일 수 있으나 실제 편집성 인격장애인들은 상황에 구애 없이 행동을 한다.

이들은 문제의 본질에 대하여 인정하려 하지 않기 때문에, 전문가의 도움을 받으라는 친척이나 친지의 권유를 들으려 하지 않는다. 그래서 치료사가 이들에게 치료에 들어가거나 변화를 도모하는 일은 매우 힘들다.[13)]

2) 원인

정신분석에서는 편집성 인격장애를 투사적 방어기제를 사용하기 때문이라고 본다. 즉, 자신보다는 다른 사람에 대하여 해칠 의사나 부정적인 것으로 보기 때문이다. 반대로 행동주의에서는 편집성 인격장애인을 세상에 대해 오해를 하는 사람으로, 그리고 자신의 문제를 타인에게 전가하는 사람으로 본다.

인지 행동주의 입장에서는 행동주의 생각에 동조하지만, 기본적으로 세 가지 분야에 대하여 오해(인지왜곡)를 하고 있다고 본다. 즉, "사람은 악의적이고, 속임수를 쓴다.", "남들은 기회가 있으면 나를 공격한다.", "항상 긴장하지 않으면 안 된다"라고 생각한다. 이 가정에 따르면 이 장애인은 타인의 행동을 보고 자기 생각이 맞는다고 생각한다는 것이다. 이것이 처방을 상당히 어렵게 만든다. 만일 한 사람이 타인의 동기가 불순하다고 추측하고 있을 때, 타인의 행동 모두를 불손한 행동의 증거로 해석할 가능성이 있다. 예를 들어 어떤 사람이 소매상은 소비자를 이용해 먹는다고 오해하고 있는데, 어떤 판매원이 거스름돈을 잘못 거슬러 주었을 때, 이런 일이 흔히 있을 수 있는 일임에도 불구하고 이를 판단의 좋은 증거로 생각할 수 있다. 인지 행동주의 입장에 따르면 오해로 인하여 이 사람은 해를 입지 않고자 적대적인 행동을 한다는 것인데, 이는 자기 효용감이 낮은 것과 관련이 있다. 이로 인하여 편집성 인격장애인들은 타인이 해칠 의도를 가진 것에 대한 판단을 제대로 하지 못하여 늘 경계를 늦추지 않는다는 것이다.

3) 처방

편집성 인격장애 처방은 인지 행동주의 입장의 경우, 이들에게 환경에 대한 오해를 풀어서 신뢰감을 줄 수 있는 방법으로 한다.[14] 이때 치

13) 사회적으로 성공하였다 하더라도 이 증세가 심할 경우, 조직원들은 그 대처가 매우 힘들고, 편집증인 사람 개인에게도 큰 상처가 된다.

14) 때로 법에 의존하여 자신이 죄가 없다고 주장하나, 실제로는 당연히 벌을 받게

료사는 고객에게 자기 효용감을 증가시키도록 시도하고, 방어적이고 적대적인 입장을 견지하지 않고서도 환경을 다룰 수 있다고 느끼도록 지원한다.

편집성 인격장애인은 치료사에 대하여 거부감을 느낄 수도 있어서, 치료사는 치료과정을 매우 조심스럽게 접근하여 고객에게 도움을 주려는 노력인 것으로 인식될 수 있도록 하여야 한다. 기타의 효과적인 방법으로서는 타인의 견해를 이해하는 법을 가르치거나, 타인과의 갈등상황에서 자기주장을 보다 잘하는 방법을 가르친다. 이와 같은 대인관계 기술이 발달하면, 고객의 상호작용 기술이 향상되어 결국 고객이 지닌 오해가 풀리게 된다.

2. 분열성 인격장애

정신분열(schzophrenia)이라는 말은 사고, 정서, 행동 등에서 심각한 장애가 있는 것을 말한다. 그런데 분열성(schizoid) 장애와 정신분열형(schizotypal)장애는 정신분열에는 속하지 않으면서 정신분열과 같은 양상을 보이는 인격장애를 말한다. 이들 세 가지 장애를 정신분열 스펙트럼장애(schzophrenia spectrum disorder)라고 말하기도 한다. 즉, 이들 세 장애는 심리적 장애의 연속체라는 것이다. 상호 관련이 있다는 의미이다.

분열성 인격장애[15]는 사회적 관계나 성관계에 냉담하고 제한적인 정서 경험과 정서표출을 하는 특성이 있다. 이들 장애인은 타인과 함께하기보다는 혼자 있기를 좋아한다. 이들은 가족으로조차도 사랑받고 수용받고자 하는 욕망이 없어 보인다. 이성과의 성관계에도 별다른 감응을 느끼지 않는다. 다른 사람이 보기에 이 사람은 냉담하고 소극적이며 보수적이며, 위축된 사람이다. 그러나 분열성 인격장애인은 타인의 감정이

되지만, 이마저도 인정하지 않기 때문에 오해를 풀고 신뢰를 주기가 매우 힘들다.

15) Schizoid Personality Disorder

나 생각에 대하여 알지 못하고 전형적으로 무감각하다.

1) 특성

분열성 인격장애의 특징은 전반적으로 관계형성을 하지 않으며, 제한된 정서범위를 지닌 사람들로서 DSM-5에 의하면 아래와 같은 특성을 보인다.

표 15.4 분열성 인격장애 진단기준

분열성 인격장애 진단기준
A. 사회관계로부터 분리된 모습(pattern of detachment)과 대인관계에서 제한된 감정표현이 만연한 모습인데, 성인기 초기부터 다양한 상황에서 시작한다. 이는 다음 중 4가지 이상 해당하여야 한다. 1) 가족의 한 일원이 되어 밀접한 관계형성을 원하거나 즐기지 않는다. 2) 거의 혼자 하는 활동을 선호한다. 3) 타인과의 성 접촉이 없거나 흥미가 거의 없다. 4) 즐거운 일이나 활동이 거의 없다. 5) 1급 친척(first-degree relatives[16])이외의 밀접한 친구나 동료가 없다. 6) 칭찬이나 비판에 냉담하다. 7) 정서적으로 냉정하고 애착이 없으며, 무미건조한 정서 등을 보인다.
B. 조현병(schizophrenia), 양극성장애(bipolar disorder), 정신병적 특징에 있는 우울장애(depressive disorder with psychotic features), 기타 정신병적장애, 또는 자폐성장애 중에 나타나지 않아야 하며, 기타의 약물 효과에 의한 것이 아니어야 한다.

분열성 인격장애인은 언제나 타인과의 상호작용을 최소한으로 하고자 노력한다. 따라서 이들에게는 당연히 취업이 문제가 되며, 수개월 이상 같은 직장에서 근무하기 어렵다. 직장생활을 끈기 있게 하는 사람은 대개 혼자서 오랜 시간 동안 근무하는 직업의 경우이다. 이들은 거의 결혼하지 않고, 원룸에서 혼자 살며, 이웃의 간섭을 받지 않는 곳에

16) 부모, 형제, 자녀를 의미함

서 산다.

이들은 타인을 해치거나 특별히 고통을 받지는 않지만, 자기 스스로 고립되고, 스스로 엄격함을 유지하기 때문에 적응이 어렵다. 그들에게 즐거움이란 거의 없다.

분열성 인격장애인은 행동이 부적절하게 보인다고 하여 정신치료를 받아야 할 정도는 아닌 것으로 보인다. 또한 대인관계가 부족하여 치료 효과를 보기 어렵다.

2) 원인 및 처방

분열성 인격장애의 원인연구 중 흥미로운 것은 임신기 산모의 영양부족이 분열성 인격장애의 위험요인이라는 것이다. 조현병 역시 어머니가 영양실조로 고통받을 경우, 남자아이에게서 더 많이 출현한다.

분열성 인격장애의 처방은 매우 어렵다. 왜냐하면 이들의 정서반응 패턴이 일반적으로 부족하기 때문이다. 따라서 이들의 진척은 매우 느리고, 제한적이기 때문에 치료사는 치료 목표를 현실적으로 정하여야 한다. 가장 효과적인 접근법은 의사소통 스타일을 도와줄 수 있는 방법을 찾아내는 일이다.

3. 정신분열형 인격장애

생각하고 행동하며 타인과 관계하는데 독특하고, 유별나며, 기괴한 방식을 보이는 사람을 정신분열형(schizotypal) 인격장애라고 한다.[17] 이들의 독특한 생각은 비상한 통찰력과 텔레파시와 같은 정신현상뿐 아니라 마술적인 사고방식이나 신념 등도 해당한다. 이들은 환상형태로 이상한 인지경험을 할 수 있다. 이들의 말은 조리가 서지 않고, 그 말의 내용도 타인에게 이상하게 들린다. 그리고 정서는 경직되어 있고 부적절하다.

이들은 자주 타인을 의심한다. 또한 타인이나 물건 또는 사건이 자기

17) 조현병으로 발전할 가능성이 높다. Schizotypal Personality Disorder

를 두고 하는 것으로 의심한다. 즐거움에 대한 경험을 할 수가 없어서, 삶은 무미건조하다. 즉, 열광하는 능력이 없어진다. 분열성 인격장애와 마찬가지로, 이들은 밀접한 인간관계를 유지하기 힘들다. 그 이유는 타인에 대하여 불쾌감을 가지고 있기 때문이다. 일부는 의심하기까지 한다.

1) 특성

정신분열형 인격장애의 특징은 전반적으로 다른 사람에 대하여 불쾌감을 가지고, 긴밀한 관계형성 능력이 없고, 이상한 행동과 인지적인 왜곡을 보여, 사회성 대인관계 결함을 보이는 사람들로서 DSM-5에 의하면 아래와 같은 특성을 보인다.

표 15.5 정신분열형인격장애 진단기준

정신분열형 인격장애 진단기준
A. 친밀한 관계에 대한 극도의 불편함, 친밀한 관계능력 부족과 인지왜곡, 엉뚱함(eccentricity) 등의 사회적 대인관계 결함을 많이 보이는데, 성인기 초기부터 다양한 상황에서 시작한다. 이는 다음 중 5가지 이상 해당하여야 한다. 1) 관계사고[18] (관계망상 제외[19])를 한다. 2) 문화적 규범에 맞지 않는 이상한 신념과 묘한 생각을 하여, 행동도 이상하게 된다(예: 미신, 투시력에 대한 믿음, 텔레파시 또는 육감, 어린이와 청소년의 경우, 기괴한 환상이나 집착).[20] 3) 신체적 환상과 같은 이상한 자각 경험을 한다. 4) 묘한 생각과 발언을 한다(예: 애매하고, 추정적이며, 은유적이며, 지나치게 구체적(overelaborate)이거나 고정관념적(stereotyped)이다). 5) 의심과 편집증적 사고를 보인다. 6) 부적절하거나 경직된 정서를 보인다. 7) 이상하고 묘하며, 특이한 행동이나 외모를 보인다. 8) 1급 친척(first-degree relatives) 이외의 밀접한 친구나 동료가 부족하다. 9) 익숙해진다고 하여 줄어들지 않고, 자신에 대한 부정적인 판단으로 인한 것보다는 편집증적 두려움으로 인하여 과도한 사회적 불안을 보인다.
B. 조현병(schizophrenia), 양극성장애(bipolar disorder), 정신병적 특징에 있는 우울장애(depressive disorder with psychotic features), 기타 정신병적장애, 또는 자폐성장애 중에 나타나지 않아야 한다.

18) Ideas of reference; 남들이 자기 말을 한다는 생각

사회고립, 이상행동, 독특한 의사소통, 사회적응 문제 등은 모두 정신분열형 인격장애의 증상에 해당하는데, 이는 정신분열 스펙트럼상에 존재하는 증상이다. 즉, 정신분열형 인격장애는 정신분열의 잠복형태라고 할 수 있다.

이 의미는 정신분열형 증상은 힘든 일상생활 환경에 노출될 경우 완전한 정신분열을 일으킬 가능성이 있다는 것을 의미한다.

연구결과 정신분열형 인격장애인은 15년 후 경계성 인격장애인보다 더 많이 정신분열로 발전되었다. 정신분열형 인격장애인은 주의력 결핍, 눈 움직임 이상과 같이 정신분열인과 같은 생물학적 이상을 보인다.

2) 원인

정신분열형 인격장애인과 정신분열은 유전적으로 같이 연계되어 있지만, 정신질환자와는 다른 가족력을 가지고 있다고 한다.

한편, 정신질환이 있는 부모의 자녀는 생물학적 환경요인 등에 의하여 정신질환이나 정신분열형 인격장애에 취약성을 보인다.

제 3 절 감정, 산만 유형 인격장애

1. 반사회적 인격장애[21)]

우리는 가끔 아무런 이유도 없이 또는 경미한 사안으로 사회적으로 영향을 크게 미치는 대형사건을 일으키는 사례를 보게 된다. 이런 사건은 대개 충격적인 범죄형태로 나타나는데 이와 같은 범죄적 행동은 반사회적 인격장애 진단과 일치하는 특성을 많이 가지고 있다.

---

19) delusions of reference :근거없는 일을 자기에게 관계지으려는 망상
20) 예: 마음 읽기에 대한 신념
21) 반사회적 인격장애(Antisocial Personality Disorder)는 품행장애와 관련이 깊다.

반사회적 인격장애인들은 사회적 도덕이나 법적 표준이 부족한 특징을 지니고 있기 때문이다.

1) 반사회적 인격장애의 특성

필립 피넬(Philippe Pinel)은 1801년에 최초로 반사회적 인격장애를 도덕심(moral character)이 결핍된 사람이라고 하였다. 그래서 오늘날, 폭력범죄에 대하여 이야기할 때 아직까지도 이와 같은 도덕심이란 용어를 사용하기도 한다.

대부분 반사회적 인격장애는 그 정도가 연쇄 살인자보다는 덜하지만, 이들은 잘잘못에 대한 분별이 부족하다.

DSM-5에 의한 반사회적 인격장애의 특성 구분은 아래와 같다.

표 15.6 반사회적 인격장애 진단기준

반사회적 인격장애 진단기준
A. 타인의 권리를 무시하고 침해하는 행동패턴이 공공연한 경우로서, 15세 이후에 발생하며 다음 중 적어도 세 가지 이상 해당한다. 1) 체포 사유가 되는 행위를 반복적으로 저지름으로써 합법적인 행동과 같은 사회적 규범을 따르지 않는다. 2) 거짓말을 밥 먹듯 하고, 가명(aliases)을 쓰거나, 자신의 이익이나 즐거움을 위해 다른 사람을 속인다(conning). 3) 충동적이거나 사전계획을 하지 못한다. 4) 성미가 급하고(Irritability) 공격적(aggressiveness)이어서 반복적으로 신체적인 싸움이나 공격을 한다. 5) 무모하게 자신이 타인의 안전을 무시한다. 6) 일관된 업무활동을 하지 못하거나, 금전적인 의무를 이행하지 못하는 등 항상 무책임하다. 7) 자신이 다른 사람에게 상처를 입히거나, 다른 사람을 학대하거나, 물건을 훔친 것에 대해 무관심하거나 합리화함으로써 반성을 하지 않는다. 8) 매사에 진지하지 못함(insincerity). 9) 타인을 신뢰하지 않음(untruthfulness). B. 연령기준은 최소 18세이다.

C. 15세 이전에 품행장애 증거가 있다.
D. 반사회적 행동이 조현병, 양극성 정동장애로 인하여 나타나는 것이 아니다.

DSM-5에서는 만성적인 불손한 행동이나 부적응 행동을 반사회적 인격장애 행동 특성으로 포함시켰다. 이와 같은 변인에는 불법, 속임수, 충동성과 같은 타인 권리를 전반적으로 무시하는 행동 등이다.

반사회적 인격장애인은 반성에 대한 기미도 없이 충동적으로, 불법적으로 그리고 무모하게 행동을 하기도 한다. 그들은 또한 어려운 상황에서 벗어날 의도로 거짓 반성을 할 수도 있다. 또 이들은 자기 의사를 관철하기 위하여 자기 입장으로만 생각하여 남을 속이기도 한다. 예를 들어, 자기 의사를 관철하고자 부정한 방법으로 뇌물을 줄 수도 있고 또는 자신이 환경의 희생양인 양 거짓 설득을 하려 할 수도 있다.

그런데, 반사회적 인격장애와 성인의 반사회적 행동(adult antisocial behavior)은 구분하여 볼 필요가 있다. 여기서 성인의 반사회적 행동이란 성인이 저지르는 절도, 거짓말, 사기 등을 말한다.[22)]

또한 반사회적 행동(antisocial behavior)이란 용어와 범죄(criminal behavior)란 용어 간의 구분도 필요하다. 범죄라는 말은 불법적이기는 하지만 정신질환 문제는 아니다. 그럼에도 불구하고 감옥에 가는 사람 중 많은 수가 반사회적 인격장애 진단 부류에 해당한다. 이 장애를 지니고 감옥에 가는 사람들의 비율을 보면 미국의 경우 40에서 75%이다. 범죄자라고 말하면 남자일 것으로 생각하겠지만 상당수의 여성도 중죄인으로 감옥에서 오랜 기간을 보낸다.

그러나, 반사회적 인격장애인들이 모두 범죄를 저지르는 것은 아니다. 대부분의 반사회적 인격장애인들은 범법 수준까지는 가지 않고, 직업문제, 외도(promiscuity), 공격성 등을 보이는 정도이다.

그러나 어떤 형태의 반사회적 행동이든지 간에 반사회적 인격장애는

22) 반사회적 행동이 정신적인 문제에 의한 것이라면 반사회적 인격장애인의 행동이나, 정신적인 문제가 아닌 상태에서 반사회적 행동을 한 경우, 이는 불법적인 행위인 것이다.

그 증상이 만성적인 모습을 보인다는 것이다. 즉, 이 증상은 아동기에 시작하여 성인기까지 계속된다. 연구에 따르면 3세에 개별 사정을 한 후 21세에 다시 사정하여 본 결과 3세에 충동성, 무모함, 산만함을 보인 아동 집단은 그렇지 않은 집단보다 반사회적 인격장애 진단 준거에 더 많이 해당하였고 성인기에 범죄에 더 많이 개입되었다.

충동통제 문제는 품행장애가 지닌 보편적 특성이며 이는 반사회적 인격장애로 발전될 가능성이 매우 크다. 품행장애를 보이는 아동 및 청소년은 가정, 학교, 이웃에게 문제를 일으킨다. 아동이 반사회적인 행동을 할수록 이후 반사회적인 행동 패턴은 더 많이 나타나게 된다.

통계적으로 볼 때, 반사회적인 행동을 하는 사람들의 범죄는 나이가 40세 이후가 되면 감소한다고 한다. 중 범죄 중 94%는 45세 이하일 때 재판에 회부되었다. 충동적이고, 사회적 탈선행동 그리고 반사회적인 행동을 한 정신질환자들 중 40대 중반 이상의 수감자는 그 비율이 현저히 낮다.

2) 반사회적 인격장애 이론과 처방

이미 살펴본 바와 같이 반사회적 인격장애는 행동패턴이 왜곡되어 있어 그 사람이 접촉하는 사람이나 자신에게 광범위하게 영향을 미친다. 여기에서는 반사회적 인격장애의 근본 원인 처방에 관하여 살펴보고자 한다. 우리의 주된 관점은 범죄적 행동이 과연 반사회적 인격장애에 해당하는 것인지를 면밀히 살펴보는 일이 될 것이다.

(1) 생물학적 원인

뉴스를 통하여 우리가 밀수나 살인과 같은 끔찍한 범죄 소식을 들었을 때, 보통은 생물학적 원인에 기초한 장애 때문에 이 사건이 발생하였다고 생각하지 못할 것이다.

그러나 학자들은 여러 가지 생물학적 원인들에 의하여 이와 같은 범죄적 사건이 발생한다고 보고 있다. 일부 학자들은 두뇌이상으로 인하여 끔찍한 범죄가 발생한다고 본다. 이와 같은 두뇌이상에는 대뇌피질

(cerebral cortex)의 전두엽 이상이 그러하다(Deckel, Hesselbrock & Bauer, 1996). 이 부분은 사람의 행동에 대한 도덕적 의미를 판단하고 미래행동에 대한 계획을 담당하는 장소로 알려져 있다.

이와 같은 두뇌이상은 유전적일 수 있다. 수십 년 동안의 연구 결과, 범죄행동은 가정을 파괴하는 것으로 나타났다. 학자들은 반사회적 행동이 학습에 의한 것인지 아니면 유전적으로 획득되는 것인지를 연구하여 보았다. 이와 같은 연구 결과에 관련하여 우리는 반사회적 인격장애의 근원을 이해하는 단서로, 범죄행동에 관한 가문의 유전연구 결과를 살펴볼 필요가 있다.

이와 같은 연구결과에 의하면, 정신병과 범죄행위는 비교적 유전성이 있는 것으로 나타났다(Kendler, Davis & Kessler, 1997). 반사회적 인격장애가 유전성을 지니고 있음을 입증하는 연구로서 대표적인 것은 3,200명 이상의 남자 쌍생아를 대상으로 한 연구였다(Lyons et al., 1995).

이 연구에 따르면 청소년기에는 환경요인이 반사회적 행동에 영향을 미치는 것이 사실이나, 성인기가 되면 환경보다는 유전적인 요인이 더 많이 영향을 미치는 것으로 나타났다. 즉, 청소년기 반사회적 행동은 또래나 가정생활로부터 많은 영향을 받는 것으로 나타났다.

그러나 이와 같은 연구 결과 쌍생아의 유전적인 요인이 반사회적 행동에 영향을 미치는 것으로 나타났다고 하나 환경과 유전 간의 정도 관계를 명백히 밝힌 것은 아니다. 그래서 태어난 직후 생부모로부터 떨어져 입양된 200명의 남녀를 대상으로 한 연구 결과 반사회적 인격장애를 지닌 부모부터 태어나 입양된 자녀는 반사회적 인격장애를 유발할 가능성이 컸다.

그러나 반사회적 인격장애가 없는 부모로부터 태어난 자녀의 경우는 이 자녀들이 입양되어 거친 상태에서 양육되었을 때도 이 장애를 보이지 않았다.

이와 같은 결과로 전문가들은 유전요인이 환경요인과 비교하여 더 많이 반사회적 인격장애의 원인이 된다고 주장한다. 어떤 학자는 유전요인이 56% 정도 영향을 미친다고도 하였다(O"Connor et al., 1998).

(2) 심리적 원인

생물학적 원인과 밀접하게 관련되면서 신경심리적 결함으로 인하여 학습과 주의 패턴이 이상하게 되어 반사회적 인격장애가 발생한다.

① 반응조절가설

Cleckley는 정신질환자를 정서반응 결함으로 보았는데 그 후 David Lykken(1957)은 정신질환는 혐오자극이 부여되면 불안 반응을 정상적으로 하지 못한다고 주장하였다.

정신질환자는 불안이나 두려움을 느낄 수 없다는 Lykken의 가설(Lykken, 1995)도 다수 학자가 지지한다(Day & wong, 1996). 이와 같은 두려움이 없다는 가설을 일반적으로 반응조절가설(response modulation hypothesis)이라고 부르는데, 정신질환자는 1차 목표와 관련이 없는 정보를 처리할 수 없다는 가설이다(Newman, Schimitt & Voss, 1997).

이 반응조정가설에 따르면, 정신질환자가 1차 목표로 정한 것은 학습될 수 있다는 것이다. 그러나 만일 이들의 주의(attention)가 다른 곳에 있을 경우라면 혐오자극을 피하는 방법에 대한 정보에는 주의를 기울이지 않을 것이다.

이와 같은 가설은 Cleckley가 규정한 정신질환자의 여러 가지 핵심 특성을 설명할 수 있도록 하여준다. 즉, 정신질환을 겪는 한사람이 하나의 문제에 관심을 둘 경우, 다른 욕구에 대하여 생각할 능력이 없다는 것이다. 이와 같은 특성은 다른 사람을 고통스럽게 하고 나서도 그들이 왜 후회하지 않는지를 설명하여 준다(Goldstein et al., 1996).

② 사회인지이론

심리적인 측면에서 반사회적 인격장애의 주요인으로 들고 있는 다른 요인은 사회-인지 이론(social-cognitive theory)에 의거한 낮은 자존감

(low self-esteem)이다.

아동기에 이 장애를 보인 사람들은 공격행동을 통하여 자신의 유능감을 증명해 보이려고 한다(Lochman & Dodge, 1994).

(3) 사회문화적 원인

사회문화적 원인 측면에서 바라보는 반사회적 인격장애 원인 설명은 가족과 초기 환경, 그리고 사회화 경험 등에 초점을 둔다. 이런 상황들은 한 개인을 정신질환적 삶으로 유도할 수 있는 요인들이다.[23)]

① 가정문제

워싱턴 대학의 심리학자 Robin(1966)은 청소년범죄인을 대상으로 30년간 추적 연구를 한 바 있다.

일반적으로 이혼가정에서 자란 자녀는 적절한 양육훈련 문제로 반사회적 행동을 할 것으로 생각하지만, 로빈의 연구에 따르면 문제는 이혼 그 자체가 아니라, 부부간의 부조화(disharmony)가 문제라는 점을 지적한다.

즉, 부부가 특히 아버지가 과격하면 그 자녀는 심리적인 문제나 반사회적인 행동을 할 가능성이 크다는 것이다.

② 부모의 훈육방식

로빈의 연구와 다른 학자들의 연구에 의하면, 변화무쌍한 아동양육, 일관적이지 못한 훈육 등의 문제가 특히 문제가 되는 것으로 나타나고 있다.

부모가 이성적이지 못한 방식으로 엄격(harshness)하고, 아동에게 극도로 소홀(laxity)할 경우, 의사가 제대로 전달되지 못하여 아동은 무엇이 옳고 그릇된 것인지 무엇이 용인되고 용인되지 않는 것인지에 대하여 혼란에 빠지게 된다. 그와 같은 부모로부터 양육을 받는 아동은 행동의 좋고 나쁨, 그 행동의 후속결과에 대한 연계를 제대로 하지 못하

23) 환경요인이 반사회적 인격장애를 유발할 수 있다고 본다. 이에는 가정문제, 사회문제가 해당한다.

게 된다.

③ 아동학대와 반사회적 인격장애

아동학대와 반사회적 인격장애간 관계가 있는지에 관한 연구는 최근 주요 초점이 되어 왔다. Luntz와 Widom(1994)는 400명 이상의 학대나 방임상태에서 자란 자녀를 추적연구 하였다. 그들은 이들을 성인기 초에 면담하고 사정하였을 때, 아동기 학대 경험이나 방임 경험이 성인이 되어 반사회적 인격장애를 유발할 가능성이 매우 크다는 것을 발견하였다.

이와 관련한 연구에서 Widom(1995)은 아동기 방임을 받았던 성인은 그렇지 않은 집단보다 50% 이상이 범죄행동으로 체포경험을 가지고 있었다. 더욱더 놀라운 것은 아동기 신체학대를 경험한 성인은 비교집단보다 배로 더 많이 범죄행동으로 체포경험을 가지고 있었다.

3) 반사회적 인격장애의 처방

반사회적 인격장애는 쉽게 변화되지 않는다. 또 이들은 자발적으로 처방 받으려 하지도 않는다. 왜냐하면 자신이 변화되어야 할 이유가 없기 때문이다. 이들이 치료사를 찾는 경우란 법원의 명령에 따라 할 수 없이 치료사를 찾는 것이 될 것이다. 더구나 이들이 치료사의 치료세션에 참여한다 하더라도 치료사는 겨우 판사에게 의미있는 변화가 있었음을 보여주고자 하는 노력밖에는 할 수 없을 것이다. 그와 같은 상황에서 치료사는 그 사람의 말을 믿어야 할지 믿지 말아야 할지를 모른다.[24)]

그렇다면 치료사는 어떻게 만족할 만한 성과를 얻어낼 수 있을까? 전문가들은 그들 스스로 자신 저지른 일이 무엇이 잘못된 것인지를 깨달아야 그 사람이 변화된 것이라고 말한다. 그래서 치료의 목적은 아이로니컬하게도 이들이 자신에 대하여 좋은 감정을 갖도록 하는 것이 아니

24) 반사회적 인격장애의 처방은 현재로선 요원하며 반사회적 행동에 대한 사후적 측면에서 대가를 지불하는 방식을 사용하고 있다.

라 자신에 대하여 나쁜 감정을 갖도록 도와주는 일이 된다. 이를 달성하기 위하여 치료사는 초기에는 그 사람의 행동이 자기 이기적이었으며 결국 그런 행동으로 인하여 자기 파괴적인 행동이었다는 점을 알려주는 정면돌파 방식(confrontation approach)을 채택한다. 이 과정에서 그룹치료를 사용하기도 하는데 이는 쉽게 속지 않는 또래로부터 피드백을 받도록 하는 방식이 강력한 효과를 볼 수 있기 때문이다.

치료과정이 성공적이었을 경우, 그 사람은 자신이 저지른 일에 대하여 후회를 하게 되고, 이어서 절망감을 느끼게 되고 의기소침하게 된다. 이런 행동이 나타나면 희망이 있는 것이다. 변화의 조짐인 것이다. 그러나 치료사가 명심하여야 할 것은 정적인 효과란 매우 달성하기 어려운 과정이라는 사실이다.

2. 경계성 인격장애

대부분 인격장애 명칭에는 반사회적이라든가 편집성과 같이 그 장애의 본질이 명칭에 내재 되어 있다. 그런데 경계성(borderline)이라는 말은 조금 다르다.

DSM-5에 의하면 경계성 인격장애[25]라는 말은 전반적으로 충동통제가 부족하고, 이랬다저랬다 하는 자기 이미지를 가지고 있으며, 안정적이지 못한 무드와 대인관계를 보이는 것을 일컫는다. 이는 좀 애매한 진단준거이기 때문에 DSM-5에서는 이 장애 특성을 구체적이고 관찰가능한 행동으로 제시하고 있다.

1) 경계성 인격장애의 특성

이 장애는 이들의 삶 속에서 그들과 접촉하는 사람과 많은 혼란을 일으키기 때문에 매우 중요하고 심각하다. DSM-5에 의한 경계성 인격장애의 특성을 요약하면 아래와 같다.

25) Borderline Personality Disorder

표 15.7. 경계성 인격장애 진단기준

경계성 인격장애 진단기준
지속적으로 대인관계, 자아상(self-image), 정서(affects)가 불안정한 패턴과 충동성을 보인다. 이는 성년 초기부터 다양한 상황에서 발생하는데 다음 중 5개 이상 나타나야 한다. 1) 실제로 일어나든 상상이든 간에 버림받지 않기 위해 필사적인 노력을 한다(5)에서 자살이나 자해행위는 제외). 2) 극단적으로 좋은 관계와 아주 나쁜 관계 사이를 왔다 갔다 하는 불안정하면서도 강렬한 대인관계 패턴을 보인다. 3) 자아정체감의 혼란을 보인다(지속적으로 현저하게 불안한 자아상, 불안한 자아감). 4) 궁극적으로 자신에게 해가 되는 충동성을 적어도 두 가지 이상 보인다(예: 낭비, 성 문란, 약물남용, 난폭운전, 폭식)(5)에서의 자살이나 자해행동은 제외). 5) 자살시도, 부자살시도(거짓자살시도), 자해위협, 자해행위를 한다. 6) 기분에 의한 정서적인 불안정을 보인다(예: 결렬한 일시적 불쾌감, 초조, 불안 등이 몇 시간 동안 지속되며 드물게는 며칠 이상 지속되기도 한다). 7) 만성적인 공허감을 보인다. 8) 부적절하고, 강렬한 분노 또는 분노통제가 어렵다(예: 지속적인 신경질, 분노, 신체적 싸움) 9) 일시적인 스트레스로 인한 편집증적 망상(paranoid ideation)이나 심각한 해리증상(dissociative symptoms)을 보인다.

정신과 의사는 가장 힘들고 저항이 심한 사람을 경계(borderline)라는 용어로 불렀다. 이 문제를 지닌 사람은 조현병과 그렇지 않은 사람의 경계선상에 있다. 경계라는 그 개념은 모호하지만, 여전히 그 용어가 사용되고 있다. 왜냐하면 현재까지의 진단준거에 맞지 않는 사람을 이 용어로 하위 구분할 수 있기 때문이다.

(1) 우울증상

경계성 인격장애인은 공허함과 부적인 정서상태를 보여 우울증세를 보인다. 이들은 타인을 해치지 않지만, 다른 사람들은 그냥 지나칠 정서적 사건에 대하여 깊이 영향을 받는 경향이 있다.

이 장애가 있는 사람은 갑자기 타인과 강력한 관계를 요구하고, 타인을 모두 좋거나 완전히 나쁜 사람으로 보게 된다. 이런 현상을 분열 현상이라고 한다. 부적절하게 관계를 유지하고자 하는 행동으로 이들은 좌절과 분노를 반복하여 경험하게 된다. 이 장애를 지닌 사람에게서는 대부분 분노와 적대감을 발견할 수 있다.

(2) 정체성문제

관계형성 상 문제가 나타나면서, 경계성 인격장애는 자신의 정체성, 즉 자신이 누구인가를 잃어버리게 된다. 이들은 청소년기에 정체성에 관련한 방황기를 거쳤던 사람일지라도, 인생을 통하여 무엇을 성취하고 싶은 것인지, 자신에 대한 명백한 감정은 무엇인지도 잘 모르게 된다. 자신이 누구인지에 대하여 자신 스스로 알지 못하므로 그 사람은 급속도로 불확실성과 혼란에 빠지게 된다. 즉, 직업문제, 가치 목표 친구 등에서 그러하다. 이와 같은 정체성 혼란으로 말미암아, 자신과 타인간의 범위도 명백히 밝히지 못하게 된다. 예를 들어 친한 친구 사이에서 자신의 생각과 친구의 감정을 구분하여 보지 못한다.

한편, 정체성 문제는 성 역할 문제를 유발할 수 있는데, 동성애자가 될 수도 있고 갑자기 자신의 성 역할을 바꾸어 버릴 수도 있다.

(3) 충동성

경계성 인격장애인이 만성적으로 따분함을 느끼게 되면 갑자기 자살충동이나 자해형태를 보일 수 있다. 이들은 따분함을 없애기 위하여 충동행동을 할 수 있는데, 예를 들면 난혼(亂婚), 과소비, 난폭운전, 폭식, 약물남용, 점포도둑 등을 할 수 있다. 이런 행동으로 흥분이 되면 자신이 살아 있다고 느끼게 되기 때문이다.

또 이들의 무드는 행동만큼이나 안정적이지 못하다. 이들은 극도로 정서상태 변화를 겪는다. 어떤 날은 기분이 날아갈 것 같고 다음 날은 불안하고 우울하며 초조해진다.

경계성 인격장애인은 갑자기 자살충동이나 자해 충동을 느낄 수 있다. 이들은 진짜 죽고 싶은 생각은 없으나 전문가나 애인 또는 가족들로부터 관심을 끌어내기 위하여 거짓 자살을 도모한다.[26] 또 일부는 자해의 일환으로 칼이나 면도날로 실제로 자해하기도 한다.

경계성 인격장애인은 다른 사람은 당연하게 생각하고 있는 것을 확인하려 한다. 예를 들면 자신이 살아 있는지 아닌지 확인하기 위하여 자해하여 피를 보고 고통을 느낀 후 자신이 살아 있음을 확인하기도 하는 것이다. 흥미로운 것은 이들 중 일부는 자해 당시 고통을 알지 못한다는 것이다. 이런 사람은 경계성 인격장애의 하위 타입으로 볼 수 있는데, 이들은 우울, 불안, 충동, 대인기피증상(dissociative symptom; 해리증상) 등이 심각한 정도에 있다. 그런데 이들 부류는 아동기에 학대받아 본 경험이 있는 사람이 많이 여기에 해당한다. 당연히 정서적 고통을 받는 사람들은 자살 충동을 느낀다. 자살은 특히 문제 해결력이 부족한 사람이 힘든 상황을 벗어날 대안으로 선택한다.

(4) 분노

경계성 인격장애인 대부분은 상당히 분노에 차 있어 보인다. 자극하지 않아도 그들은 화가 치밀어 있다. 친구가 아무 의도 없이 한 말을 가지고, 장시간 동안 고통스러워하고 화를 낸다. 이들이 분노하고 있는 이유는 애인이나 다른 중요한 사람으로부터 버림받고 있다고 생각하기 때문이다.

이들이 분노하게 되면 타인에게 물리적 폭력을 사용하기도 한다. 이들은 분노를 폭발시키고 나면 부끄러워하고 죄의식을 갖다. 그리고 자신이 원래 못난이라고 생각한다.

(5) 스트레스

이들에게는 스트레스가 특히 문제이다. 스트레스를 받게 되면 그들은 문제가 강화되고, 극에 달할 때까지 남을 의심하고 믿지 않는다. 이때 사람 만나기를 극도로 꺼리는데 자의식까지 피하기도 한다.

26) 이를 부자살행위(parasuicide)라고 부른다.

(6) 생활

이들은 기능면에서 많은 손상이 있지만, 이들은 일상생활에 대한 책임은 지키는 편이다. 실제로 여러 상황에서 성공적으로 일할 수 있다. 그러나 대부분은 개인 갈등의 처리에 문제를 보이고, 예측불가능성, 과다의존성, 무미건조함 등으로 인하여 친한 사람들로부터 멀어져간다.

그래서 이들의 삶은 점차 힘들어진다. 이들은 급기야 전환기적, 정신질환 상태를 맞고, 사고가 몽롱해지거나 대인기피증세(해리증세)를 보여 입원을 하게 되기도 한다.

2) 원인

(1) 생물학적 원인

전문가들은 이 장애 원인에서 기분장애, 조현병 간 구분을 짓는 심리적 역할이 무엇인지에 관심을 둔다. 이 장애와 관련한 대부분 이론은 심리학적 측면들이기는 하나 일부 학자들은 생물학적인 요인도 어떤 상관관계가 있는 것이 아닌가 의심한다.

학자들은 아동기 초기에 성 학대와 같은 손상을 받은 경우를 주된 심리학적 요인으로 생각한다. 그와 같은 학대가 그 사람의 머릿속에 각인 되어 노르아드레날린 분비를 일으켜 과잉 반응을 하게 만들 가능성이 있어 성인이 되어 어떤 경험을 할 때 과잉 반응을 하게 할 가능성이 있다.

이처럼 변경된 정신기능을 지니게 되면 두뇌에서 세로토닌 성 수용체 이상으로 충동성을 보일 위험이 있다. 이와 같은 장애를 지닌 사람들이 자기 파괴적이고 충동적으로 되면 생활사에 대해 과잉 반응하게 되고 그래서 경험하는 일들에 대하여 불쾌하게 생각하고 그래서 경계성장애 특성을 보이게 만든다.

(2) 심리적 원인

경계성 인격장애 원인을 심리적인 측면에서 찾아보려는 전문가들은 초기아동기 손상 경험을 하나의 이정표로 본다. 이처럼 초기 손상경험을 중요하게 보는 이유는 이 장애를 겪는 사람의 발달력을 살펴보면 이들이 초기아동기에 상처받아 자랐음을 발견하였기 때문이다. 아동기 학대나 성폭력, 소홀을 경험한 사람은 어느 정도 이 장애와 관련이 있다. 이는 여성인 경우 더욱 심각하다. 초기 학대나 소홀히 이 장애와 관련이 있다는 이론에 따르면 이런 사람들은 타인이 자신을 해칠 것이라는 기대를 갖게 된다는 것이다.

성인이 되어 경계성 인격장애를 겪는 사람은 어린 시절 자신의 보호자가 정서적으로 자신을 위축시키고, 일관성 있게 대하지 않았으며, 자신의 생각과 감정을 부정하였고, 부모로서의 보호자 역할을 제대로 수행하지 않았으며, 가끔은 보호자가 아닌 다른 사람으로부터 성적 학대를 당했다고 한다. 부모 이상 속박과 특히 어머니와의 불안한 애착관계 등이 있을 경우 더욱 위험한 요인이다.

정신역동이론들에 따르면 경계성 인격장애는 부모-아동관계 모델이 잘못되어 이 장애가 발생한다고 보고 있다. 즉, 자신(self)에 대한 정의를 제대로 하지 못하는 문제가 이 장애의 근본 원인이다. 문제를 보이는 부모의 행동 패턴은 정서적인 반응을 일관성 있게 하지 못하고, 어머니가 과잉관여를 하는 패턴을 보인. 부모가 아동의 독립심을 키워주는데 실패하여, 아동이 정체성 확립에 실패하고, 인생 목표설정을 정하지 못하게 된다. 이 아동은 진정한 자아를 알지 못하게 되고 친밀감, 공유하기, 타인과의 관계형성 등에 문제를 보여, 창조적이고 자발적이며 자기주장을 펼치지 못하게 된다. 이 사람은 타인을 왜곡된 시선으로 보고, 이런 왜곡된 시선으로 자신마저도 왜곡하여 보게 된다.

(3) 인지행동이론

인지 행동적인 접근법에서는 경계성 인격장애를 부적응적인 사고방식에 초점을 둔다. 이 장애인은 자신과 타인에 관한 생각을 분기시키는 경향이 있다. 다시 말하면, 이들은 전부 아니면 모두 아닌 방식의 이분법적 사고를 하고 있다. 그와 같은 사고방식을 가지고 있으면 무드가 쉽게 변한다거나 타인과의 대인관계에서 문제를 보이는 측면을 보인다. 예를 들어, 경계성 인격장애인이 원래부터 타인을 좋게 보고 있었는데, 그 사람이 약속을 지키지 못한 경우 즉각 그 사람을 나쁜 사람으로 보게 된다. 경계성 인격장애인은 자신을 평가하는 데에도 이와 같은 표준을 적용한다.

즉, 아주 작은 일임에도 불구하고 자신이 실수한 경우, 자신을 전적으로 나쁜 사람으로 본다. 마지막으로 정체성과 관련이 있는 낮은 자기효용감을 지니고 있을 경우 자기결정에 대한 확신부족, 낮은 동기유발, 장기목표설정 무능 등의 문제를 보이게 된다.[27)]

(4) 사회문화적 원인

가족과 개개인의 갈등이 불충분한 양육을 부채질하고 이로 인하여 발생한 사회적 압박감이 이 장애를 일으키게 할 수 있다. 경계성 인격장애인은 도시화와 현대문명 속에서 응집력 있는 사회성문제에 취약할 수 있다.

이와 같은 응집력 부족으로 인하여 사회활동에 불안하게 되고 문화적 규준과 기대를 분명히 정의할 수 없게 된다. 이 장애를 악화시키는 주요인은 가정에서의 불안정이다. 양육갈등을 경험한 자녀는 내적으로 분기상태가 되고, 삶에 대한 예측가능성과 안정성 등에 관하여도 기본적인 가정에 의심을 품게 된다. 한편 우울, 약물남용, 반사회적 행동과 같은 가족문제 등으로 인하여 이 장애가 발생할 수 있다. 이에는 세대에서 세대로 이동하면서 발생하는 아동양육 변화에 적응하지 못할 경우가 그러하다. 아동기에 학대 때문에 성인이 되어 경계성 인격장애가 된 사람은 다음 세대에 그 양육 패턴이 이전되어 이 장애를 유발시킬 수 있는 취약요인이 된다.

---

27) 인지행동치료는 원인이 무엇이든 간에 모든 인격장애인들에게 유용하게 처방법으로 사용되고 있다.

3) 처방

이 장애인은 그 폭력성, 일관성이지 못함, 난폭함으로 인하여 장기간 치료를 받게 된다. 또한 이들은 보통 정신적으로 치료사에게 의존하게 된다. 그 결과로 치료사가 그들의 이상에 맞지 않을 경우 통제할 수 없을 정도로 분노를 보인다.

그래서 치료사는 자신의 감정 반응에 유의하여야 하고, 이들이 강한 분노감, 절망감을 가질 수 있다는 점을 알고 있어야 한다. 그리고 이들은 치료사와 관계를 왜곡할 수 있으므로 현실성에 입각한 치료를 전개하는 것이 바람직하다.

치료사가 비록 이 장애인과 치료에 관련한 주요 측면 등에 관하여 동의를 하였다 하더라도 대결적인 접근법을 사용할 것인지 지원적인 접근법을 사용할 것인지에 대한 논란의 여지는 남는다. 일부 치료사들은 환자의 부적응적인 행동을 관리하는데 있어 대결적인 방식을 선택하여야 한다고 믿고 있다. 반대로 일부 치료사는 보다 지원적이고 보다 배려깊은 방식을 권한다.

자기 파괴적인 행동 빈도를 줄여주기 위하여 그리고 분노나 의존과 같은 산만한 정서를 스스로 통제하는 법을 향상시켜 주기 위하여 지원적인 기법과 인지 행동적인 기법을 통합하여 사용하는 것이 좋다.

의사는 경계성 인격장애인들에 대한 치료에서 심리치료와 병행하여 약물치료를 권한다. 경계성 인격장애인에게 약물은 별다른 효과는 없지만, 일부 약물중재가 특정 증상을 처방하는 데는 효과가 있는 것으로 나타났기 때문이다.

이들 효과가 있는 약물에는 항우울제, 항 정신질환 치료제, 경련방지제, 리튬, 미량의 안정제 등이다. 의사들은 이와 같은 약물을 사용할 경우 해당 증상에 대하여 면밀한 사정을 통하여 처방되어야 한다는 점을 강조한다.

예를 들면, 프로잭 같은 세로토닌 약물은 불안감과 배척에 대한 민감정도, 정신질환 사고방식, 중압-충동적 증상 등을 완화해 주어 우울증과 충동적 공격증상을 통제하게 하여준다.

경계성 인격장애인의 증상과 처방은 매우 힘들고 복잡하다. 이 증세가 심각한 경우 입원하여 치료받아야 할 것이다. 특히 환자가 자살하려 하고, 정신질환 에피소드를 보이며, 타인을 해치려 하는 경우 입원을 하여야 한다. 입원을 하게 되면 안전하고 안정된 환경을 제공하여 주기 때문이다. 부분적인 입원방식을 사용하면 보다 의존적인 경향을 줄여주어 처방 효과를 증가시킬 수 있다.

3. 히스테리성 인격장애[28)]

사람 중에는 자신을 매우 극적인 방법으로 표현하는 사람이 있다. 이때 정도가 극에 달했을 때 이런 경향을 히스테리성 인격장애라고 한다.

히스테리성(histrionic)이라는 말은 라틴어에서 유래한 말인데 배우(actor)라는 의미다. 이 장애인은 일상생활 행동에서 매우 위험한 모습을 보인다.

예를 들어, 어떤 사람은 눈물범벅을 보이는 쇼를 하기도 하고, 먼 친척 결혼에 대하여 감상적인 생각을 하기도 하며, 파티에서 걷치레 행동으로 인사하거나 애정 표출, 껴안는 행동을 한다.

1) 특성

DSM-5에 의한 히스테리성 인격장애의 특징은 표 15.8과 같다.

28) Histrionic Personality Disorder

표 15.8 히스테리성 인격장애 진단기준

히스테리성 인격장애 진단기준
과도한 정서 및 관심 추구 패턴이 만연하다. 청소년기 초기부터 다양한 맥락에서 나타나며, 다음 중 5개 이상 해당하여야 한다. 1) 자신이 관심의 초점이 되지 못할 때 불안해한다. 2) 타인과의 상호작용에서 성적으로 부적절하게 유혹하거나 도발적인 행동을 보인다. 3) 감정의 기복이 심하고 및 얕은 감정표현을 보인다. 4) 타인의 관심을 자신에게 두게 하려고 지속적으로 외모를 사용한다. 5) 필요 이상으로 감상적으로 말하지만, 실제 내용은 별로 없는 언어스타일을 보인다. 6) 자기 연극화, 연극조, 과장된 감정표현을 보인다. 7) 유혹에 쉽게 넘어간다[29] (예:타인이나 환경에 영향을 쉽게 받음). 8) 대인관계가 실제보다 더 친밀한 것으로 생각한다.

이 장애인은 일반인과 다르게 자신의 정서상태와 본심을 숨긴 채, 조작하여 과다 정서를 보인다. 이 장애는 보통 여성에게서 나타나는데 왜 이 장애가 여성에게 나타나는지는 분명하지 않다. 히스테리성 인격장애인은 자신이 항상 관심의 중심에 있기를 원하며 이를 위하여 어떤 방법이든 사용한다.

이들은 심하게 외모에 관심을 보이고, 자신의 행동을 재미있게 보이도록 하여 관심을 끌어낸다. 또한 매력 있고 매혹적으로 보이려 하고, 이를 재확인하며, 칭찬 승인을 받으려 한다. 그러면서 이것이 여의치 못하면 화를 낸다.

그들은 즉각 자신이 원하는 것이 충족되길 바라고 아주 작은 비난이라도 울거나 기절하는 방식으로 과잉 반응한다. 관계형성은 피상적이지만 친하게 지내고 있음을 상대방에게 확인시키고 친구에게 항상 나의 친한 친구라고 부른다. 그들은 타인으로부터 영향을 쉽게 받고, 분석력이 부족하며, 감상적인 언어를 사용한다.

이런 히스테리성 행동으로 인하여 주위에 사람들이 멀어진다. 즉, 히

29) Is suggestible

스테리성 인격장애인의 인간관계는 자꾸만 멀어지고 안 좋게 된다. 그와 같은 결과로 친하고 좋은 인간관계를 맺기 힘들다.

2) 원인 및 처방

인지 행동 전문가들은 이 장애인이 삶에 대한 접근에서 그 저변에 오류를 가지고 있다고 말한다. 즉, 이 장애인은 "자신은 부족하고 자신의 인생을 스스로 추스를 수 없다"라고 생각하여, 이러한 결함을 채워줄 다른 사람을 찾아낼 필요가 있다고 생각한다는 것이다.

이와 같은 사람은 실제보다 나약하거나, 실제보다 강한 행동을 배우처럼 하여 타인으로부터 찬사를 받고 지지를 얻어내는 방식으로 주의를 끌거나 승인을 얻으려 한다.

인지 행동주의적인 입장에 따르면 정서는 한 사람의 사고의 산물이다. 이와 같은 히스테리성 사고방식의 본질로 인하여 그 사람은 정서상태가 혼란스럽고, 과장되며 빠르게 변화한다.

인지 행동주의적인 기법을 사용하는 치료사는 문제나 상황에 대하여 환자가 더 효과적으로 접근하는 법을 가르치고, 환자와 함께 목표에 초점을 두어 치료하며, 환자에게 더욱 정확하고 객관적으로 생각하는 법을 가르친다. 이와 같은 접근법으로 치료사들은 좋은 문제해결 행동의 모델이 되고, 여러 가지 인생문제에 대하여 실제로 도움을 제공한다. 환자들은 또한 자기 모니터링 전략을 배워, 충동적인 경향 체크하기, 대인관계를 향상하게 시키기 위한 주장 기법 등을 배운다.

4. 자기애성 인격장애[30)]

자기애성 인격(narcissistic)장애인은 자신의 중요성에 대하여 비현실적이고, 과장된 느낌을 가지고 있다. 이 장애명은 그리스 신화 나르시서스(Narcissus)에서 유래하는데, 그는 우물에 반사된 자기 모습에 반하는

30) Narcissistic Personality Disorder

사람이다.

1) 특성

DSM-5에 의한 자기애성 인격장애의 특성은 표 15.9와 같다.

표 15.9 자기애성 인격장애 진단기준

자기애성 인격장애 진단기준
만연한 우월감[31](환상이나 행동에서), 칭찬(admiration)의 욕구, 공감부족 패턴을 보인다. 청소년기 초기부터 다양한 맥락에서 나타나며, 다음 중 5개 이상 해당하여야 한다. 1) 자기 중요성에 대하여 우월감을 가지고 있다(예: 자신의 업적과 재능을 과장하고, 합당한 업적도 없으면서 우월한 것으로 인정받기를 기대함) 2) 무한한 성공, 굉장한 힘, 엄청나게 총명함, 매우 아름다움 또는 비이성적인 사랑 등에 사로잡혀 있다. 3) 자신은 특별하고 남다르므로 다른 특권층이나 높은 지위에 있는 사람(기관)만이 자신을 이해할 수 있어서 그들과 관계하여야 한다는 의식을 가지고 있다. 4) 특별대우(excessive admiration)를 받아야 한다고 생각한다. 5) 특별대우 자격이 있다고 생각한다(예: 타인의 특별대우에 대한 불합리한 기대 또는 타인이 자신의 기대에 당연히 부응해 줄 것이라는 기대). 6) 착취한다(예: 자신의 목적을 위해서 다른 사람을 이용). 7) 타인과의 공감이 부족하다: 다른 사람의 감정과 욕구를 이해하거나 고려하지 않는다. 8) 타인을 시기(envious; 부러워)하거나 다른 사람이 자신을 시기(부러워)한다고 믿는다. 9) 거만하고 우월적인 행동이나 태도를 보인다.

자기애성 인격장애인은 타인이 자신을 칭찬하고 자신의 욕망과 요구를 충족시켜 줄 것이라 기대한다. 그래서 타인의 욕구에 대해서는 민감하지 못하다. 그들은 자신이 특별하다고, 생각하기 때문에 높은 지위에 있는 사람만이 자신의 욕구와 문제를 이해할 수 있다고 생각한다.

이들은 자기 자기 삶에 대하여 과장된 포부를 가지고 있기 때문에, 보다 성공적이고 아름답고 총명한 사람에 대하여는 분개를 보이기도 한다. 그들은 자기 목표 달성에 사로잡혀 있고, 이를 달성하기 위해서는

31) grandiosity

타인을 이용하는 것은 아무것도 아니라고 생각한다.

타인과의 관계형성은 사회성이든 직업 관련이든 애정관계든 간에 타인에 관한 생각을 자기만족의 수단으로 생각한다. 또 그들은 우월감, 자만심을 보여서 타인과의 상호작용 관계를 훼방하게 되는 특징을 보인다.

2) 원인

(1) 정신분석

전통적인 프로이트 학파 정신 분석가들은 자기애성을 초기 정신적인 성 발달 단계에서 다음 단계로 발달하는 데 실패한 사람들이라고 본다.

이런 관점에서 최근에는 아동 자의식 발달측면에서 아동과 부모 간 관계에 문제가 있는 점에 주목한다. 모든 아동은 성취에 대한 정적인 반응과 확신을 부모에게 요구한다. 이것이 없으면 아동은 불안하게 된다. 이와 같은 불안정성이 역설적으로 표출되어, 자기 중요성에 대하여 냉담하게 되고, 이 냉담함은 아동기 초기에 잃어버린 것을 보상받기 위한 시도로 이해할 수 있다.

자기 건강에 대한 확고한 기초가 부족하면 거짓 신념이 생겨나고, 자기 유능감과 바람에 대하여 비현실적인 입장이 된다. 그래서 자기애성 인격장애는 아동기 불안과 관심 욕구를 성인기에 표출하는 것으로 이해할 수 있다.

(2) 인지행동

인지행동주의자는 자기애성 인격장애인은 자기 자신에 대하여 부적응적인 생각을 하고 있는데, 이들의 주된 생각은 타인보다 자신들은 더욱 더 잘 대접받아야 한다고 생각한다.

이들은 타인 감정에 대한 통찰력이 부족하다. 왜냐하면 자신을 타인보다 우월한 사람으로 생각하기 때문이다. 이러한 신념으로 인하여 자신의 경험을 현실적으로 인식하는 능력이 부족하여지고, 실제 생활에서 부딪치는 실패경험에 대하여 왜곡적인 시각을 갖게 된다.

3) 처방

(1) 정신분석적 접근

자기애성 인격장애를 처방하는 방식에 있어 정신 분석학적인 접근에서는 이들이 초기에 정적인 지원을 받지 못한 점에 주목한다. 따라서 치료에서는 이들에게 올바른 발달 경험을 제공하도록 한다. 이 방식에서 치료사는 환자에게 재인식과 칭찬을 도모하는 방식으로 지원하는 동시에 보다 현실적인 이해를 하도록 시도한다. 약간 역설적이긴 하지만, 치료사가 환자에게 지원과 재인식을 주면 줄수록, 불만은 적어지고 자기중심적인 모습이 적어진다.

(2) 행동치료

자기애성 인격장애에 대한 인지 행동치료법에서도 환자의 이기주의를 줄이려는 노력을 하고 타인과 관계하는 능력을 기를 수 있도록 지원한다. 이 목표를 달성하기 위하여, 치료사들은 치료사의 자기 이기적인 행동과 자기중심적 행동에 대하여 반대하기보다는 옹호하는 입장을 취하여 준다.

예를 들어, 환자에게 자기 이기적인 습관을 줄이도록 유도하기보다는 목표를 달성하기 위해서는 이 방식보다 더 좋은 방식이 있음을 보여주고자 노력한다.

동시에 치료사는 특정 호의나 관심을 제공하는 일을 피한다. 치료사가 명확한 처방목표를 정하면, 이 환자는 인생의 다른 영역에서 어떻게 한계를 설정하여야 하는 지를 배우게 될 것이다.

제 4 절 불안, 강박 유형 인격장애

1. 회피성 인격장애

대부분 사람은 때에 따라서 타인을 잘 알지 못하는 낯선 상황에서 어느 정도는 부끄럼을 탄다. 사회적인 비난을 받거나 나쁜 인상을 줄 것에 대하여 걱정을 하는 것이다.

그러나 만일 어떤 사람이 늘 사회적 상황에 소심해 있고, 타인과의 관계에 대하여 두려움을 보이며, 대중 앞에 서는 것을 두려워한다면 회피성 인격장애(avoidant personality disorder)를 의심할 수 있다.

회피성 인격장애인들은 사회적으로 만나는 사람들을 거의 꺼리는데 만나는 두려움과 해를 입을 것이란 걱정을 보인다. 이들은 낯선 상황에서는 일상생활의 활동과 명백히 다른 행동 모습을 보인다. 이들은 가끔 낯선 상황에서 새로운 상황에서 타인에게 보여지는 것이 두려워 불안한 모습을 보이고 이상한 행동을 한다.

이들은 타인과 비교하여 열세에 있다고 생각하여, 거절당하거나 조롱당하거나 비판받을 것에 대하여 매우 걱정을 한다. 즉, 타인으로부터 승인을 얻지 못할 것에 대한 두려움으로 이를 회피하기 위하여 이들의 이런 경향은 오래 지속된다.

따라서 이들은 직업을 선택함에도 타인과 거리가 떨어진 직업을 선택한다. 만일 그들이 수용할 수 있다면, 밀접하고 친근한 관계 형성에 들어갈 수 있을 것이다. 그러나 그들은 관계형성을 회피하고 비판. 당황, 거절 받을 가능성에 대하여 경계한다.

1) 특성

회피성 인격장애의 특징은 전반적으로 다른 사람과의 사회적 고립, 부족감, 부정적 평가에 대한 과잉 민감성을 보이는 사람들로서 DSM-5에 의하면 표 15.10과 같은 특성을 보인다.

표 15.10 회피성 인격장애 진단기준

회피성 인격장애 진단기준
나서지 못함(social inhibition), 부족감(feelings of inadequacy) 그리고 부정적 평가에 대한 과민반응(hypersensitivity)등을 만연하게 보이는 행동패턴이다. 청소년기 초기부터 다양한 맥락에서 나타나며, 다음 중 4개 이상 해당하여야 한다.
1) 비판, 반대, 거절 등에 대한 두려움으로 인하여 중요한 대인관계 업무 활동을 회피한다. 2) 좋아한다는 확신 없이는 타인과의 관계를 원치 않는다. 3) 부끄럼이나 조롱받을 것에 대한 두려움으로 친밀한 관계를 억제한다. 4) 사회상황에서 비판이나 거절 받을 것에 대해 사로잡혀 있다. 5) 부족감으로 인하여 새로운 대인관계 상황을 억제한다. 6) 자신이 사회적으로 무능력, 개인적으로 내세울 것이 없음, 또는 타인에 비하여 열세라고 생각한다. 7) 당황할 것에 대한 두려움으로 인하여 새로운 활동을 꺼림, 개인적인 위험을 감수하는 것을 비정상적으로 꺼린다.

이 장애는 분열성 인격장애와 유사하다. 분열성 인격장애와 회피성 인격장애는, 모두 친밀한 인간관계를 멀리하는 경향이 있다. 그러나 회피성 인격장애인은 진정으로 밀접한 인간관계를 갖기를 바라지만, 이런 밀접한 관계형성을 하지 못하는 자신에 대하여 많은 정서적 고통을 받는다.[32)]

반대로, 분열성 인격장애는 혼자 있기를 선호하고 타인과 관계하지 않는 것에 대하여 고통을 받지 않는다.

32) 대인관계를 하고 싶어 하지만 실제로는 그렇지 못하다.

2) 원인

이 장애 원인에 관련하여 현재 정신 역동적 입장은 관계형성에 대한 애착상 두려움 때문으로 본다.

반면에 인지 행동론자는 아동기에 양육과정에서 극도로 꾸지람을 받아 거절에 과잉 민감하여 발생한 것이라고 한다. 이들 접근법에 따르면, 이들이 타인에게 비판받으며, 타인으로부터 관심을 받지 못할 것으로 생각을 잘못하여 발생한 것으로 보고 있다.

이들의 인지상 잘못으로 인하여, 이들은 타인과의 관계로 거절 받을 가능성을 없애기 위하여 타인과의 밀접한 관계를 회피하는 것이다. 이들이 지닌 딜레마는 타인과의 관계에서 얻은 경험을 왜곡하여 인지하였기 때문이다.

이들은 거절에 대한 민감성이 매우 높아서 타인이 자연스럽게 언급한 말이나 칭찬 등을 왜곡하여 이해한다. 이처럼 추측하여 받은 상처로 이들과 타인간의 관계는 더욱 멀어진다.

3) 처방

인지 행동치료의 경우, 이들 치료의 주요 목표는 부정적인 회피 사이클을 깨게 만드는데 둔다. 지원적인 환경 속에서 이들이 타인과의 관계에서 자동으로 생각나게 만드는 역기능적인 태도와 생각을 없애주어 이들의 신념이 이성적이지 못한 것임을 밝혀주는 것이다. 이와 같은 중재의 경우 그 사람이 치료사를 신뢰한 경우 대부분 성공을 거둔다. 인지 행동 치료법에 기초한 다른 중재법으로서는 위험이 된다고 생각하는 사회상황에 점증적으로 노출시키면서 특정 상황에서 사회기술을 익히는 특정 방법을 가르치는 일이다.

흥미롭게도 타인에 대하여 분노나 불만을 가진 사람은 이 점증 노출법[33]에 효과가 크다. 반대로 자신을 타인 맡기고 타인의 통제를 받는

33) 둔감화기법이 이에 해당한다.

유형인 경우에는 기술훈련법을 도입하는 것이 효과가 있다.

2. 의존성 인격장애

회피성 인격장애와 달리, 의존성(dependent) 인격장애[34]는 타인에게 강력하게 의존한다. 그러나 자율성 부족으로 인하여 이들은 너무 의존하고 매달리며 수동적이어서, 다른 사람이 견디지 못해 타인의 욕구에 반하게 될 수 있다.

이들은 자기 능력에 대하여 자신이 없어서 자기 문제에 관해 결정조차도 하지 못한다. 예를 들어, 같이 사는 파트너의 도움 없이 오늘 입고 나갈 옷조차도 결정하지 못한다. 더욱더 심각한 것은 자기가 선택하여야 직업, 사귀어야 할 친구, 인생계획 등에 대해서도 의존한다.

1) 특성

DSM-5에 의한 의존성 인격장애의 특징은 표 15.11과 같다.

표 15.11 의존성 인격장애 진단기준

의존성 인격장애 진단기준
돌봄의 욕구로 인한 굴종과 집착 행동 그리고 분리에 대한 두려움을 만연하게 그리고 과도하게 보인다. 이는 청소년기 초기부터 다양한 맥락에서 나타나며, 다음 중 5개 이상 해당하여야 한다. 1) 타인의 과잉 충고나 확인 없이 일상적인 결정을 내리는 데 어려움을 겪는다. 2) 인생의 중요 부분에 대하여 타인이 책임있는 행동을 보장해 주어야 한다. 3) 지원 또는 승인을 받지 못할 것이란 두려움 때문에 다른 사람에게 반대 의견을 표하는 데 어려움이 있다. (참고 : 실제로 보복에 대한 현실적인 두려움이 있으면 이는 포함하지 말 것). 4) 프로젝트를 시작하거나 스스로 일을 수행하는 데 어려움이 있다((동기부여나 에너지 부족보다는 판단이나 능력에 대한 자기 확신부족으로 인함). 5) 애써서 유쾌하지 않은 일을 자발적으로 나섬으로써 타인으로부터 지지나 호응을 얻으려

34) 마마보이를 연상하게 한다.

한다.
6) 자기 힘으로 할 수 없다는 두려움으로 혼자 있을 때 불쾌감이나 불안을 느낀다.
7) 친한 친구와 헤어진 직후에 즉각적인 지원이나 돌봄을 할 다른 친한 사람을 찾는다.
8) 자기를 돌보는 사람이 떠날 것에 대한 두려움에 비현실적으로 사로잡힌다.

사람들은 이런 사람을 매달리는 사람으로 생각할지 모른다. 그들 가까이 사람이 없으면 그들은 버려졌다고 생각할 것이다. 이들은 친한 사람이 자신을 떠날 것이라는 생각 때문에 두려움을 가지고 있을 수 있다. 그래서 새로운 활동을 스스로 할 수 없다. 왜냐하면, 타인이 자기 행동을 인도해 주지 않으면 실수할 것으로 생각하기 때문이다.

이들은 남들이 자기를 싫어하는 행동을 극도로 회피한다. 예를 들어, 다른 사람의 생각이 잘못된 것임을 알고서도 동의하여 준다. 어떤 때는 다른 사람은 누구도 책임지지 않으려는 책임까지도 다른 사람이 자기를 좋아하게 하려고 책임을 진다.

이들은 스스로 전적으로 다른 사람과의 관계에 몸을 바친다. 그리고 관계가 깨졌을 때 좌절한다. 이후 이들이 지닌 극도의 의존성으로 인하여 그는 다른 의존할 사람을 찾는다.

2) 원인 및 처방

(1) 정신역동

정신역동적 이론에 따르면, 의존성 인격장애는 부모의 과잉보호나 부족한 양육상 문제(소홀)로 인하여 구강기에 발생하거나, 이와 관련이 있다고 생각한다.

즉, 이 장애는 불안한 애착, 버림받을 것에 대한 두려움 때문에 나타난다고 생각한다. 이들은 낮은 자존감을 가지고 있는데 그로 인하여 타인의 보호나 지지에 의존한다는 것이다.

(2) 인지행동

의존성 인격장애인들에 대한 인지행동주의 접근에서는 자기주장 능력 부족과 독립적 결정에 대한 불안 때문인 것으로 본다. 의존적인 사람들은 자신이 부족하고 미흡하여 자기 문제를 해결할 수 없다고 생각한다. 이들에게 있어 자연스러운 해결법이란 누군가가 자신을 돌볼 사람을 찾아내고, 그들이 결정하여 주는 것에 따르는 것이 독립적인 결정을 하는 것으로 생각한다.

이와 같은 방식으로 결정을 하기 때문에 그들은 타인의 의사에 반하여 행동하는 주장기술이 없는 것이다.

인지 행동주의에 입각한 심리치료법에서는 치료사가 이 사람에게 일상생활을 독립적으로 결정하는 법을 구조화된 방식으로 수준을 높여가면서 알려준다. 또한 부족한 기술을 가르치고 이 기술을 달성하기 위한 능력을 배양시켜 준다.

그러나 이들에게 도움이 되려면, 치료사는 이들에게 권위적으로 되어서는 안 된다. 치료사가 의존할 대상이 되어 버린다면 분명 역효과가 발생할 것이기 때문이다.

3. 강박 인격장애

강박 인격장애인[35]들은 일상생활에서 깔끔하고 아주 작은 일에도 과잉 반응하는 모습을 보인다. 강박 인격장애인은 결정을 제대로 할 수 없다는 점에 사로잡혀 있다. 또 강박 인격장애인은 지나치게 완벽한 것을 추구하고, 유연하지 못하며, 이것 때문에 다양하게 부적응적인 방식으로 이를 표출한다. 완벽함을 추구할 수 없음에도 불구하고, 사고나 행동스타일을 완벽한 것에 두고 엄격하게 적용한다. 이런 문제에 대하여 걱정도 한다.

35) Obsessive-Compulsive Personality Disorder

1) 특성

DSM-5에 의한 강박 인격장애의 특징은 표 15.12와 같다.

표 15.12 강박 인격장애 진단기준

강박인격장애 진단기준
유연성, 개방성, 효율성을 무시하여 이를 희생하면서까지 질서정연, 완벽주의, 정신적, 대인관계 통제에 집착하는 행동 패턴을 만연하게 보인다. 이는 청소년기 초기부터 다양한 맥락에서 나타나며, 다음 중 4개 이상 해당하여야 한다.
1) 활동의 주요 지점을 잃을 정도로 세부 사항, 규칙, 목록, 순서, 조직 또는 일정에 몰두한다.
2) 완벽주의로 핵심활동을 놓친다(예 : 지나치게 엄격한 기준을 충족하지 못하여 프로젝트를 완료하지 못함).
3) 일과 생산성에 과잉 헌신하여 여가 활동, 친구 사귀기가 없다(명백히 경제적 이유에 의한 것이 아님).
4) 도덕, 윤리, 가치에 유연하지 못하고, 곧이곧대로 하며, 꼼꼼하다(문화적 종교적 이유로 설명되지 않음)
5) 가치가 없는데도 사소한 물건을 버리지 못한다.
6) 다른 사람이 업무에 대하여 정확히 복종하지 않는 한, 다른 사람과 함께 일하거나 맡기기를 꺼린다.
7) 자신과 타인에 대하여 매우 인색하다:: 돈은 미래의 재앙을 대비하기 위한 것이라는 생각
8) 경직되고, 옹고집을 보인다.

강박 인격장애인은 행동하는 방식이 명백하다. 무엇이 중요하고 무엇이 중요하지 않은지에 상관없이 모든 일에서 완벽하고자 한다. 이런 스타일로 인하여 타인을 괴롭히게 되고 스스로가 비효율적이게 된다. 왜냐 하면 이런 문제가 프로젝트를 수행할 수 없게 만들기 때문이다. 간단한 일마다 올바로 되어야 하고, 매번 이를 체크하여야 한다. 이 장애인의 일상은 완벽히 계획된 스케줄대로 이루어진다. 예를 들면, 계획보다 1분 먼저 회의를 하는 것도 용납하지 않는다. 자리 배치도 순서를

고집한다.

이들은 돈과 시간에 엄격하고 다 헤어져 버린 물건이나 무가치한 그 것들까지도 신경 쓴다.

이들은 정서 표출능력이 부족하여, 친밀한 인간관계를 유지하기 어렵다. 이들은 자기 일에 열중하여 성과를 크게 내기도 하는데 이는 그들이 사회활동이나 여가시간을 거의 갖지 않기 때문이다.

이들은 상호작용할 때 매우 엄격하여 타인과 의견 불일치가 있을 때, 타협이 제대로 이루어지지 않는다. 타인은 이들을 과잉 도덕주의자라든가 잔인한 사람으로 생각할 수 있다. 왜냐하면 이들은 사회적 종교적 정치적 문제에 대하여 좁은 시야를 가지고 있기 때문이다.

그런데 구분하여야 할 것은 열심히 일하고 고도로 표준화된 사람, 자기가 하는 일에 대하여 관심이 많은 사람과 강박 인격장애인 간의 구별은 반드시 필요하다. 강박 인격장애인은 그 행태가 비생산적이다. 그래서 건설적이라기보다는 자기 파괴적인 완벽주의적인 성향을 보인다. 또한 강박 인격장애는 여성보다는 남성의 경우가 많다.

2) 원인 및 처방

프로이트는 강박스타일은 정신 성발달 단계 중 항문기에 머물러 있거나 퇴행이 이루어져 발생한 것으로 본다. 그러나 정신 역동이론에서는 이 장애를 프로이트 주장에 진일보하여 이 장애의 주원인으로서 인지요인과 선행학습 경험에 비중을 더욱 두고 있다.

인지행동주의 이론에 따르면, 이 장애는 완벽추구와 실수회피에 대하여 비현실적인 기대를 가졌기 때문으로 본다. 이들은 완벽주의를 자기가치의 최고라고 생각하고 이런 완벽주의가 깨지면 스스로가 무가치한 사람으로 된다는 생각을 한다.

인지 행동주의에 의한 치료를 할 경우 특정 문제로 인하여 그 처방이 더 어려워질 수 있다. 즉, 강박 장애인들은 계속하여 실수의 위험이 있는지 없는지를 생각한다. 그래서 인지행동치료과정에서 이런 경향을 더욱 강화해 줄 수도 있다.

제 5 절　생각하는 연구

1. 인격장애 경향성과 SNS

홍소정(2021)은 인격장애 경향성과 SNS 과의존의 관계에 있어 SNS 사용 동기의 영향이라는 논문에서 대학생과 직장인 166명을 대상으로, 인격장애[36] 경향성, SNS 사용 동기, SNS 중독 설문지를 실시하였다.

연구 결과, 조현형(분열형) 인격장애 경향성은 위력과시 동기와 유의미한 정적 상관이 있는 것으로 나타났으며, 반사회성 인격장애 경향성은 위력과시 동기, 부적 사회적 영향력 동기와 정적 상관이 있었으며, 경계성 인격장애 경향성은 단점 은폐 동기, 동조 동기, 대처 동기와 정적 상관이 있는 것으로 나타났다.

히스테리 인격장애 경향성은 위력과시 동기, 장점표현 동기, 사교 동기, 부적 사회적 영향력 동기, 단점 은폐 동기와 정적 상관이 있었으며 자기애성 인격장애 경향성은 위력과시 동기, 장점표현 동기, 부적 사회적 영향력 동기, 대처 동기, 단점 은폐 동기와 정적 상관이 있는 것으로 나타났다.

회피성 인격장애 경향성은 소일 동기, 단점은 폐 동기, 동조 동기, 대처 동기와 정적 상관이 있었고, 의존성 인격장애 경향성은 부적 사회적 영향력 동기, 단점 은폐 동기, 동조 동기, 대처 동기와 정적 상관이 있는 것으로 나타났다.

36) 연구자는 성격장애라는 용어를 사용하였으나, 저서의 용어 일관성을 위하여 인격장애로 기술함.

2. 성격유형과 직무성과

전유림(2021)은 노인요양시설 요양보호사의 성격유형을 파악하여 요양보호사가 직면하는 직무 만족 관련 일 만족 요인, 심리적 만족 요인이 직무성과에 어떠한 영향을 미치며, 그 과정에서 직무만족이 매개효과를 갖는가를 분석하고자 하였다. 연구 결과는 다음과 같다.

첫째, 성격유형의 외향성 요인, 친화성 요인, 정서적 안정성 요인은 직무성과에 영향을 미치는 요인으로 나타났다. 따라서 성격유형 하위요인 중에서 외향성, 친화성 성격 요인이 직무성과에 정(+)의 영향을 미치게 되어, 정서적인 안정성 성격 요인이 직무성과에 부(-)의 영향을 미치게 되고 이에 따라 요양보호사의 외향성 및 친화성의 성격 요인이 강화될수록, 정서적 안정성 성격요인이 완화될수록 직무성과 또한 향상된다고 할 수 있다.

둘째, 성격유형의 외향성 요인, 친화성 요인은 일 만족에 영향을 미치는 요인으로 나타났으며, 외향성 및 친화성 성격요인이 일 만족에 정(+)의 영향을 미치게 되고 이에 따라 요양보호사의 외향성 및 친화성의 성격 요인이 강화될수록 일 만족은 향상된다고 할 수 있다.

셋째, 성격유형의 성실성 요인, 정서적 안정성 요인은 심리 만족에 영향을 미치는 요인으로 나타났으며, 성격유형 하위요인 중에서 성실성 및 정서적 안정성 성격 요인이 심리 만족에 부(-)의 영향을 미치게 되고 이에 따라 요양보호사의 성실성 및 정서적 안정성의 성격요인이 완화될수록, 심리 만족은 향상된다고 할 수 있다.

넷째, 성격유형과 직무성과와의 관계에서 성격유형의 하위요인인 친화성, 정서적 안정성 요인이, 일 만족은 직무성과에 유의한 영향을 미치는 것으로 나타났다. 따라서 성격유형 중 친화성 요인이 강화될수록, 정서적 안정성 요인이 약화 될수록 매개변인인 일 만족 요인을 강화하게 되며, 이는 최종에는 요양보호사가 인지하는 직무성과는 상승한다고 할 수 있다.

다섯째, 성격유형과 직무성과와의 관계에서 성격유형의 외향성, 친화성, 정서적 안정성 요인이, 심리 만족은 직무성과에 유의한 영향을 미치는 것으로 나타났다. 따라서 성격유형 중 외향성 및 친화성 성격 요인이 강화될수록, 정서적 안정성 성격 요인이 약화될 수록 매개변인인 심리 만족 요인을 강화시키게 되며, 이는 최종에는 요양보호사가 인지하는 직무성과는 상승한다고 할 수 있다.

3. 사회불안과 편집증

이소희(2021)는 사회불안이 편집증에 미치는 영향을 연구하였는데, 연구 결과 첫째, 사회불안, 외로움, 추론편향[37], 편집증은 모두 유의미한 정적 상관관계를 보였다. 둘째, 사회불안과 편집증의 관계에서 외로움과 추론 편향이 부분 이중 매개효과를 나타내는 것이 검증되었다.

결국 사회불안이 편집증으로 발전하는 경로를 이해하고 개입하면서 외로움과 같은 정서적 변인과 사회적 단서에 대한 추론편향과 같은 인지적 변인을 함께 고려해야 함을 제안한다.

4. 애착과 편집증

정지혜(2016)는 불안정 애착에 따른 편집증을 연구하였는데, 대학생 350명을 대상으로 자기보고식 설문을 통한 연구였다.

연구 결과를 요약하면 첫째, 불안정 애착과 부정적 평가신념 그리고 편집증의 하위유형간애는 유의한 정적 상관이 나타났다.

둘째, 불안정애착, 편집증의 하위유형의 관계에서 부정적 평가신념은

---

37) 사회적 단서를 표상하고 해석하는 과정에서 오류가 발생하여 타인의 행동을 그 자체로 보지 않고, 자신을 표적으로 하는 의도적이며 적대적인 것으로 해석하는 인지도 식이다

완전 매개 역할을 하는 것으로 나타났다.

이는 불안정 애착, 부정적 평가신념이 각각의 편집증 하위유형에 유의한 영향을 미친다는 것을 시사한다.

제 4 편

노인정신건강

16
chapter

노인 정신건강 입문

제 1 절 독거의 자발성과 정신건강

채미듬(2020)은 독거노인의 독거생활에 대한 자발성 여부가 우울에 미치는 영향을 연구하였는데, 그의 연구 결과를 보면 다음과 같다.

첫째, 독거노인의 독거생활에 대한 자발성 여부가 우울에 유의미한 영향을 미치는 것을 확인하였다. 자발적 독거를 선택한 노인에 비하여 비자발적 독거를 선택한 노인의 우울이 높았다.

둘째, 독거노인의 독거생활에 대한 자발성 여부가 우울에 미치는 영향에서 자녀와 주변 이웃의 사회적 지지망에 대한 조절효과를 동시에 분석한 결과 자녀의 사회적 지지망 상호작용은 통계적으로 유의하지 않았으나, 주변 이웃의 사회적 지지망 상호작용은 통계적으로 유의하여 조절효과가 검증되었다. 비자발적 독거를 선택한 집단일지라도 충분한 주변 이웃의 사회적 지지망이 존재하는 경우, 독거생활에 대한 자발성이 우울에 미치는 관계에서 우울이 증가하는 기울기를 완만하게 만드는 것으로 확인하였다. 즉, 주변 이웃의 사회적 지지망에 따라서 독거노인의 독거생활에 대한 자발성 여부가 우울에 미치는 영향이 변화하는 것으로 나타났다. 비자발적 독거를 선택하면 우울 수준이 증가하지만 충분한 사회적 지지망이 존재하는 경우 우울이 증가하는 것을 억제할 수 있다는 것이다.

제 2 절 노인의 우울 영향요인

이정(2021)은 노인의 우울과 소득의 상호관계를 연구하였는데, 연구결과 노인의 우울은 시간적 변화에 따라 유의한 차이가 없었으나, 전년도 소득이 1% 증가함에 따라 올해 우울 점수는 12.1% 유의하게 감소하였다. 반면에 전년도 우울이 1점 증가함에 따라 올해 소득은 0.7% 유의하게 감소하였다. 전년도 소득이 1% 증가함에 따라 여성의 우울은 5.7% 감소하는 반면 남성의 우울은 10.8% 감소하였으며 이러한 젠더 차이는 통계적으로 유의하였다. 한편, 남녀 노인 모두에서 우울이 1점 증가하면 소득이 각각 0.3%와 0.4%씩 유의하게 감소하였으나 젠더 차이는 유의하지 않았다.

결론적으로, 노인 우울 문제 해결을 위해서는 보건·간호 측면의 다양한 우울 중재뿐만 아니라 소득 보전을 위한 복지정책이 함께 병행되어야 함이 필요하다. 또한 우울과 소득의 상호관계에 기반을 둔 보건·복지정책 마련에 있어서 젠더 관점의 세심한 접근이 요구된다.

제 3 절 노인과 삶의 질

박세호(2021)는 한국 노인이 지각하는 삶의 질 관련 변인을 연구하였는데, 그의 연구결과는 다음과 같다.

첫째, 노인이 지각한 현재 생활에서 가장 불만족한 일과 그 이유에 대해 노인들은 '없다'는 응답을 가장 많이 하였다. 이를 제외하면 경제적 어려움을 대표적으로 지적하였다. 노인이 지각한 현재 생활에서 가장 만족한 일은 가정의 화목이었으며, 만족한 이유는 정서적 안정이었다. 만족한 생활에 도움을 준 사람은 배우자였으며, 도움을 받은 내용은 정서적 지원이었다.

둘째, 노인이 그동안 살면서 가장 행복한 일은 자녀출산과 성장이었으며, 행복에 가장 영향을 준 요인은 가정의 화목이었다. 행복한 삶에 도움을 준 사람은 자녀였으며, 도움을 받은 내용은 정서적 지원이었다.

셋째, 노인이 그동안 살면서 가장 스트레스를 받은 일은 건강문제였으며, 스트레스에 가장 영향을 준 요인도 건강문제였다. 스트레스 대처에 가장 도움이 된 것은 취미/여가생활이었다. 스트레스 극복에 도움을 준 사람은 친구로 나타났으며, 스트레스 극복에 도움을 받은 내용은 정서적 지원이었다.

넷째, 노인이 살면서 삶의 질이 떨어지게 되는 가장 중요한 원인은 경제적 어려움이었으며, 삶의 질이 높아지기 위해 가장 중요한 요소는 경제적 안정이었다. 삶의 질 향상을 위해 도움이 필요한 사람은 자녀였으며, 삶의 질 향상을 위해 도움이 필요한 내용은 경제적 지원이었다.

다섯째, 노인의 행복에 영향을 미치는 대표적인 변인은 정신건강, 자기효능감 및 자녀의 지원 등이었다. 한편 노인의 삶의 질에 영향을 미치는 대표적인 변인은 경제 수준과 건강상태 등이었다.

제 4 절 노인학대실태

강춘수(2019)는 우리나라 노인학대의 실태와 대응체계에 관한 연구에서 학대실태를 살펴보았는데 그의 연구를 정리하면 다음과 같다.

노인의 9.8%가 학대를 경험하고 있으며, 타인의 말과 행동에 따른 학대경험이 매우 많은 편으로 나타났다. 노인들이 거주하는 지역에 따른 학대를 보면, 동에 거주하는 노인은 9.6%의 노인이 학대를 경험하고 있지만, 읍·면에 거주하는 노인은 10.3%이다. 학대 종류별로 살펴보면 동에 거주하는 노인의 경우 신체적 학대 경험율과 성 학대경험이 읍면에 거주하는 노인보다 높은 것으로 나타났다.

학대 종류별로 살펴보면 배우자가 없는 노인에게서 정서적 학대 경험율과 가족이나 보호자가 돌보아 주지 않는 방임이 월등히 높다(부부 0.7%, 배우자없음 3.5%). 또한 가구 형태별로 비교해 보면 노인독거가구의 경우 학대 경험율이 월등히 높아 14.5%이며 특히 신체적 학대, 정서적 학대, 가족이나 보호자가 돌보아 주지 않는 방임 경험율이 다른 가구형태에 비하여 높다.

기능상태별로 비교해보면 기능제한이 있는 노인에게서 학대 경험율이 높으며, 특히 정서적 학대, 방임의 경험율이 기능제한이 없는 노인보다 높은 것으로 나타났다.

17
chapter

노인문제 및 가족사망

제1절 노년기 우울

1. 노년기 우울[1)]

노년기는 은퇴나 이별, 가족의 사망, 친구의 사망, 질병 등이 그 어느 인생의 단계보다 많은 시기이다. 더구나 이와 같은 문제에 경제적 문제까지 겹칠 경우 노인은 자신감을 잃게 되고 마음의 상처를 입게 되어 심각한 우울증에 빠지게 될 수 있다.

그런데 우리가 유의하여야 할 것은 노인의 우울증을 하나의 질병으로 보지 않고 그저 노쇠하여 그렇다는 생각을 가진다는 것이다. 그래서 노인은 조기에 우울증을 치료할 기회를 얻지 못하고 자살 등의 극단적인 방법으로 인생을 마감하는 경우가 많다.

따라서 노인복지 분야측면에서 볼 때 노인의 우울감을 해소할 수 있고 조기에 발견하는 체계를 조속한 시일 내에 마련하여야 할 것이다.

1) 노인의 우울증은 쉽게 발견되지 못하여 처방의 기회를 잃기 쉽다.

2. 노인학대와 정신건강

심미영(2014)은 노인학대피해 경험이 정신건강에 미치는 영향을 연구하였는데, 그의 주요 연구결과는 다음과 같다.

첫째, 노인의 학대피해 경험이 많을수록 노인의 정신건강 문제는 증가하는 것으로 나타났다. 즉, 노인의 학대피해 경험이 많을수록 우울증, 신체화, 불안, 정신증 등 노인의 정신건강에 부정적인 영향을 미치는 것으로 나타났다.

둘째, 노인의 학대피해 경험이 정신건강에 미치는 영향은 학대피해노인 대처행동에 따라 차이가 있는 것으로 나타났다. 혼자 속으로 삭힌다든가, 팔자소관으로 돌린다든가, 말하지 않는다든가, 마주치는 것을 피한다든가 등의 소극적인 대처를 할 경우 학대피해 노인들의 정신건강에 가장 바람직하지 않는 것으로 나타났다.

셋째, 노인의 학대피해 경험이 정신건강에 미치는 영향은 노인의 종교활동과 여가활동의 수준이 낮은 경우에 정신건강의 문제가 더 심각한 것으로 나타나 정신건강을 보호하기 위해서는 종교활동과 여가활동이 필요한 것으로 나타났다.

넷째, 노인의 학대피해 경험이 정신건강에 미치는 영향은 사회적지지에 따라 차이가 있는 것으로 나타났다. 사회적지지의 하위차원인 자연적 원조관계망과 상호적 원조관계망에 의한 지지는 정신건강에 긍정적 영향을 미치는 것으로 나타났으나, 전문적 원조관계망에 의한 지지에서는 유의미한 차이가 없었다.

다섯째, 노인의 학대피해 경험이 정신건강에 미치는 영향은 상담만족 수준이 높은 경우와 상담이용 횟수가 많은 경우에는 정신건강에 긍정적 영향을 미치는 것으로 나타났다.

3. 사회적 배제와 삶의 질

이척희(2021)는 사회적 배제가 노인의 삶의 질에 미치는 영향을 연구하였는데, 그의 연구는 노인을 대상으로 한 설문조사 방식이었다. 분석결과는 다음과 같다.

첫째, 사회적 배제가 삶의 질에 영향을 미치며 노인들이 사회적 배제요인들 중에서 높게 지각하는 배제요인은 사회적 배제, 경제적 배제, 문화적 배제, 정치적 배제의 순으로 나타났다.

둘째, 사회적 지지가 삶의 질에 영향을 미치며, 노인은 사회적지지 요인들 중에서 평가적 지지[2] 요인, 도구적 지지[3] 요인, 정보적 지지[4] 요인, 정서적 지지 요인의 순으로 중요하게 생각하는 것으로 나타났다.

셋째, 사회적 배제의 삶의 질 영향관계에서 사회적지지는 통계적으로 유의미한 것으로 나타났으며, 정서적 지지[5], 평가적 지지, 도구적 지지, 정보적 지지의 순으로 조절적 역할을 하는 것으로 나타났다.

제 2 절 가족사망

가족사망[6]은 누구나 피할 수 없다. 아주 운이 좋은 경우라면 모르지만 대부분은 아동기와 청소년기를 거치면서 가족이나 친구 등의 죽음을 경험하게 된다. 그리고 대부분의 사람들은 일정 기간이 지난 후 슬픔을 잘 참아내게 된다.

그러나 일부 아동의 경우 가족사망으로 인하여 심각한 문제를 야기하

2) 타인으로부터 존중되고 가치 있다고 느끼는 것
3) 물질적 지지
4) 의사소통 관계망이나 상호 일원이라고 믿어지도록 하는 것
5) 다른 사람들로부터 보살핌과 사랑을 받고 있다고 믿게 하는 것
6) 정신건강 측면에서 가족사망은 PTSD와 밀접한 관련이 있다.

기도 하고 죽음에 대한 오해로 인하여 정신건강을 해칠 수도 있다.

여기에서는 아동기와 청소년기 죽음개념에 대한 발달과정을 설명하고 슬픔을 이겨내는 과정 및 관리방법들에 관하여 언급하고자 한다.

1. 가족 사망과 정신건강간의 관계

1) 부모사망

물론 가족 죽음을 경험하는 사람의 충격은 누구나 매우 크겠지만, 아동에게 있어 정신건강을 해칠 정도로 심각한 사망경험은 부모사망이다. 미국의 경우 18세 이하 아동 중 3-5%가 암, 심장질환, 교통사고 등으로 부모의 사망을 경험한다. 그런데 이들 아동 중 20% 정도는 정신건강에 이상을 보인다고 한다.

2) 자녀 질병 또는 사망

자녀 즉, 18세 미만의 아동이 사망하는 원인은 주로 태아이상, 안전사고, 호흡기장애, 암 등이다. 그러나 현대 의학의 발달로 암이나 백혈병 등도 생존율이 높아지고 있는 점은 매우 다행스런 일이다.

그런데 여러 가지 의학적 처방을 통한 생존기간에도 부모나 아동 당사자의 고통과 슬픔 역시 사망만큼 정신건강을 위협할 수 있다. 장기적인 치료과정을 통하여 죽음에 대한 두려움과 건강문제로 인한 가족구성원간의 갈등 역시 무시할 수 없는 정신건강 요인이다.

2. 죽음 개념의 발달

1) 전조작기

피아제이론에 따르면, 전조작기 아동(7세 이하)은 죽음의 영원성을 이해하지 못하고 잠자고 있는 것으로 이해한다.

전조작기 아동은 자신이 어떤 사람에 대하여 화를 내면 그가 죽을 수도 있다는 생각, 자신의 생각과 행동을 구별하여 생각하는 능력이 부족하다. 그래서 자기가 그를 미워하여 그가 죽었다고 오해하기도 한다.

연구에 의하면 죽음개념발달은 부모사망을 경험한 경우라든지, 죽음에 가까운 경험을 본인 스스로 한 경우 등과 같이 특별한 상황을 경험한 경우에는 전조작기에도 죽음을 충분히 이해한다고 한다.

2) 구체적 조작기

구체적 조작기 아동은 죽음의 필연성을 이해한다. 그러나 누구나 죽을 수 있다는 보편성을 이해하지 못하고 죽으면 어떻게 되는 것인지에 대하여 명백히 이해하지 못한다.

즉, 구체적 조작기 아동은 자신의 일이라기보다는 늙은 사람의 일이고 누구에게나 발생하는 일이 아니라 위험한 상황에 있는 사람에게만 발생하는 것으로 생각한다.

3) 공식적 조작기

아동이 청소년기 초기인 공식적 조작기에 이르면 죽음의 보편성을 충분히 이해하여 이제 자신도 언젠가는 죽게 된다는 것을 알게 된다. 즉, 죽으면 다시 살 수 없다는 죽음의 필연성, 모든 기능이 죽으면 정지한다는 죽음의 기능, 모든 동물은 죽는다는 죽음의 보편성 등이 이에 해당한다.

4) 청소년기 이후

대부분의 청소년은 자신이 언젠가 죽어야 한다는 필연성을 인지적으로는 인식하지만 정서적으로 충분한 이해는 성인기가 되어야 가능하다. 연구에 의하면 초기 성인기 응답자의 36%만이 자신이 언젠가는 죽을 것임을 인정하였고, 중간 성인기에는 응답자의 52%가, 성인기 후반에는 응답자의 71%가 자신이 분명 죽을 것임을 인정하였다.

3. 슬픔과 정신건강 문제

아동이 가족사망에 직면하였을 때 슬픔을 처리하고 자신의 스트레스를 조정하는 능력은 상황에 따라 매우 다르게 나타난다. 즉, 상황과 여건을 잘 조정하여 줄 경우 아동의 슬픔처리는 용이하게 넘어갈 수 있으나 그렇지 못할 경우에는 심각한 정신건강상 문제를 유발할 수 있다 (Silverman & Worden, 1993).

1) 슬픔 양상

일반적으로 가족이 사망한 경우에 나타나는 양상은 크게 3가지 유형으로 분류된다.

첫 번째 양상은 초기에 극도로 슬픔을 보이다가 점차 그 정도가 줄어드는 양상이다. 이는 보통의 사람들에게서 나타나는 자연스러운 것으로 볼 수 있다.

두 번째 양상은 장기간 슬픔에 휩싸이는 양상으로서 이는 병적 슬픔 (morbid distress)에 해당한다.

세 번째 양상은 가족사망 당시나 이후에도 덤덤한 슬픔을 보이는 경우로서 이는 무 슬픔(absent distress)에 해당한다.

두 번째 양상과 세 번째 양상의 경우는 일반적인 슬픔처리 양상을 벗어나는 것으로 정신건강에 도움이 되지 못한다. 따라서 일정한 처방중재가 필요할 수도 있다.

2) 슬픔처리능력

일반적으로 아동은 가족사망이나 생명에 위험한 사건과 같은 슬픔 처리를 성인보다 더 빨리 그리고 더 잘 조정한다.

그러나 가족사망 이후나 생명에 위험한 일을 겪으면서 슬픔처리를 제대로 하지 못한 아동의 경우 내현화되거나 외현화된 행동문제, 복통과 같은 신체화 문제, 의학적 처방지침 거부, 학교문제, 그리고 가족이나 또래 집단간 관계 문제 등을 유발할 수 있다.

3) 슬픔처리과정

사람이 가족사망이나 자신이 사망에 이르게 됨을 알게 된 후 받는 슬픔을 처리하는 과정은 다음과 같다.[7)]

(1) 충격

충격은 가족 사망 후 가장 먼저 나타나는 초기 반응이다. 이때 신체적 고통, 실어(失語), 기절, 위축 등을 보일 수 있다. 아동이 가족사망 상황에 충격을 받으면 멍한 모습을 보이고 자기 생각을 명확히 하지 못한다.

(2) 부정(불신)

부정(불신)은 가족 사망을 인정하지 않는 것으로서는 사망자체를 회피하는 경우도 있다. 이와 같은 부정(불신)은 사람에 따라 수분, 수일, 수개월 걸릴 수 있어 매우 다양하다.

부정기간 중에 사람은 죽은 사람이 아직 살아 있다고 생각하고 다른 곳에 간 것처럼 행동한다. 그래서 이때 아동은 죽은 사람을 포함시켜 미래를 계획한다.

또 죽음에 임박한 아동은 스스로 미래에 대해 자신이 늙을 때까지 살 것처럼 말한다.

(3) 그리움

죽은 사람에 대한 그리움은 죽음에 대한 불신과 더불어 죽은 사람을 심하게 찾고, 죽은 사람을 찾으려고 방황하거나 집을 나간다. 또 사람을 찾으려고 친척 집이나 친구에게 전화를 한다.

이때 어떤 사람은 죽은 사람과 환각상태에서 충분한 대화를 하기도 한다. 다른 사람과 죽은 사람을 오해하는 일도 이 때 발생한다. 아동은

---

7) 충격 → 부정(불신) → 그리움 → 슬픔 → 불안 → 죄의식과 협상 → 수용

부정관련 행동 즉, 집을 나가거나 죽은 사람을 볼 수 있거나 말을 들을 수 있다는 행동을 보이게 된다.

죽음을 앞둔 사람은 자신의 건강을 찾아줄 기적적인 치료제를 적극적으로 찾다가 결국 자기 스스로 독단적으로 처방법을 찾아내게 된다.

(4) 슬픔

죽음이 피할 수 없는 것임을 알게 되면, 이제 심각한 슬픔, 실망, 포기, 우울상태를 보인다. 사람은 슬픔으로 인하여 무력감, 불면(不眠), 식음전폐(食飮全廢), 눈물, 집중력 부족, 사회적 관계형성 회피 등을 보이게 된다.

어린 아동은 죽은 사람이 자신을 벌할 것을 두려워한다. 그래서 밤에 불을 켜게 하고 침실에 혼자 있기를 두려워하는 모습을 보인다.

한편 죽음을 앞둔 아동의 경우, 실망, 좌절, 우울은 병과 싸우고자 하는 의지가 없어지는 모습으로 나타난다. 그리고 슬픔과정에 분노과정이 나타나는데, 죽음을 앞둔 아동은 '네가 날 버렸기 때문에 화가 난다'는 표현을 한다. 짜증과 비행, 반항, 범죄, 약물, 음주 그리고 학교거절, 숙제안하기 등이 슬픔관련 분노를 표현하는 방법이다.

죽음을 앞둔 아동의 경우 분노는 모든 가족, 치료 팀, 친구나 교사에게 투사되고; 관계형성상의 갈등이 나타나 강한 분노가 표현되는 형식으로 발생한다. 이로 인하여 약물처방 거절, 투약이나 물리치료 거부 등을 보인다.

(5) 불안

병이나 사고로 친구나 가족을 잃은 아동은 유사한 원인으로 자신도 죽을지도 모른다는 걱정한다. 또 그가 심각한 병에 걸렸다고 생각하기도하고, 복통과 두통 같은 여러 가지 신체화 문제를 호소하기도 한다.

또 어떤 사람은 치명적인 사고를 피하고자 집밖에 아예 나가지 않는 모습을 보인다. 분리불안, 재발성 복통,[8] 두통, 건강염려증(hypochon-

8) 이렇다 할 이상이 발견되지 않는 이른바 기능성 복통장애.

driasis),[9] 광장공포증(agoraphobia)[10] 등이 나타난다.

(6) 죄의식과 협상

이 죄의식 과정은 사망 원인에 대한 자책이나 죽음에 대한 예방을 하지 못한 것에 대한 스스로의 죄책감이다. 심할 경우 죄의식으로 자살이나 자해를 하기도 한다.

죽음을 앞둔 아동은 자신의 병을 나쁜 짓을 한 것에 대한 벌로 인식할 수 있다. 이와 같은 죄의식으로 죽음을 앞둔 사람은 협상을 하는데 기도하면서 그는 '저를 살려주신다면 앞으로 좋은 사람이 되겠습니다. 약속합니다'라고 말한다.

(7) 수용

슬픔의 마지막 과정은 수용이다. 가족사망으로 아동은 세상에 대한 자신의 생각을 재구성하여 죽은 사람은 더 이상 이 세상에 없으나 온화하고 좋았던 그의 모습은 가족에 남아 있다는 신념을 가지게 된다.

예를 들어, 아동은 부모가 하늘에서 자신을 바라보며 보호한다고 생각한다. 대부분의 아동은 심볼이나 의식을 통하여 이와 같은 모습과의 관계를 유지한다. 그래서 대부분의 아동은 정규적으로 사진, 선물, 죽은 사람의 유품을 본다.

정규적으로 무덤이나 특별히 의미 있는 장소에 가서 죽은 사람과 상상으로 대화하기도 한다.

죽음을 앞둔 아동이 수용단계에 이른 경우 세상 보는 관점을 수정하여 남은 날이 매우 적으므로 남아 있는 시간을 매우 가치있게 보내고자 하고, 여생을 기적적인 치료법 찾는데 허비하기보다는 가치있게 보내는 방법을 강구한다.

가족사망을 경험한 아동의 경우, 새로운 생활습관을 죽음을 받아들이

9) 사소한 신체적 증세 또는 감각을 심각하게 해석하여 스스로 심각한 병에 걸려 있다고 확신하거나 두려워하고, 여기에 몰두해 있는 상태.

10) 특정한 장소나 상황에 대한 공포를 나타내는 경우를 말한다. 이 장애는 갑작스럽게 강렬한 불안이 엄습하는 공황발작과 함께 나타나는 경우가 흔하다.

는 과정의 일부로 형성하고, 아동의 가족 시스템과 광범위 사회 네트워크를 죽은 사람이 없는 것을 고려하여 재구성한다.

4. 슬픔 이론

1) 생물학적 이론

생물학적 이론에서는 사람이 슬픔을 보일 경우 나타나는 신체기능 변화에 초점을 둔다. 사람이 가족사망이나 생명을 위협하는 질병에 걸린 경우 여러 가지 신체적 반응이 나타나는데 특히 면역억제(immune suppression)현상이 일어나 높은 사망률(mortality)과 유병률(morbidity; 이환율)을 보인다.

2) 정신분석이론

정신분석이론에 따르면 가족이 사망한 경우 처음에는 그 가족이 살아있다는 환상을 가지게 되나 점차 현실 검증과정을 통하여 이 환상이 깨지게 된다. 그러나 이와 같은 환상이 깨어지지 않게 되면 병적슬픔(morbid distress)이 나타나 슬픔 처리를 도와줄 정신치료가 필요하게 된다.

3) 인지 행동이론

가족사망에 대한 슬픔처리는 시간이 지남에 따라 슬픔단서와 기억이 점차 줄어들면서 슬픔도 줄어드는 둔감화[11]과정이다. 가족이 사망하였을 때 그 가족에 대한 기억 그리고 그 가족을 생각나게 하는 여러 가지 상황들은 고통을 유발하는 단서가 될 것이다. 그러나 이를 억지로 회피하려고 하면 죽은 사람에 대한 정서적 기억 처리를 제대로 하지 못하게 된다. 따라서 죽은 사람에 대한 생각이나 경험을 올바로 하도록 하고 그 기억을 점차 줄여가면서 하도록 하여 둔감화시켜 주면 슬픔을 줄일

11) desensitization; 체계적 둔감화라고도 한다.

수 있는 것이다.

4) 가족 시스템 이론

가족사망은 가족 사이클 내에서 발생할 수 있는 정상적인 사건으로 본다. 그러나 가족 사망이후 가족은 새로운 역할, 습관, 규칙, 관계형성 등을 구성하여야 한다. 이때 가족구성원이 겪을 슬픔에 대한 적응은 죽은 사람이나 가족이 당한 손실 환경, 가족구조, 기능, 라이프 사이클 단계, 가족의 사회문화적 상황에 영향을 받는다.

5. 슬픔 중재

가족사망을 경험한 가족에 대한 중재는 아동과 가족에게 사망을 인정하고 그들의 세계관을 협력하여 정하여 주며 가족사망을 고려하여 가정생활을 재구성하게 하도록 도와주는 것이다. 이를 위하여 문제유지 요인[12]과 보호요인[13]을 찾아야 할 것이다.

가족중재를 할 것인지 개인중재를 할 것인지 등에 대한 판단은 상황에 따라 하는 것이 좋을 것이나 슬픔 초기 단계에는 가족구원에게 공통적인 사망 인정을 공유하도록 하여 주기 때문에 가족중심 중재가 적당하고 이후에는 개별이나 그룹 중재를 제공하거나 동시에 가족중재를 하는 것이 좋다.

1) 가족 중심 중재

(1) 사망 인정

초기세션에서 해결하여야 할 핵심과제는 가족에게 사망사실을 올바로 이해하도록 하는 것이다. 그리고 가족사망에 대하여 너무 감상적인 슬픔에 사로잡히지 않도록 하고 냉정하게 현실을 바라보도록 도와주어야

12) 문제를 계속 유지시키게 하는 요인.
13) 문제를 벗어나게 하여 주는 강점요인.

한다.[14)]

이 때 치료사는 가족 구성원 각자에게 돌아가신 가족이 죽기 전, 죽는 중, 죽음 이후, 그리고 지금까지 발생한 사건 상황에 대하여 상세하게 설명하도록 한다.

이와 같은 가정은 회고가 되는데 이 과정을 통하여 가족은 죽은 사람에 대한 생각과 반성 등을 하게 된다.

가족들은 이 기회를 통하여 장례식, 화장(cremation), 기타 장례절차에 대한 자세한 설명을 하게 된다. 이 과정을 통하여 가족 구성원 모두가 가족이 사망하였고 그로 인하여 장례절차를 같이 하였다는 점을 인정하게 되면 사망인정 세션이 종료된다.

(2) 변화인정

두 번째 치료 국면에서는 가족에게 가족사망의 의미와 이로 인한 정서적 고통에 대하여 표현하도록 한다. 이 때 가족이 사망한 이후 가족 및 세상에 대한 생각과 가족이 사망하기 전 가족 및 세상에 대한 생각간 차이를 살펴보도록 한다.

이와 같은 차이를 발견하도록 하여 죽은 가족을 다시 한번 생각하도록 한다. 그리고 그 죽은 가족이 이 가족생활에 매우 중요한 위치를 담당하였음을 알도록 함과 동시에 더 이상 이 세상에 없어 모든 가족이 고통 받고 있음을 인정하게 한다.

그리고 이 고통에 대하여 가족 구성원 각자가 슬픔표현을 충분히 할 기회를 제공한다.

(3) 재구성

세 번째 치료 국면은 가족에게 새로운 역할, 습관, 규칙, 책임, 관계형성 등을 조직하도록 도와주어 새로이 가족 조직을 재정비하도록 돕는 것이다.

이 때 돌아가신 가족의 참여여지를 고려하는데 그 방법은 가족 중 사

14) 사망을 인정하는 경우 그 치료는 효과가 가장 빠를 수 있다.

망한 사람이 아버지의 경우 그 아버지의 역할을 어머니가 하여 리더십을 유지하도록 한다. 이는 가족의 전통과 같은 개념으로 이해할 수도 있으나 슬픔을 극복하는 데도 영향을 미친다. 또한 돌아가신 가족을 기억할 수 있도록 사진을 걸어둔다거나 하늘에서 지켜보실 것이라는 생각 등을 하는 문화도 가족의 재구성에 도움이 된다.

(4) 의식

치료과정을 통하여 아동과 가족에게 슬픔을 관리하게 도움이 될 의식을 개발하거나 사용하게 하는 것이 좋다. 의식을 통하여 가족들이 사망을 인정하고 그를 되돌아보도록 하여주며 슬픔을 이겨내고 새로운 삶의 의지를 실어줄 수 있다.

이와 같은 의식은 가족자신의 문화와 종교적 신념 등으로 사망관리를 사전에 충분히 준비하지 못한 경우에 하도록 하는데 가족 스스로가 의식방법을 찾고 전통에 따라 하도록 한다.

의식은 어쩌면 죽은 자를 위한 것보다는 산 자를 위한 과정이다. 즉, 슬픔을 이겨내고자 하는 것이다. 따라서 의식은 가족에게 의미가 있을 것, 가족 전통에 따를 것, 가족에게 상징이 될 만한 것일 것, 사망자측면에서 의미 있는 장소일 것 등이 고려되는 것이 좋다.

또 가족이 사망에도 불구하고 굳건히 잘하고 있음을 보여주기 위하여 사망 1년 후에 편지를 써서 가족이 12개월 동안 장례식 이후 어떻게 생활하였는지를 요약하도록 하는 방법도 의미 있는 의식이다.

(5) 망자와의 대화

가족 구성원이 죽은 부모나 친척에 대하여 강하게 의존하거나 삶과 죽음에 대하여 계속 애매한 태도를 가지고 있을 경우 가족이 느끼고 있는 것에 대하여 편지를 쓰게 한 다음 이것을 무덤 옆이나 가족 세션 중에 읽도록 한다.

또 가족 세션 중에 빈 의자를 죽은 사람을 나타내는 것으로 한 다음 가족에게 자신의 복잡한 마음을 이 의자에게 표현하도록 한다.[15)]

그와 같은 중재를 통하여 해결되지 않은 일을 처리하도록 돕는 역할을 하게 한다.

(6) 정신 교육

부모와 아동은 슬픔 반응 범위와 본질에 대한 정신 교육을 받을 필요가 있다. 이 때 부모와 아동이 반감이나 오해를 하지 않도록 한다. 이 과정에서는 슬픔 처리 개념을 가족에게 설명하여 준다. 그리고 도움이 될 만한 책들을 가족에게 제공하거나 이 경우와 유사한 가족사망 케이스 영화를 보도록 하고 서로 토론하도록 한다. 이 방법을 통하여 영화 속에 있는 다른 사람들이 슬픔을 처리하는 방법을 배우게 된다.

2) 개별과 그룹중심 중재

개별, 그룹 치료는 가족 중심 중재 중에 연계하여 사용하는 것이 좋다.

그룹 치료를 통하여 다른 사람은 죽음에 어떻게 대처하는지를 보도록 하여 도움을 제공한다. 또 부모가 슬픔으로 자신을 추스르지 못하여 자녀에게 도움이 되지 못하는 경우, 부모가 하지 못하는 부분에 대하여 친구나 이웃이 그 욕구를 채워준다.[16)]

개별 세션은 여러 복잡한 요인으로 그룹 중재를 하기 어려운 경우에 사용하는 것이 좋다. 예를 들어 자살이나 폭력으로 가족이 사망한 경우의 아동은 자연사로 가족이 사망한 다른 아동과 함께 하는 그룹치료에는 도움을 받지 못한다.

아동이 가족사망을 경험하고 부모가 신체적 또는 심리적으로 아동과 슬픔 처리를 효과적으로 하지 못하는 경우 아동 중재 세션을 사용하여 슬픔 처리를 돕는다. 가족 치료 중 그림, 조각, 음악, 스크랩 북, 드라마 등과 같은 표현 매체를 사용하여 아동이 자신의 세계관을 수정하고 가

---

15) 슬픔을 표현하는 것이 정신건강에 좋다. 슬픔을 안으로 억누를 경우 문제는 더욱 커질 수 있다.

16) 이는 또한 아동에 대한 개별중심 슬픔 중재와 함께 가족 중재를 보충적으로 하는 이유도 된다.

족사망의 실체를 인정케 한다.

6. 가족사망전 카운셀링

가족사망 전에 의뢰된 아동 예를 들면 부모가 죽음을 앞둔 병, 손상을 가진 경우는 가족사망 전 상담을 통하여 아동에게 임박한 사망에 대비하도록 도와주어야 한다.

이 준비과정 중 아동에게 편지를 쓰게 하거나 리허설로 부모와의 이별의식에서 하고 싶은 말을 하도록 한다. 그리고 부모가 죽거나 죽어갈 때 무슨 일이 일어날지에 대하여 간단히 설명한다. 예를 들어 만일 부모가 죽거나 혼수상태(coma)에 있을 때 부모가 표현하는 방식, 부모의 피부, 체온 등을 설명한다.

이와 같은 교육을 통하여 부모가 죽어가거나 숨을 거둔 방에 아동이 들어갈 때 놀라지 않도록 하는 것이다.

이별 의식 중에는 아동이 어른 즉, 살아 있는 부모, 나이든 형제, 또는 큰 어머니 등의 지원을 받도록 하여 주어야 한다. 여기에서 가장 중요한 문제는 그 지원하는 사람은 아동의 지원욕구에 초점을 맞출 수 있는 사람이어야 한다. 일부의 경우, 살아 있는 부모는 그 자신의 슬픔이 너무나 커 아동의 욕구에 민감할 수가 없다.

죽음의 경우 세 가지 타입이 있다. 첫째는 안락의 상실이다. 죽음을 앞둔 질병은 심한 고통, 불편함, 그리고 수면과 배설과 같은 통제감 상실이 있다.

둘째는 일상의 손실이다. 죽음을 앞둔 질병은 운동, 이동, 스포츠 등과 같은 라이프스타일을 상실시킨다.

마지막은 관계형성의 손실이다. 죽음을 앞둔 경우 자신이 죽음으로써 부모 형제 등 모든 사람들과 관계형성을 하지 못할 것이라는 예상을 하게 된다. 그러면 자신의 임박한 죽음을 피하려 한다.

그러나 남은 인생을 충분히 사용하게 하기 위하여 임박한 죽음의 실체를 공개적으로 인정하게 하는 것이 무엇보다도 중요하다. 일단, 이 인정이 시작되면, 가족은 최대한 아동의 인생의 질을 극대화하도록 격려하여 준다.

처방 팀은 아동의 죽음이 임박하였고, 아동의 인생 마지막 주 수일 동안 가족이 관리할 수 있는 방법을 분명히 하여 주어야 한다. 그들은 희망의 표현, 특히 아동이 죽기 전에 할 이벤트[17]에 대한 희망을 표현하도록 한다.

처방 팀은 아동이 죽음에 임박한 사실 인정하고 슬픔을 처리를 할 수 있게 도와준다. 죽어가는 아동과 가족에게 상담하는데 고려할 주요 메시지를 요약하면 다음과 같다(Spinetta, 1981).

첫째, 아동에게 그들이 죽을 때, 그리고 죽은 후에도 혼자가 아니라는 점을 알려준다.

둘째, 가족은 생활에서 최선을 다하였고 좋은 의도였음을 알려준다.

셋째, 아동에게 충분히 슬픔, 분노, 죽음과 죽어가는 것에 대한 혼동을 표현할 수 있게 하여 주어야 한다.

넷째, 가족들은 부모와 모든 가족 구성원도 비슷한 슬픔, 분노, 죽음과 죽어가는 것에 대한 혼동을 가지고 있어서 아동이 부모가 아동이 죽는 것을 원치 않기 때문에 우는 모습을 보여주어야 한다.

다섯째, 어른(부모, 의학팀 포함)은 아동에게 죽음을 예방하고자 최선을 다하였지만, 치료될 수 없는 병이나 손상이 있다는 점을 말해야 한다.

여섯째 아동은 죽은 후 고통이 없을 것임을 확신해야 한다.

일곱째, 가족 친구에게 작별인사를 할 기회를 제공하겠다는 사실을 분명히 해준다.

여덟째, 아동에게 죽음을 넘어 가족과 친구들과 계속 연계가 있을 것임을 말해준다. 이와 같은 연계는 신념 시스템 환경으로 표현하여야 한다. 그래서 저승세계를 믿는 가족의 경우 재결합 약속을 하게 한다. 그

17) 예를 들면 가족여행이나 추억의 장소가기, 하고 싶은 일 등.

와 같은 신념을 가지고 있지 않는 가족의 경우 가족은 언제나 아동을 기억하고 좋은 시간을 같이 할 것이라는 사실을 이야기 하게 한다.

아동이 죽어가는 경우 생애책자[18]를 만들어 응집력을 갖게 하고 이를 통하여 죽음고통을 덜어주게 할 수도 있다.

아동의 경우 가능하면 마지막 날은 집에서 가족과 함께 보내게 한다. 만일 이에 대한 요구가 부모대처 자원으로 힘들면, 대안으로 병원세팅 호스피스를 사용할 수 있다.

아동 죽음 후 가족에게는 계속적인 지원이 필요한데 이는 아이를 잃은 부모에 대한 지원이다.

제 3 절 생각하는 연구

1. 노인의 만족도와 건강상태

김유미(2021)는 노인의 경제적 요인, 자녀관계 만족도와 주관적 건강상태에 대한 종단연구를 하였다. 그 연구 결과는 다음과 같다.

첫째, 노인의 주관적 건강상태와 자녀관계 만족도는 시간의 흐름에 따라 점차 저하되는 추세를 보이고 있다. 초기 주관적 건강상태와 자녀관계 만족도가 좋은 경우 주관적 건강상태는 시간의 흐름에 따라 서서히 저하되나, 초기 주관적 건강상태와 자녀관계 만족도가 좋지 않은 경우 주관적 건강상태는 시간의 흐름에 따라 더 빨리 저하되는 것으로 나타났다.

둘째, 자녀관계 만족도의 초기값이 높을수록 주관적 건강상태의 초기값도 높게 나타나며, 이는 주관적 건강상태의 변화율에도 유의미한 영향을 미치고 있다.

18) 라이프스토리 북(life story book).

셋째, 노인의 경제적 요인 초기값과 주관적 건강상태의 초기값 간에 자녀관계 만족도는 유의미한 부분적 매개효과를 보이고 있다. 또한, 노인의 경제적 요인 초기값과 주관적 건강상태의 변화율 간에 자녀관계 만족도는 유의미한 완전 매개효과를 보이고 있다.

넷째, 노인의 가구 형태별 분석결과는 노인단독가구를 유지하는 경우 주요 요인 간 영향관계가 유의미하게 나타났다. 노인단독가구를 유지한 경우가 자녀동거가구를 유지한 경우보다 경제적 요인과 자녀관계 만족도, 주관적 건강상태가 높은 것으로 나타났으며, 각 요인의 변화율은 시간의 흐름에 따른 감소폭이 낮은 것으로 나타났다. 또한, 경제적 요인이 자녀관계 만족도에 영향을 미치고 이는 주관적 건강상태에 영향을 주고 있는 것으로 나타났다.

2. 노인의 재혼

하수정(2018)은 재혼의 지속성에 영향을 미치는 요인을 연구하였는데, 그의 연구 결과를 요약하면 다음과 같다.

첫째, 전혼 배우자 가족관계인의 지지[19]가 황혼 재혼 지속성에 영향 요인으로 나타났다.

둘째, 황혼재혼 부부의 부부관계는 초혼 때 보다 더 강하게 나타났다. 이렇듯 의사소통은 황혼재혼 부부관계에 있어 결정적인 영향력을 행사할 수 있기에 황혼재혼 자들에게도 의사소통은 매우 중요한 요인이다.

셋째, 황혼재혼은 초혼과는 다르게 배우자를 하나의 인격체로 보고 부부 간의 내적인 감정상태, 전혼가족 간의 우애적 관계의 친밀감, 다양해진 가족관계의 동등성, 함께 활동하고 즐거움을 서로 나누는 것, 가족 내에서 남편과 부인이 동등하게 의사결정권을 갖는 민주적인 관계가 중요하였다.

19) 전혼 배우자 가족관계인 지지는 일상생활에서 일어나는 여러 가지 일을 해결하는데 필요한 실용적인 도움 되는 정신적 그리고 물질적 원조를 의미한다.

넷째, 황혼재혼 자들 중 사실혼이 큰 비율을 차지하고 있지만 이들은 법률혼에 비해 지속성이 낮았다. 대체로 사실혼 자들은 부모의 황혼재혼을 자녀나 또는 친척들이 반대하거나 재산 상속 문제로 갈등이 야기될 가능성이 높고 법률혼 자들보다 책임감이 저하 되어 불안한 상황에서 황혼재혼 생활을 영위하게 되었다.

3. 임종상담과 준비도

정여정(2020)은 임종상담이 호스피스 환자 가족의 죽음에 대한 인식, 불안, 임종 준비도에 미치는 영향을 연구하였다. 그 결과는 다음과 같다.

첫째, 임종상담을 받은 대상자는 임종상담 전보다 죽음에 대한 인식이 높아졌다. 임종상담 사전·사후의 죽음에 대한 인식 점수는 유의한 차이가 있었으며 사전점수보다 사후점수가 높아졌다.

둘째, 임종상담을 받은 대상자는 임종상담 전보다 불안이 낮아졌다. 임종상담 사전·사후 검사결과 불안 정도가 사전점수에 비해 사후점수가 낮았다.

셋째, 임종상담을 받은 대상자는 임종상담 전보다 임종준비도가 높아졌다. 임종상담 사전·사후의 임종준비도에 유의한 차이가 있었으며 사전점수에 비해 사후점수가 높게 나타났다.

넷째, 임종상담을 받은 대상자는 임종준비를 위해 필요한 도움에 변화가 있었다. 임종을 준비하는 가족이 주관적으로 도움이 필요하다고 표현한 것은 사전조사에서 '임종증상에 대한 정보', '기대되는 여명에 대한 정보', '장례준비를 위한 정보'였다. 반면, 사후조사에서는 '편안한 임종을 위한 지지', '의료진이 마지막까지 최선을 다하는 노력', '임종증상에 대한 정보', '마음의 안정을 위한 지지'로 나타났다.

4. 중년남성의 배우자 사별

김현숙(2021)은 중년남성의 배우자 사별과정연구에서 우리나라 중년남성의 배우자 사별과정의 유형은'갈등형', '우울형', '수용형'의 3개 유형으로 분류하였다. 그리고 이들 유형을 다음과 같이 설명하였다.

1) 갈등형

아내사별로 세상에 대한 가정, 신념, 가치 그리고 삶의 목적 상실로 인한 혼란으로 아내 사별의 수용이 느리고 사별과정에서 강하게 대치되는 욕구들로 인해 내면적 갈등을 지속적으로 경험하는 것이 특징이다. 이 유형의 참여자들은 아내 사별의 현실을 온전하게 수용하기에는 어려우면서도 사별현실은 살아내야 하는 혼란과 갈등을 강하게 겪고 있었다.

2) 우울형

아내를 상실한 상태는 수용하였으나 사별로 인한 삶의 의미 상실로 무기력한 모습과 사별로 인한 실존적 고통에 대해 모호함과 냉담으로 일관하면서 심리적 표현을 제한하며 정서적 혼란으로 인한 우울 정서의 정도가 강한 것이 특징이다. 이 유형의 참여자들은 현실에 당면한 삶의 문제들로 인해 사별 이후의 남은 삶을 주체적이고 자율적인 고유의 자아로 살아가기에는 삶에 대한 무력감이 강해서 여전히 진행 중인 사별의 삶에 대한 정서적 어려움의 수준이 높은 모습을 보여주었다.

3) 수용형

사별의 현실을 수용하고 다양한 애도과정을 적극적으로 수행해 가며, 사별 고통이 신속히 낮아지고 가장 빠르게 적응적으로 회복되어져 가는 것이 특징이다. 이 유형의 참여자들은 개인 내적 자원의 풍부한 발현으로 사별 현실의 삶을 수용하는 태도가 신속하고 적극적이었고, 삶의 재구조화를 정립해 가는 수준이 높으며, 새로운 이성에 대한 열린 마음을 가지고 있었다.

참고문헌

〈국 문〉

강덕환(2021).청소년의 정신건강이 학업스트레스에 미치는 영향. 한서대학교 대학원. 박사학위논문.

강신우(2020).녹지와 주관적 정신건강의 연관성. 서울대학교 대학원. 석사학위논문.

강춘수(2019). 우리나라 노인학대의 실태와 대응체계에 관한 연구. 가천대학교 대학원. 박사학위 논문.

고태정(2018).우울증 중년여성의 이혈요법 체험에 관한 연구. 대전대학교 대학원. 박사학위논문.

공미진(2020). 미용 프로그램이 양육 스트레스 및 우울증에 미치는 효과. 대구 한의대학교 대학원. 박사학위 논문.

곽현정(2021). 학교모래놀이 집단상담이 일반아동의 정서와 행동에 미치는 효과. 단국대학교 대학원. 박사학위논문.

권영미(2010). 미술활동이 적대적 반항장애아의 공격적 행동에 미치는 효과. 대구교육대학교. 석사학위논문.

김경민(2019). 주의력결핍과잉행동장애 아동의 식이섭취 패턴과 행동특성 및 인지기능과의 관련성에 관한 연구. 단국대학교 대학원 박사학위논문.

김경숙(2009). 아동학대가 아동의 정신건강에 미치는 영향에 관한 연구. 경기대학교 사회복지대학원 석사학위논문.

김경아(2019).일상적 스트레스가 정신건강문제와 정신적 웰빙에 미치는 영향. 용문상담심리학원대학교. 박사학위논문.

김상옥(2018). 폭력노출경험이 고등학생의 자아정체감에 미치는 영향. 성신여자대학교 대학원. 박사학위논문.

김선영, 김장회(2013). 적대적 반항장애 아동의 장기 모래놀이치료 단일사례연구. 재활심리연구. 한국재활심리학회. Vol.20No.3. pp. 427-462.

김소희(2015). 토큰강화체제가 품행장애 아동과 통합학급 아동의 행동문제에 미치는 효과. 진주교육대학교 교육대학원. 석사학위논문.

김순희(2020). 우리나라 초등학교 완전통합 운영의 실태 및 지원요구. 청주교육대학교 교육대학원 석사학위논문.

김유미(2021). 노인의 경제적 요인, 자녀관계 만족도와 주관적 건강상태에 대한 종단연구. 충남대학교 대학원. 박사학위 논문.

김정내(2018).대학생의 데이트폭력과 관련 변인들의 구조적 관계 분석. 충북대학교 대학원. 박사학위논문.

김정숙(2021). 영유아기자녀를 둔 부모의 결혼만족도가 아동학대에 미치는 영향. 성산효대학원대학교. 박사학위논문.
김정희(2019). 반려동물 양육경험과 아동청소년 정신건강성의 상관관계 연구 : 사회적지지와 자기존중감의 매개효과. 서울벤처대학원대학교 박사학위논문.
김준(2019). 문화예술 관람이 우울증, 자아존중감, 삶의 만족도에 미치는 영향에 관한 연구. 단국대학교 대학원. 박사학위 논문.
김지은(2021). 청년 1인 가구의 주거 빈곤이 우울에 미치는 영향. 인천대학교 대학원. 석사학위논문.
김지인(2009). 지적장애아동의 사회적응에 영향을 미치는 요인에 관한 연구. 동신대학교 대학원 박사학위 논문.
김지현(2017). 청소년의 아동학대 피해경험과 학교폭력 피해경험이 자살생각에 미치는 영향 : 사회적 지지의 조절효과를 중심으로. 서울기독대학교대학원. 박사학위논문.
김현숙(2021). 중년남성의 배우자 사별과정. 백석대학교 기독교전문대학원. 박사학위논문.
김홍진(2020). 빈곤 수준에 따른 지역별 사회경제적 특성에 관한 연구. 명지대학교 대학원. 박사학위논문.
김희신(2018). 자폐성장애 청소년 자녀를 둔 어머니의 양육태도에 관한 연구. 연세대학교 대학원 박사학위논문
노지혜(2018). 10~30대 섭식장애 여성의 집단미술치료 체험연구. 서울여자대학교 특수치료대학원. 석사학위논문.
문장원, 마소(2021). 품행장애와 적대적 반항장애의 발달 경로 탐색. 한독심리운동학회. 심리운동연구. Vol.7 No.1. pp.143-157.
민성길・김한중・오경자・이혜련・김진학・신의진・배주미・김성은(1997). "학교정신보건사업 모델개발:1. 학교를 중심으로 한 초등학생들의 정서 및 행동문제에 관한 연구". 『신경정신의학』, Vol. 36. No 5, 신경정신의학회.
박세호(2021). 한국 노인이 지각하는 삶의 질과 관련 변인과의 관계 연구. 인하대학교 대학원. 박사학위논문.
박소정(2021).사회공포증 및 회피성 성격장애가 주의편향에 미치는 영향. 경북대학교 대학원. 석사학위논문.
박소희(2018). 복합운동 프로그램이 지적장애아동의 신체구성, 체력, 혈액변인, 사회성 및 정서발달에 미치는 영향. 경희대학교 대학원 박사학위논문.
박정선(2020). 수용미학 관점의 명화감상을 통한 우울증 청소년의 상담 및 심리치료 가능성 탐색. 순천향대학교 대학원. 박사학위논문.
박채진(2013). 품행장애 아동에 대한 초등교사의 인식연구. 한국정서행동장애아교육학회. Vol.29 No4. pp.227-243.
박현아(2021). 독거노인과 부부동거노인의 인지기능 저하 영향요인 비교. 상지대학교 대학원. 석사학위논문.
부산광역시 아동보호 종합센터(2021). www.busan.go.kr/adong/.
서석진(2012).독서치료가 품행장애 청소년의 부적응행동에 미치는 효과.대구대학교 대학원.

박사학위논문.
신윤희(2008). 초등학생들의 문제행동과 관련요인 연구. 대구대학교 대학원 박사학위논문.
심미영(2014). 노인학대피해경험이 정신건강에 미치는 영향. 조선대학교 대학원. 박사학위논문.
양미영(2017). 개인과 집단의 수준별 분석을 통한 청소년의 흡연, 음주 및 정신건강. 삼육대학교 대학원. 박사학위논문.
우덕상(2021). 음악치료와 국악치료가 ADHD아동의 심리 및 신경생리학적 기능에 미치는 영향. 순천향대학교 대학원 박사학위논문.
윤지현(2021). 우리나라 성인의 잔존치아와 일부 정신건강 지표와의 관련성. 원광대학교 일반대학원. 박사학위논문.
이민희(2015). 운동재활이 자폐스펙트럼장애 어린이의 행동변화와 자율신경기능에 미치는 영향. 상명대학교 대학원 박사학위논문.
이보혜(2020). 청소년의 정신건강에 대한 개인과 지역요인 연구. 고려대학교 대학원. 박사학위논문.
이소희(2021). 사회불안이 편집증에 미치는 영향: 외로움과 추론편향의 이중매개효과. 가톨릭대학교 대학원. 석사학위논문.
이수연(2019). 통합학급교사의 교통교육인식과 자기 효능감이 통합교육 수행능력 및 교직스트레스에 미치는 관계. 대구대학교 대학원 박사학위논문.
이수연(2020). 애착이론 관점에서 본 의존성 성격장애. 계명대학교 대학원. 석사학위논문.
이수진(2005). "미술치료를 통한 지적장애 아동의 자기표현". 서울여자대학교 치료전문대학원 석사학위논문.
이승호(2017). 개별차원의 긍정적 행동지원이 통합된 자폐성장애유아의 문제 행동에 미치는 효과. 단국대학교 대학원 석사학위논문.
이연희(2010). 폭식행동 결정요인에 관한 연구. 중앙대학교 대학원. 박사학위논문.
이정(2021). 노인의 우울과 소득의 종단적 상호관계. 목포대학교 대학원. 박사학위논문.
이정미 · 전형미(2000). "발달연령에 따른 자폐아의 문제행동에 관한 연구". 『울산과학대학 연구논문집』. Vol 26. No 2, 울산과학대학.
이정민(2016). ADHD 성향 아동의 GRIP 가족놀이치료 : 내러티브 연구와 단일대상연구의 적용. 성신여자대학교 대학원 박사학위논문.
이창복(2000). "초등학교 학생의 정신건강에 관한 연구". 순천향대학교 산업정보대학원 석사학위논문.
이척희(2021). 사회적 배제가 노인의 삶의 질에 미치는 영향에 관한 연구. 호서대학교 대학원. 박사학위논문.
임다경(2019). 통합학급에서의 긍정적 행동지원이 자폐성장애유아의 문제행동에 미치는 영향. 단국대학교 대학원 석사학위논문.
임수근(2017). 한국 남성 섭식장애 환자의 임상적 특성. 인제대학교 대학원. 석사학위논문.
장역방(2018).자폐성장애학생의 변인에 따른 내면화 문제와 외현화 문제의 특성 분석. 우석대학교 대학원 박사학위논문.
전유림(2021). 노인요양시설 요양보호사의 성격유형이 직무성과에 미치는 영향. 서울한영대학교 대학원. 박사학위논문.
정양숙(2003). "부부폭력과 아동학대가 아동의 정신건강에 미치는 영향". 공주대학교 대학원 석사학위논문.
정여정(2020). 임종상담이 호스피스 환자 가족의 죽음에 대한 인식, 불안, 임종준비도에 미치는 영향. 충남대학교 대학원. 석사학위 논문.
정은정(2004). 주의력결핍 과잉행동장애 아동의 실행기능 결함. 이화여자대학교 대학원 박사학위논문.
정지혜(2016). 불안정 애착에 따른 편집증의 하위유형. 가톨릭대학교 대학원. 석사학위논문.
정혜윤(2017). 지적장애학생 가족의 적응과정에 관한 생애사 연구. 부산대학교 대학원 박사학위 논문.
조민혜(2021). 비만과 체중관리에 대한 경제적 고찰. 서울대학교 대학원. 박사학위 논문.
주은영(2021). 초등학생의 스마트폰 과의존이 정신건강에 미치는 영향 연구 : 자기결정성의 조절효과. 칼빈대학교 대학원 박사학위논문.
채미듬(2020). 독거노인의 독거생활에 대한 자발성 여부가 우울에 미치는 영향. 연세대학교 사회복지대학원. 석사학위논문.
채신영(2018). 보육교사의 인성이 아동학대에 미치는 영향에 관한 연구. 서울한영대학교 대학원. 박사학위논문.
최성수(2021). 주거빈곤이 장애인의 우울에 미치는 영향. 부산대학교 대학원. 석사학위논문.
최유리(2021). 신체상 해석편향수정훈련의 신체불만족과 섭식장애 증상에 대한 효과. 부산대학교 대학원. 석사학위논문.
최인희(2020). 국내아동학대현황. 교육정책 포럼 326호.
하수정(2018).재혼의 지속성에 영향을 미치는 요인에 관한 연구. 고려대학교 대학원. 박사학위 논문.
한숙종(2016).자기표현프로그램이 품행장애 위험 청소년의 자아존중감과 대인관계에 미치는 영향. 우석대학교 대학원. 석사학위논문.
허정선(2019). 우울증에 대한 행동활성화 치료의 효과 및 기제 검증. 중앙대학교 대학원. 박사학위 논문.
현다경(2017). 청소년의 가정환경, 친구관계, 교육환경 및 지역사회환경이 비행행동에 미치는 영향. 경기대학교 대학원. 박사학위논문.
홍소정(2021). 성격장애 경향성과 SNS 과의존의 관계에 있어 SNS 사용동기의 영향. 경기대학교 대학원. 석사학위논문.
홍점숙(2020). 자폐성장애학생의 제한적 반복행동과 감각반응 특성 및 특수교사의 감각지원 분석. 우석대학교 대학원 박사학위논문.

〈영 문〉

Allahi, Levine, Durak and Hall (2017). Prediction of Instagram social network addiction based on the personality, alexithymia and attachment Styles. Journal of Sociological of Study Youth. 8(26) pp. 21-34.

Anderson, P. (2002). Assessment and development of executive function (EF) during childhood. Child Neuropsychology, 8, pp. 71-82.

APA (2013). DSM-5. 학지사.

Badana, A. N., & Andel, R. (2018). Aging in the Philippines. The Gerontologist, 58(2), 212-218. https://doi.org/10.1093/geront/gnx203.

Becares, L., Dewey, M., & Das-Munshi, J. (2017). P96 Ethnic density effects for adult mental health: systematic review and meta-analysis of international studies. Journal of Epidemiology and Community Health, 71, A95.

Bui, Q., & Miller, C. C. (2015). The typical American lives only 18 miles from mom. New York Times.

Chang Z., Ghirardi L., Quinn P.D., Asherson P., D'Onofrio B.M., & Larsson H. (2019). Risks and benefits of attention-deficit/hyperactivity disorder medication on behavioral and neuropsychiatric outcomes:a qualitative review of pharmacoepidemiology studies using linked prescription databases. Biological Psychiatry, 86(5): pp. 335-343.

Deckel, A. W., Hesselbrock, V. and Bauer, L. (1996). Antisocial personality disorder, childhood delinquency and frontal brain functioning: EEG and neuropsychological findings. *Journal Clinical Psychology*, 52, pp. 639-650.

Gelles. R. J. (1997). *Intimate violence in families*. (Third ed.) Thousand Oaks: Sage Publications.

Homeyer, L. E., & Sweeney, D. S. (2016). Sandtray therapy: A practical manual. Routledge.

Jin, Y., Zhu, D., & He, P. (2020). Social causation or social selection/The longitudinal interrelationship between poverty and depressive symptoms in China. Social Science & Medicine, 249,112848. https://doi.org/10.1016/j.socscimed.2020.112848.

Kendler, K. S., Davis, C. G., & Kessler, R. C. (1997). The familial aggregation of common psychiatric and substance use disorders in the National Comorbidity Survey: A family history study. *British Journal of Psychiatry*, 170, pp. 541-548

Kim, J. W., Jung, H. Y., Won, D. Y., Shin, Y. S., Noh, J. H., & Kang, T. I. (2020). Landscape of elderly suicide in South Korea: its trend according to age, gender, and educational attainment. OMEGA-Journal of death and dying, 82(2), pp. 214-229. https://doi.org/10.1177/0030222818807845.

Kwak, H. J., Ahn, U. K., & Lim, M. H. (2020). The clinical effects of school sandplay group therapy on general children with a focus on Korea Child & Youth Personality Test. BMC psychology, 8(1), 9.

Lu, W. H., Lee, K. H., Ko, C. H., Hsiao, R. C., Hu, H. F., & Yen, C. F. (2017). Relationship between borderline personality symptoms and Internet addiction: The mediating effects of mental health problems. Journal of Behavioral Addictions, 6(3), pp. 434-441.

Luxembourg Income Study. (2020). Self-teaching materials [Internet]. Luxembourg: Luxembourg Income Study; 2020 [cited 2020 Jan 14]. Available from: https://www.lisdatacenter.org/wp-content/ uploads/ files/ resources-spss-Part-I.pdf.

Malinosky-Rummell, R., &Hansen, D. J. (1993). Long-term consequences of childhood physical abuse. *Psychological Bulletin*, 114, pp. 68-79.

Myungsuh Lim (2019). Social Exclusion, Surveillance Use, and Facebook Addiction: The Moderating Role of Narcissistic Grandiosity. Environmental Research and Public Health. 16(20). p.3813.

Nicholas, S. O., Giang, A. T., & Yap, P. L. (2019). The effectiveness of horticultural therapy on older adults: A systematic review. Journal of the American Medical Directors Association, 20(10), 1351-e1.

Pengcheng Wang (2018). Social networking sites addiction and adolescent depression: A moderated mediation model of rumination and self-esteem. Personality and Individual Differences. 127(1). pp. 162-167.

Silverman, P. R. & Worden, J. W. (1993). Children's reactions to the death of a parent. New York: Cambridge University Press.

Spinetta, D. (1981). The school and the child with cancer. *In Living with Childhood Cancer*. St. Louis: The C. V. Mosby Company, pp. 153-169.

Wang, D., Nan, J. K., & Zhang, R. (2017). Structured group sandplay to improve the resilience of college students: A pilot study. The arts in psychotherapy, 55, pp. 186-194.

Yahaya, A., Maakip, I., Voo, P., Mee, S. K. S., Kifli, K. H., & SHBIE, U. B. D. (2019). The Effectiveness of Sandplay Therapy to Improve Students' Self-Esteem: A preliminary study in Brunei Darul Salam. Journal of Educational and Developmental Psychology, 9(1).

찾아보기

(ㅇ)

(ㅈ)

[저자 약력]

•최기창
건국대학교 경영학박사
대구대학교 특수교육학과(문학박사)
현 상지대학교 재활상담학과 교수

〈저서〉
『이상아동발달론』(청목출판사, 2010)
『장애의 이해와 재활』(형지사, 2020)

•최우형
대구대학교 이학(직업재활전공)박사
홍점재활상담연구소장
한국장애인개발원 위촉 연구원

〈저서〉
『장애의 이해와 재활』(형지사, 2020)
『놀아보자』(도서출판 그림책, 2021)

생애별 정신건강

2021년 8월 5일 초판인쇄
2021년 8월 10일 초판발행

저 자 최 기 창 · 최 우 형
발행인 유 성 열
발행처 **형지사**
서울특별시 영등포구 신길로 40길 20
전화 (02) 849-6157(代) · 2820
FAX (02) 849-0817
등록 제318-2005-000030호

파본은 바꾸어 드립니다. 값 20,000원

http : //www.chongmok.co.kr

ISBN 979-11-5908-049-4